ジェーンの物語

伝説のフェミニスト中絶サービス地下組織

ローラ・カプラン

塚原久美 訳

書肆侃侃房

もくじ

日本の読者のみなさんへ　6
はじめに　ヴィンテージ・ブックス版（二〇二二）　10
プロローグ　18
第1章　31
第2章　44
第3章　62
第4章　77
第5章　84
第6章　96
第7章　106
第8章　120

第9章 135
第10章 145
第11章 156
第12章 169
第13章 185
第14章 198
第15章 212
第16章 222
第17章 234
第18章 242
第19章 250
第20章 260

第21章 267
第22章 276
第23章 292
第24章 304
第25章 317
第26章 328
第27章 337
エピローグ 351

謝辞 362
訳者あとがき 366
参考文献 373

THE STORY OF JANE
by Laura Kaplan

装幀　緒方修一

私たちの子どもたちへ

自由は人々の元に下りてくるのではない、
人々が自らを自由に押し上げるのだ。

エマ・ゴールドマンの墓碑銘（Emma Goldman's epitaph）

日本の読者のみなさまへ

『ジェーンの物語』の出来事は、五〇年以上も前のことであり、また、現代日本のみなさまとは時代も文化もまったく異なっており、隔世の感がありま す。

それにもかかわらず、私たちが直面した困難と創造的な解決策が、みなさまの心に響くことを心より願っています。妊娠する可能性のある人間として生まれた限り、本書に記したような取り組みが普遍的なものであることは間違いありません。そして、自分の生殖は、どこに住んでいようとすべての女性たちに当てはまります。

私たちは、女性が解放されるためには、生殖に関する決定権を医療や法律の権威から取り戻し、私たち自身の手に握る必要があるのだと直感的に理解していました。そうすることで、ずるくて危険で恥ずべきものだとされる違法の中絶を、安全でみんなに支えられてエンパワーされる体験へと変えることができたのです。

本書の最も重要なメッセージは、普通の人々が力を合わせればどんなことでも成し遂げられるということです。それはすべての人にあてはまることなのです。

二〇二四年二月

ローラ・カプラン

凡例

・本文中で訳註は［　］内に表記、原註は章末に表記している。
・未邦訳の書籍は（日本語版は未刊）としている。
・団体名をアルファベットの略称で表記する際は、初出時のみ英語の正式名称を記載している。
・CWLUとNOWは頻出のため、章ごとの初出でアルファベットの略称と日本語での表記を記載している。
・一九六〇年代末の女性解放運動で活動していた〈ジェーン〉のメンバーと、彼女たちが仲間とみなした人々については「女（たち）」と表現する。
・「中絶」としているものは、「人工妊娠中絶」を指している。
・外科的な手術（operation）と処置（procedure）を区別し、当時の技術で全身麻酔を用いたと考えられる不妊手術（子宮摘出手術や卵管結紮手術）及び盲腸手術等については「手術」とし、無麻酔で行われたと考えられる掻爬による中絶は「処置」とする。
・専門家とも平等でありたいと考えている〈ジェーン〉のメンバーから見たドクターは「医者」とし、それ以外の一般論や正規の資格を有していることを強調したい場合には「医師」とする。

ジェーンの物語

伝説のフェミニスト中絶サービス地下組織

はじめに　ヴィンテージ・ブックス版（二〇二二）

二〇年以上前に『ジェーンの物語』を出版して以来、私はしばしば学生たちから講演を依頼されるようになった。私たちが何をしたのか、どのようにしたのかという話を聞いた後、学生たちは私に、どんな活動をすればいいのかと尋ねてくることがある。若者たちは知りたがっている。自分たちに共感してくれる議員を州政府や連邦政府に送り込む活動をすればいいのか？　ウィメンズ・マーチのような大規模なデモを企画したり、参加したりすべきか？　支持する団体のために資金を集めたり、立法府に働きかけたりすべきなのか？　それとも、〈ジェーン〉のように、権力者が女に与えてくれないサービスを自分たちで提供する方法を工夫すべきだろうか？　私の答えはいつも同じだ。あれかこれかの問題ではない。不正義に立ち向かう活動はどれも重要である。どの活動が自分たちの直面している状況に共鳴しているか、それが自分たちにできることかどうかを見極めることが重要だ。そして何よりも、チャンスが訪れたらそれを受け入れて、すかさず「イエス」と答えることだ。二〇代前半の私は、そうやって〈ジェーン〉に至る道を見つけた。単に運と開けっ広げな性格のおかげだった。私たち一人ひとりに課せられているのは、自分が夢中になれるもの、生きていると感じられるものを見つけて、そこに飛び込んでいくことだ。

私が『ジェーンの物語』を書こうと思い立った一番の動機は、〈サービス〉、通称〈ジェーン〉が、女性運動の歴史の中で重要な一部であるのに、あまり知られていなかったためである。この本を書くためにリサーチを始めた時点では、〈ジェーン〉について書かれたものはほとんどなかった。グループに参加していた私たちが〈ジェーン〉について話すことも、めったに、あるいはまったくなかった。〈ジェーン〉が解散してから一五年以上が経過していたが、すでに私たちの誰もがその詳細を覚えているかどうか疑わしいほどだった。時間がたてばたつほど、私たちの歴史を再構築するのは難しくなる。今こそ、この物語を語る時が訪れたのだ。

私たちのストーリーは、私たちが内輪で〈サービス〉と呼んでいたグループに参加していたメンバーの誰かが書くべきだと私は思った。私が恐れていたのは、部外者が私たちをスーパーヒーローやアマゾネスのように並外れた存在として描いてしまうことだった。それは真実とは正反対で、若い世代に送ってはならない誤ったメッセージであるのは間違いない。私たちはごく平凡な女たちだったし、ごく普通の主婦や学生や若い急進派《ラディカル》だった。私が願っていたのは、この歴史を読むすべての人が私たちの中に自分自身を見いだして、「私もこうしていたかもしれない」と思ってくれることであり、今もそう願っている。

そしてもう一つ、この歴史を記しておきたいと思った理由がある。私たちの物語は、市民運動の経験も乏しく、医療のことなどいっさい知らなかった一握りの様々な女たちが、いかにして結集し、才能を発揮して、並外れたことを達成したのか――一種の政治的な冒険物語――を描いている。だから、〈ジェーン〉の歴史は、コミュニティーを組織するとはどういうことなのか、それを変革のツールとしてどのように機能させるかを探求する心躍る実例にもなりうると思ったのだ。

〈ジェーン〉で活動していた頃、私たちは数多くの貴重な教訓を学んだ。しかし、おそらく最も重要なことは、自分たちがやらねばならないことを確信していて力を合わせていければ、解決策を見いだすことは可能であり、その過程で、夢にも思っていなかったようなことまで達成できるということだ。これこそが〈ジェーン〉を超えた教訓だと私は信じているし、分かち合いたいことでもある。この教訓は——中絶に限った話ではなく——どんな社会問題にも当てはまる。私は若い人たちに、自分たちも成し遂げうる具体的な一例として、〈ジェーン〉の物語を読んでほしいと思った。そう思い至ったことで、私は本を書くことに決めた。中絶をめぐる運動のハウツーを教えるつもりもないし、〈ジェーン〉をまねるべきモデルとして提供するつもりもない。

社会の中である法律を大勢が平然と破るようになれば、その法律は変わるはずだと私は信じている。「ロー対ウェイド判決」［米国の多くの州で違法だった中絶について、憲法で認められているプライバシーの権利として認めた連邦最高裁の判決］以前がまさしくそうだった。有名人たちが声を挙げていた。五三人の著名な女たちが名を連ねて「私たちは中絶した」というタイトルの公開レターを「ミズ」誌に掲載し、署名を呼びかけた。聖職者たちも重要な役割を果たした。中絶に関する聖職者相談サービスのネットワークは、中絶改革を声高に支持しただけでなく、女たちの違法の中絶を手助けしていることも公言した。いかなる社会も、その構成員の多くが公然と法を犯している以上、法の支配を維持し続けることはできない。ロー対ウェイド判決が下された時、私たちは一安心した。ただしそれが、私たちが望んでいたような万能薬にはなりえないことにも、うすうす気づいていた。

私がこの本に取り組んでいるあいだに、中絶をめぐる情勢は劇的に変化した。連邦最高裁における一九八九年の「ウェブスター対リプロダクティブ・ヘルス・サービス判決」［中絶の実施に州の資金、施設、職員を使うことを制限するミズーリ州法を支持した連邦最高裁判決］と一九九二年の「家族計画協会対ケイシー判決」［ロー判決によって確立された中絶の権利を支持したものの、未成年は中絶について親の同意を必要とするなどの要件は合意とした連邦最高裁判決］により、裁判所はロー判決を制限する意図を明確にした。もちろん、この変化は一九七六年のハイド修正条項［女性の命を救うか、近親相姦や強姦による妊娠でない限り、中絶費用に連邦資金を使用することを禁止する立法規定］を連邦議会が初めて可決することで、連邦政府のメディケイド［低所得者用医療保険］の資金を低所得の女たちの中絶に提供することを禁じた時から始まっていた。ローが成立する以前は、すべての女たちが同じ境遇に置かれていた。しかし、ハイド修正条項の成立によって女同士が分断されることになり、それは今も続いている。現在では、都会で経済的に余裕がある人には中絶の可能性はあるが、貧困層や田舎で暮らす人々にとってはロー判決などまるでなかったかのようである。

人々が中絶できるところを探し出し、その費用を払えるように支援する草の根の中絶基金が立ち上げられた。こうした基金は現在、全国各地に存在している。しかし、基金の存在意義はそれだけではない。中絶を求める人々に、情報と支援を与え、その決断を正当化しているのだ。基金の活動は、人々に孤独ではないことを知らせる。一部の中絶基金では、中絶できる医療機関に行くための交通手段や宿泊場所、子どもの一時預かりを提供し、受けるのが難しい中期中絶まで手配している。さらには、ハイド修正条項をはじめとする中絶資金の制限と闘うために政策提言まで行っている基金もある。「全国中絶基金ネットワーク」(私が大好きな組織の一つ)は、全米の会員制組織である。

〈ジェーン〉が活動を始めた一九六九年当時、まさか自分たちで実際に中絶を手がけることになるとはまったく考えてもいなかった私たちは、中絶のための寄付を募り、情報を提供し、まだ誰も中絶の現場を見たことさえなかったのに、できる限り詳しく中絶の手順を説明した。全国の数多くの女性解放グループと同様に、私たちは最も有能で最も信頼できる人に女たちを斡旋できるよう、違法の中絶提供者たちを探しはじめた。実際、当時の私たちがやりはじめたのとそっくり同じことを、現在の中絶基金も行っている。

だから、私の本が出版されてから数年後、カリフォルニア・アクセス・プロジェクトの女性スタッフ二人に会った時、彼女たちが使用しているコンピュータに〈ビッグジェーン〉と〈リトルジェーン〉という愛称をつけたと聞いても、私は何も驚かなかった。〈ビッグジェーン〉と〈リトルジェーン〉という名は、私たちが〈サービス〉で二つの係に使っていた名前だった。〈ビッグジェーン〉は活動日の予定を組み、〈リトルジェーン〉は中絶を求めて連絡してくる毎週百人以上もの人々に電話をかけ直す《コールバック》係だった。カリフォルニアの女たちは、私たちと同じ系譜にあることを正しくも理解していた。

ロー判決から約五〇年がたち、アメリカにおける中絶の状況は悪化の一途をたどっている。州によっては、中絶を必要とする人々のほとんどに対して中絶をアクセスしにくいものにするために、ばかげた言い訳をつけて、待機期間を定め、経膣超音波検査《エコー》や中絶胎児の葬儀を義務づけるなどの超法規的措置を可決して、中絶を求める女たちを罰している。しかし、ここ数十年間で変化したこともある。薬による中絶が導入されたおかげで、中絶は非侵襲的なものに変わり、中絶を必要とする世界中の女たちの手元に届けることが可能になっている。

一〇年ほど前、私は南米のある女から連絡を受けた。彼女は私の本を読んでいたばかりか、当時、中絶が違法だった（二〇二〇年に合法化された）母国で、流産を誘発するミソプロストールという薬を確保して、中絶を求める人々の相談に乗り、支援を提供する全国ネットワークの一員でもあった。彼女たちは、いつ、どのように薬を飲むのか、何が起こるのか、何に気をつけるべきか、どんな時に医療機関に助けを求めるべきか、といった詳細な情報を提供していた。後に私がこのグループの別のメンバーと学会のパネリストとして同席した時、彼女は〈ジェーン〉からインスピレーションを得たと言っていた。

二〇一五年、私は幸運にも、アメリカでドゥーラ［産前から産後まで女性に寄り添う支援者］・プロジェクトを立ち上げた二人の女たちと知り合った。このプロジェクトは、中絶を含むあらゆる生殖関連サービスを提供する全方向型のドゥーラの全国ネットワークに成長した。私たちは、ハンプシャー大学で毎年開催される「市民的自由と公共政策プログラムに関するリプロダクティブ・フリーダム・カンファレンス」（現在は、リプロダクティブ・ジャスティスを求めるコレクティブ・パワーと改名）で、一緒にワークショップを行った。出席者が〈ジェーン〉の話のうち最も関心を持ってくれたのは、私たちが〈何をしたか〉よりも、それを〈どのようにしたか〉ということだった。〈ジェーン〉のメンバーは誰も医療従事者ではなかったので、医療モデルに縛られることはなかった。私たちは、自分だったらどのように扱われたいか、それまでにみた女たちに何が有効だったか、彼女たちが何を必要としていたかに基づいて実践した。私たちは、メンバーと〈サービス〉を通じてやって来る女たちを分け隔てしなかったので、〈ジェーン〉で中絶を受けた女たちの多くが中絶後にグループのメンバーになった。女たちが必要としていたこと、そして私たちが望んでいたことは、すべての情報が与えられ、尊重され、自分の決断が支持されることだった。そして何よりも重要だったのは、私たちが何千人もの女たちを、受け手ではなく行為者として、つまり彼女たちにケアを与えるメンバーのパートナーとして扱ったことである。

〈サービス〉が、つまり〈ジェーン〉が解散してから半世紀たった今も、その反響は続いている。二〇一〇年、「サンデー・ニューヨーク・タイムズ」誌は若手の中絶提供者たちを記事で取り上げていた。ある医者は、なぜ中絶提供者になろうと思ったのかという記者の質問に対して、医学部の教授が彼女に『ジェーンの物語』を手渡してくれたからだと答えた。まさか、そのような形で影響を与えるとは、〈ジェーン〉のメンバーたちは考えたこともなかった。若き医者にインスピレーションを与え、その医者が数え切れないほどの女たちの人生に影響を与えることになるなんて——これ以上の喜びはない。

〈ジェーン〉は例外的な存在ではない。〈ジェーン〉は豊かで急進的《ラディカル》［根源的という意味も持つ］な伝統の一翼を担っている——当時の私たちは誰もそんなことを知らなかったけれども——孤立していた人々でも互いに協力し合うなら、自分たち自身を解放する手段を築き上げられる。つまり私が言いたいのは、ある具体的な状況において、こうあってほしい世界を構想し、自らの行動によってその世界を実現するのは可能だということだ。受け身になるのではなく、自らを行為者とみなすのであれば、私たちの前にはあらゆる可能性が開かれていく。既存の権力の扉をむなしく叩き続けるのではなく、自分たちの扉は自分で作る。要するにそれが〈ジェーン〉の成し遂げたことなのだ。全国各地にあった数多くの他の女性解放グループと同様に、私たちも中絶医への斡旋とカウンセリングのサービスから始めた。私たちだって最初から、自分たちで中絶をやろうと思っていたわけではなかったけれども、そのように進化していったのは、それが当時の私たちにとって、唯一の実行可能な解決策だと思えたからだ。そしてこの飛躍こそが、私たちを真に超越的な存在にしたのだ。

この序文はもともと二〇一八年に書いたものである。このあいだに、三つのカトリックの国々――アイルランド、アルゼンチン、メキシコ――が中絶を合法化した。しかし、ここアメリカでは、二〇二二年六月二四日の連邦最高裁でロー判決が覆された［二〇二二年六月のドブス対ジャクソン女性健康機構訴訟の最高裁判決（通称、ドブス判決）は、一九七三年に全米の中絶を合法化した米最高裁の「ロー判決」を覆し、米連邦憲法は女性の中絶の権利を保障していないとする判決を下した］。一部の州で中絶に冷酷な制限をかけられてしまったが、一つだけ確かなことがある。私たちは決して後戻りはしないということだ。すべての人が自分の妊娠について自分自身で決められるようにするために、まさにロー判決以前の時代のように、時に大胆に、また時に静かに人々が全国各地で組織を作り、行動を開始している。〈ジェーン〉は、ごく普通の人々でも力を合わせればものごとを達成できることの試金石である。私たちが怒りをエネルギーに変えて行動する時、大切なのは「イエス」と言うこと、今すぐできることから始めること、そして人々のニーズに導かれて進んでいくことだ。

この「はじめに」の短縮版は、「全国女性の健康ネットワークのニュースレター」（Women's Health Activist

Newsletter of the National Women's Health Network）二〇一七年三月／四月号に掲載された。

プロローグ

一九七三年にアメリカの連邦最高裁判所は、ロー対ウェイド訴訟の判決によってアメリカ国内での中絶を合法化した。それまでの四年間に、一万人を超える女たちが〈ジェーン〉に電話をかけた。〈ジェーン〉とは、正式には「女性解放の中絶カウンセリング・サービス」として知られるシカゴ〔イリノイ州〕のグループが、連絡用に使ったコードネームである。毎週、毎週、あらゆる階級、あらゆる人種、あらゆる民族の女たちが、切羽詰まって〈ジェーン〉に電話をかけてきた。夫や恋人に避妊を禁じられていた女たち、あらゆる避妊法を使っていたのに妊娠してしまった女たち、あるいは避妊をしなかった女たちだった。自分はもう妊娠しないと思い込んでいた年のいった女たちもいれば、生殖のしくみすらわかっていない若い女たちもいた。子どもを育てられない女たちもいれば、子どもをほしくない女たちもいた。決断するのに苦悩する女たちもいれば、何の迷いもない女たちもいた。それぞれが、産むかどうかに関して、その時点で最善の決断をしようとしていた。

一九六九年に結成された〈ジェーン〉は、当初は女たちの相談に乗り、裏社会の中絶医に斡旋していた。その頃、全国各地で同じように究極の支援を提供するグループが形成されていた。しかし、〈ジェーン〉は独自の発展を遂げた。初めの頃、〈ジェーン〉のメンバーは、どの中絶医なら腕がよく信頼できるかを見極めることに専念していた。ところが、ほどなく〈ジェーン〉は、違法の施術者に依存している限り、女たちは実質的に無力であることに気づかされた。メンバーたちは、中絶の過程を自分たちで制御《コントロール》することで、〈ジェーン〉を頼って来る女たちも自己コントロール感を得られるようにしようと決意した。まもなくグループは、自分たちと緊密に協力してくれる医者を見つけた。その医者が自称していたとおりの〈正規の医師〉ではなかったことが判明すると、〈ジェーン〉のメンバーは大胆な行動に出た。「彼にできるなら、私たちにもできる」。やがて〈ジェーン〉のメンバーは、彼から中絶に必要な技術《スキル》を学んだ。

　女性解放運動の実践者でもあった〈ジェーン〉のメンバーは、生殖を自己コントロールすることこそ女の自由の根源だと考えていた。行動する力は、一人ひとりの女が手に握っているべきだ。中絶を受けるという彼女の決断は、彼女自身の人生における積極的な選択として強調されねばならなかった。そして〈ジェーン〉は、どの女にも中絶を求めるのは自分の人生を自分でコントロールすることなのだと理解してもらいたかったので、女たちが自分の中絶をコントロールしているのは、彼女自身だと感じられるようにしたかった。〈ジェーン〉のメンバーは、女が自分の中絶をコントロールできるようになる唯一の方法は、自分たち〈ジェーン〉が中絶のプロセス全体をコントロールできるようになることだと気づいた。グループは、中絶のことを気にかけるメンバーが、中絶を手がける人物になるべきだと結論した。

〈ジェーン〉を立ち上げた時、まさか自分たちで中絶を手がけることになるとはメンバーの誰一人も思っていなかった。彼女たちが意図していたのは、あるメンバーが「切実なニーズ」と呼んだものに応じることだけだった。そのニーズのために、しだいに彼女たちは過激な行動に導かれていった。メンバーたちの活動は医療モデルに従ったものではなく、彼女たち自身がどう扱われたいかという実感に基づいていた。中絶を求めて〈ジェーン〉を訪れた女が経験するのは、標準的な医療現場で遭遇することとはまったく別物だった。彼女は招き入れられた。彼女がその場をコントロールしていた。彼女は受動的な対象や患者になるのではなく、参加者になることを期待されていた。〈ジェーン〉は言った。「私たちがしてあげるんじゃなくて、一緒にするのよ」。中絶を行っている最中と回復期に何が起こるかを事前に知らせておいて、中絶そのものを行う際にも、彼女と話しながら一歩一歩進め、グループのメンバーは、たいていの女が無力さを痛感させられる状況の中で、個々の女に彼女自身の力《パワー》を実感させようとした。〈ジェーン〉は、女が自分のからだを取り戻していくのと同時に、人生をも取り戻していけるような環境を作ろうとした。私が〈ジェーン〉に参加した頃には、このグループは女たちに心理的な落ち着き《コントロール》を取り戻させるだけでなく、違法の中絶医たちから要求されていた金銭的な脅威からも解放させることに成功していた。〈ジェーン〉が請求したのは、医療品と管理費をまかなうのに必要な金額だけだった。そして、支払いができないことを理由に追い返される女は一人もいなかった。

個人が自らの暮らしぶりを改善できるツールやスキルを手に入れることは、常にその人をエンパワーする。私たちが、他の女たちを変革させる力を秘めていると信じたことは、私たち自身にも変化をもたらした。責任を引き受けることで、私たちは信頼される存在になった。私たちのほとんどは、より強くなり、確信を深め、自分自身の能力に自信を持つようになった。自らの解放のツール――私たちの場合は医療器具――を手にすることで、私たちは強大なタブーを打ち破った。それは恐るべき行為だったが、同時に爽快でもあった。他の女たちに感じてほしいと願っていたのとまったく同じ力強さを、私たち自身が感じていた。私たちは、社会にある様々な問題は権力《パワー》の不均衡から――誰かが他の誰かを、教師が生徒を、医者が患者を権力で支配していることから――生じているのだと理解するようになった。権威や専門家に重みがあるのは根本的にその地位に備わったものであり、その地位を占めているのが誰であるのかには関わりない。〈ジェーン〉はグループの実践を通じて、制度化されてきた権威に挑戦し、従来の権力の不均衡を正そうとした。

しかし、私たちが世の中に対してはっきりと認識していた権力の政治性《パワー・ポリティクス》は、皮肉なことに、グループ内部の力学にも反映されていた。〈ジェーン〉は中絶を必要とする女たちに自分の好きなように《コントロール》させることに成功したが、グループのメンバー間で権力を分かち合うことにはあまり成功していなかった。中絶の技術や重要な問題や重大な決定に関する知識の格差が生じ、知識の階層構造が形成されていった。知識を隠し持っていた人々は、自分たちの行動を正当化するために、グループの秘密を守るためだと繰り返し主張した。中絶に関する情報を提供するだけで犯罪行為とされた時代には、これは正当な主張であった。それでも、用心深くしなければならないことだけが唯一の理由ではなかった。私たちは、立ち現れる社会の秩序構造の多くに挑戦してきたにも関わらず、社会を形成している秩序構造がグループ内でも再生産されていくことに抵抗するのが、いかに難しいかを思い知らされた。個人をエンパワーしようとする私たちの決意が固いのは、私たちに助けを求めてくる女たちとの関わりの中だけであるように思われた。私たちは女たちに対して、からだのしくみや自分自身の健康を大切にするために自分でできることについて、できる限りの情報を与えるようにしていた。

医学的権威に対してつべこべ言わずに従うことが原則だった時代の空気の中で、〈ジェーン〉はぐんぐん力をつけていった。当時は患者の代弁者もいなければ、病院を監督する制度も医療消費者と呼ばれる存在もなかった。自分の生殖のしくみを理解している女はほとんどいなかったし、どこで必要な情報を手に入れられるのか見当もつかなかった。医者しか知らない特殊な知識は、素人には理解できない言葉で表現され、意図的にアクセスできないようにされていた。私たちにはそれを知る権利がなかったのだ。

一九七〇年後半になって、ようやく自己啓発的な健康本の第一弾である『からだ・私たち自身』〔この本は何度も改版されており、一九八四年版を邦訳したものがウィメンズブックストア松香堂から一九八八年に刊行され、現在、NPO法人WANが運営するウェブサイトの「WANミニコミ図書館」で公開されている〕(『からだ・私たち自身』日本語版翻訳グループ編訳)が出版された。今でこそ私たちの多くは、図書館や書店で必要な医療情報を手に入れられることを知っているが、二五年前には考えられなかったことだ。だが今もなお、十分な内容で手頃な料金であるだけでなく、自分を尊重してくれる医療を見つけることは、私たちの多くにとって苦難の連続である。

一九六〇年代後半、女性解放運動以外の人々も中絶にまつわる法律を変えようと努力していた。法学者たちやその団体であるニューヨークの中絶研究協会〔一九六五年に結成、一九七七年に解散した〕、ZPG（Zero Population Growth「ゼロ人口増加」を意味する）〔一九六八年に様々な専攻の学者が設立し二〇〇二年までこの名で活動し、後にポピュレーション・コネクションに変更〕のような人口抑制団体、NARAL（The National Association for Repeal of Abortion Laws 当時は「中絶法廃止全国協会」〔一九六九年にローレンス・レイダーとベティ・フリーダンが共同代表として設立。その後、「全国中絶とリプロダクティブ・ライツ・アクション・リーグ」（略称はNARALのまま）に改名し、二〇二三年には「リプロダクティブ・フリーダム・フォー・オール」に改名した〕）は法改正を支持し、裁判所で中絶法の合憲性に異議を唱えた。これらの団体は、すでに権限の付与されている各組織に対して、既存のルートを使って働きかけていたが、その成果はわずかなものにとどまっていた。女性解放運動が全国の女たちを動員して初めて、女たちの怒りによって闘争は加速化された。

女性解放グループは、個々の女たちが自ら経験した違法の中絶について証言するスピークアウトを実行した。女たちはデモを行い、女を排除して行われる中絶に関する立法府の公聴会を妨害した。女たちは中絶に関する真の専門家である自分たちの声に耳を傾け、それを認めてほしいと要求した。彼女たちは、秘密と恥に包まれていた中絶を公然の課題にしたのである。

しかし、女性解放運動は、中絶を公の議論の場に持ち出す以上のことを行った。中絶は性関係に関するプライバシーの問題ではなく、選択といった中立的な言葉でもなく、女が自らの運命を決定する自由という観点から、第三者の定義に従うのではなく、女自身が定義すべきものだとして、一連の問題の枠組みを再提示したのである。中絶はその試金石だった。強制不妊手術や不必要な子宮摘出手術からの解放も含み、女が自らのからだをコントロールする権利を持たなければ、他の領域で何を獲得しても意味はない。この問題は、政治的な観点からだけでなく、道徳的な観点からも取り上げられた。女が望まない妊娠の継続を強要されたり、危険な違法処置に追いやられたりすることは、道徳的に許されないことだとされた。自分自身の道徳的な決断に基づいて行動する能力を否定されたために、死に追いやられていく女たちが現に存在していた。

公的な闘争が進行しているあいだも、中絶を受けられるところを見つけようとする女たちは、日々、命を危険にさらしていた。彼女たちの苦しみを無視することはできなかった。こうした女たちの差し迫ったニーズを満たすために、女性グループや聖職者のネットワークが組織された。道徳的な要請に基づいて、バプテスト派の牧師であったハワード・ムーディーは、最初の聖職者グループである「中絶に関するニューヨーク聖職者相談サービス」を設立した。彼は全米の聖職者に、女性たちが安全な中絶を受けられるようにするために、同様のネットワークを立ち上げるようにと呼びかけた。これらの聖職者団体は、宗教組織の道徳的地位を背景に、新聞で自分たちの活動を公表し、道徳的な言葉で問題の枠組みを提示して法改正を提唱するなど、公の場で役割を果たした。

聖職者グループも女性解放グループも、有能な中絶医を探し、値段の交渉をし、中絶費用を捻出し、何万人もの取り乱した女たちのカウンセリングを行った。こうしたグループは女たちを助けただけでなく、法律をあえて破ることによって法の力を弱体化させた。彼らは、かつて存在した別の不道徳な法律――逃亡奴隷法――をあえて無視し、動産奴隷制度の弱体化に貢献した「地下鉄道」［一九世紀アメリカの黒人奴隷たちが、奴隷制が認められていた南部諸州から、奴隷制の廃止されていた北部諸州、ときにはカナダまで亡命することを手助けした奴隷制廃止論者等の市民組織］の伝統に従った。地下鉄道に参加した数多くの人々のように、中絶の斡旋サービスに参加した人々の物語は、私たちの隠された歴史の一部である。

一九七三年のローレンス・レイダーの『中絶Ⅱ：革命を起こす』*Abortion II: Making the Revolution*（日本語版は未刊）から始まったリプロダクティブ・ライツを求める闘いの歴史は、立法と法廷闘争の視点から記されてきた。フェミニストや中絶地下組織を作った人々の草の根の努力を記録したものはほとんどない。

数年前、私は教員資格を取得してから教育学修士課程に進学した大学院一年目の学生に講義するよう頼まれた。教授は、〈ジェーン〉の事例が学生たちにエンパワーメントという概念を理解させるために役立つことを期待していた。私が話してから、いくつかの話し合いの小グループに分かれた。私は若い教員たちに、女性解放運動以前の女の立場を説明しようとした。かつて女たちが受け取っていたメッセージは、女は男よりも知性も能力も価値も劣っているというものだった。女はヒーローではなかった。女はヒーローに救われる存在だった。女の生活に直結する問題の枠組みを決めるのも女たちではなく、議会や教会といった男たちが独占していた制度や権威が決めていた。

グループのある若い男子学生は、驚いた様子でこう尋ねた。「女性運動は、女性の選択肢に取り組んでいたのであって、女性が弁護士になることに取り組んでいたのではないのですね？」

若い世代はそんなふうに考えているのか、と私は思った。どこでそんな情報を得ているのだろう？　誰が私たちの歴史を定義しているのだろう？　直接関わってきた私たちが声を挙げなければ、私たちが闘ってきたものは消えてしまう。

一九六〇年代に成人した私たちにとって、性の自由を求める議論は今もなお新鮮だ。それ以降に生まれた人々にとっては、すべてが古い歴史のように思えるかもしれない。しかし、最高裁が避妊具を入手する権利を認めたのは一九六五年のことで、それも既婚者に限られていた〔グリズウォルド対コネチカット判決、六五頁参照〕。それまでは、アンソニー・コムストックが一九世紀に行った「道徳的純潔」キャンペーンを継承した避妊具の販売や配布を禁止する法律がいくつもの州に残っていたのだ。最高裁がアイゼンシュタット対ベアード判決〔グリズウォルド対コネチカット判決を拡大して、未婚者にも避妊具を使うことを認めた連邦最高裁判決〕で避妊の権利を独身者にも拡大したのは、〔中絶の権利を認めた〕ロー対ウェイド判決が下されるわずか一年前の一九七二年のことである。それ以前は、未婚者が避妊具を手に入れられるかどうかは、場所によって、あるいは医者によって、まちまちだった。ファイヴ&ダイムの雑貨店で安物の結婚指輪を買い、医者に既婚者であるように見せかける女もいた。私の知人は結婚式の直前に避妊薬をもらいに医者に行った。医者は彼女に、新婚旅行が終わったらまた来るようにと言った。

一九六〇年代の若い女にとって、からだのコントロールと性のコントロールは主要な関心事だった。当時は、一九五〇年代の文化的・政治的抑圧から社会の一部が脱却しつつあった時代である。公民権運動、学生運動、反戦運動は、当たり前とされていた規範や権威に挑戦した。そうした動乱の中から、新しい女性運動が生まれた。

大学を卒業して二年後の一九七一年にシカゴに戻った時、私は女性解放運動に参加したいと思っていたが、中絶は私の主たる関心事ではなかった。ニューヨーク州では一九七〇年に、妊娠二四週までの医者による中絶を合法化するという、全米で最もリベラルな中絶改革法が制定された。立法府の勝利は劇的だった。評決が発表されようとしたまさにその時、カトリックの多い北部地区を地盤とするジョージ・マイケルズ下院議員が、政治家としてのキャリアを台無しにすると承知しつつも、高まる良心に屈してノーからイエスに票を変えたのだ。彼の一票によって法案は可決された。当時の私は、一票の差で女の命が守られたことの意味に気づいてもいなかったし、ニューヨークの法案が浮き彫りにした改革派と急進派の現在進行形の闘いのことも知らなかった。

一九六九年と一九七〇年にニューヨーク州議会が中絶の合法化について議論していた時、急進派のフェミニストたちは、自分たちが理想とする中絶法のコピーと称して白紙を配って回った。彼女たちは全廃を要求し、全廃とは中絶に関する法律をすべてなくすことを意味していた。どんなにリベラルな改革法であっても、女のからだを法律で管理《コントロール》する州の権利を維持している限り、私たちにとっては敗北なのだと、彼女たちは主張した。リベラルだとされるニューヨーク州法がまさにそうであるように、いったん規制が成文化されれば、さらに規制を強める道が開かれる。急進派の彼女たちは、たとえ中絶が合法化されても、女にとって以前と変わらずアクセスしにくいものになる時代が来ることを正しくも予見していた。

一九七三年に連邦最高裁が下したロー対ウェイド判決は、妊娠初期から中期までの中絶は、女とその担当医が共に行う医学的決定であるとした。その四年後、連邦議会は連邦政府のメディケイドを中絶に使うことを禁止するハイド修正条項を可決した。低所得の女たちの中絶に公的補助を行っているのは、わずか一七州のみである。アメリカの郡《カウンティ》の八〇%には中絶サービスがない。医学部の半数は、医学生に中絶技術を教えていない。中絶反対勢力による嫌がらせや脅迫のために、中絶を進んで行おうとする医者はめったにいない。ミズーリ州で提起され、連邦最高裁で争われたウェブスター対リプロダクティブ・ヘルス・サービス裁判の判決（一九八九年）は、中絶のために公的資金と公立病院を使用することを禁止するなど、ミズーリ州法による数々の制限を認めた。ウェブスター判決は、一部で予想されていたようにロー対ウェイド裁判を覆しはしなかったが、州ごとに州裁判所が中絶に関する様々な制限を検討することを許してしまった。ロー対ウェイド裁判の判決文を書いたハリー・ブラックマン判事は、ウェブスター判決の反対意見の中で、前途は不吉であり「冷たい風が吹く」ようだと述べていた。急進派の予見的な警告は、まさに現実になってしまったように思われた。

ロー対ウェイド判決以前の様子を記憶している私たちは、いくら中絶を制限しても中絶はなくならないことを知っている。どの女にとっても、中絶するという決意は理論に基づく抽象論ではなく、彼女の人生の具体的な状況に根ざしている。彼女は自分の決断を天秤にかけ、その結果に基づいて行動しようとする。法律がどうあろうとも、自分の命を危険にさらすことさえいとわずに、女たちが常に行ってきたことである。一九八八年、親への告知を義務づけているインディアナ州で、自分が妊娠していることをどうしても親には言えなかった一〇代のベッキー・ベルは、違法の中絶によって死亡した。一九七七年、テキサス州で合法的な中絶を受けるための金がなかったロージー・ヒメネスは、違法の中絶によって死亡した。今でも新聞は、自分がしなければならないと思うことをするために、追い詰められていった女たちの物語を報じ続けている。

中絶を求める闘いに参加した私たちにとって、自らのからだをコントロールする女の権利に対する脅威が増していくことは、冷たい風が吹くどころではない話である。公的な議論において、胎児の地位は生きている人間と変わらないところまで昇格されている。女たちはますます子どもの敵とみなされ、発育途上の子どもを女から守るために州の介入が必要だとされている。だが実際は、女たちは依然として子どもを妊娠し、胎内で育て、出産し、そしてほとんどの場合、子どもの主たる養育者になっている。女たちはまたしても、全責任を負わされながらも何の権力《パワー》も持てず、未来世代の保育器に格下げされようとしている。それは、女性運動が異議を唱えようとしてきたのと同じ抑圧的な見方である。中絶だけでなく、女たちが自らの運命をコントロールする力《パワー》が危機にさらされているのだ。

一九六〇年代後半のフェミニストにとって、問題は明確だった。当時の私たちは胎児イメージを用いた偽りの感情論に振り回されることはなかった。「未生《アンボーン》」の存在は、まだ生まれてなく、まだ人間ではない、ただそれだけの存在だった。いつ妊娠し、いつ産むのかという決断は、たった一人の人間、妊娠している女だけのものだった。その道徳的な決断は、まさに彼女のものでなければならなかった。その結果を背負うのは彼女だからだ。それは、女たちが獲得しようとしていた自由の根幹に関わる問題だった。中絶医を斡旋していたグループは、自分たちの活動を個々の女の意志決定力を強めるものだと見ていた。

友人のＩＵＤ（Intrauterine Device 子宮内避妊具）［子宮内に入れておくことで着床を妨げる道具］の失敗がきっかけで〈ジェーン〉に出会え

たことを、私は幸運に思っている。中絶後、彼女は私に会いに来て、違法の中絶が医学的に安全だっただけではなく、前向きで教育的な経験でもあったことに驚き、興奮していた。私はシカゴに戻ったばかりで、この運動に参加する方法を探しはじめた。ここに具体的な活動をしているグループが存在していて、しかも危険で、大胆で、秘密主義的であることのすべてが私にとっては魅力的だった。私は参加することに決めた。

一九七一年秋に私が参加した時のグループは、すでにメンバー自らが中絶を手がけるまでに進化していた。〈ジェーン〉は組織として確立されており、手順も決まっていたし、実績も積んでいた。私はまずカウンセラーとして活動を始め、その後、事務や医療的な仕事も担当し、合法的な中絶クリニックが初めて開設された一九七三年の春まで、このグループで働いた。

〈ジェーン〉が私に教えてくれたのは、中絶や女性解放以上のことだった。〈ジェーン〉の歴史は、人々が何かを行うために組織を作った時に何が起こるのか、人々が自らの行動によってどのように変化するのかに関して興味深い実例を示している。〈ジェーン〉で活動を始めた時以来、私は個人のパワーを理解する鍵として〈ジェーン〉で経験したことを引き合いに出してきた。〈ジェーン〉での私たちは幸運にも、差し迫った重要なニーズを満たすプロジェクトを立ち上げることができたし、それと同時に、望ましい世界のあり方に関する自分たちのビジョンを実現することもできたのだ。

私にとって〈ジェーン〉は、これまで参加する機会に恵まれた中で、最も大きな自己変革をもたらしてくれたプロジェクトだった。私はこのプロジェクトについて客観的であるふりはできないし、あまりに親密に関わった歴史について客観的に語ることなど不可能だとも思う。語り手の視点やバイアスが入り込まずにはいられないからだ。私は観察者ではなく、現場における実践者だった。私はいろいろな仕事を引き受け、協力関係を結び、自分だけの具体的な歴史や人間性を通じて、そこで起こった出来事を解釈してきた。そして私の真実そのものも、いくつもの層を成している。
〈ジェーン〉の歴史をひもとくこと自体が挑戦である。グループは意図的に記録をほとんど残していない。私たちが行っていたことは違法だったので、個々の女に関する詳細は極秘にされていた。捜査の手が入った場合に備えて、記録は最小限にとどめておく必要があった。ミーティングの議事録は残さず、自分たちの行っていることも書き残さなかった。この歴史を構築するために、私が主な情報源にしたのはメンバーたちの回想である。二〇年後の記憶はどれほど正確なのだろうか？　実際、私がカウンセリングした数百人、中絶の際に手を握った千人もの女たちのうち、私の記憶に残っているのは問題の生じた数人だけにすぎない。しかし、まだ二〇年程度しかたっていなかったとしても、〈ジェーン〉におけるそれぞれの立場やそれ以外の人生で経験してきたことに影響を受けている私たちが当時について下す評価は、どれほど正確なのだろうか？

私が書いたものは、集合的回想録とでも呼べるものかもしれない。この本は、様々な時点で〈ジェーン〉のメンバーとして関わった一〇〇人を超える女たちのうち、三分の一以上、半数未満の女たちとの何百時間にも及ぶインタビューによって編纂されている。また、社会学者ポーリン・バートが社会学雑誌にいくつかの論文として発表した一九七〇年代半ばに行われたグループのメンバーたちへのインタビューと、一九七三年の夏から秋にかけてシカゴの地元新聞に〈ジェーン〉が書いた連載も参考にさせていただいた。ある元メンバーは、自分の体験について書いた未発表のエピソードを引用させてくれた。グループに参加していた女たちだけでなく、彼女たちと一緒に暮らしていた男たち数人や、サポートしてくれた何人かの医者にもインタビューした。さらに、〈ジェーン〉を通じて中絶を受けた女たちも探し出した。

自分が行ったインタビュー記録を読み返してみて、誰もがとてもオープンに話してくれたことに驚いた。もちろん、彼女たちの多くは私と一緒に仕事をしたことがあり、私のことを個人的に知っており、信頼もしてくれていた。一方、当時の私を知らなかった人たちも協力的だった。私たちの共通理解が、彼女たちの記憶を豊かにした。私たちが行ったことについて、誰にも話したことがなかった人もいた。私たちのほとんどは、ずっと連絡を取り合ってこなかった。

自分にバイアスがかかっていないとは言わないが、私は公平であろうと努めた。又聞きの逸話やうわさは抜き、実際に参加していた人たちの記憶を信頼して、出来事や解釈の裏付けを取るように努めた。この本が〈ジェーン〉についての真の姿を現しているとは言えないが、これはただ私たちがどのように記憶しているか、いや、むしろ私たちが記憶していることを、私がどのように描くことにしたかの結果なのである。

この集合的な回想録のために、私は自分を含む〈ジェーン〉のメンバー全員と、〈ジェーン〉と直接接触したすべての人に仮名をつけた。本名を名乗ることに抵抗がない人々もいたが、プライバシーを守るために身元を明かしたがらなかった人々もいたので、一貫性を持たせるために全員を仮名にした。しかし、自分自身にまで仮名を使うことにしたのには別の理由がある。本書は、〈ジェーン〉というコードネームで匿名化された女性グループに関するものである。それはあるグループの物語であり、そのグループがどのように生まれ、どのように進化したかに関する物語である。これは個人の解剖学を超えたものであり、グループの解剖学なのだ。〈ジェーン〉のメンバーであった私たちが、女のニーズを指針として行動することを選んだのはまさに注目に値する。そうすることで、私たちは違法の中絶を危険で陰惨な体験から、生命を肯定する力強い体験へと変容させた。その過程で、私たち自身も変容した。本書はそのグループの歴史であり、弱さと強さを併せ持つ普通の女たちが、なすべきことを見いだし、それを実行したグループの歴史である。それが〈ジェーン〉の物語なのだ。

麻酔からさめたジェニーに真っ先に聞こえてきたのは、外科医の声だった。「手術は成功しました。それに、おめでとうございます、妊娠八週目です」。それはジェニーが最も恐れていた知らせだった。「台から転げ落ちて、点滴を腕から抜いて、その場で出血多量で死にたかった」と彼女は振り返る。その時、ジェニーは二六歳。二歳児と三歳児の母親で、過去二年間、リンパ系のがん、ホジキン病［リンパ球と呼ばれる白血球のひとつががんになる病気でリンパ節の腫れが見られる。化学療法、免疫療法、放射線療法などによってほとんどが治癒する］を患っていた。前回の妊娠中に健康状態は著しく悪化しており、次に妊娠したら命を落とすに違いないと彼女は確信していた。

この病気に気づいたのは、第二子を妊娠している最中だった。しじゅう胸が痛み、ものをのみ込みにくく、いつも微熱があった。エックス線検査で、初期のホジキン病に特徴的な小さいリンパ腫があちこちに見つかった。医者は、今は治療を始めないことにした。薬や放射線は発達中の胎児に害を与える可能性があるためだった。陣痛が始まるまで、彼女は鼻血を流し続け、咳をしては血を吐いた。出産時には大出血したが、かろうじて助かった。最初に診断がついてから三カ月間のうちに、病気はリンパ系全体に広がっていた。首から脇の下にかけて、ゴルフボール大の目に見える巨大な腫瘍の塊ができていた。経過は悪く、助かる見込みは少なかった。彼女はその後二年間、入退院を繰り返し、放射線をたっぷり浴び、薬もいっぱいのんだ。妊娠中に病気が急速に進行したことを考えると、彼女は再び妊娠したらどうなるかという恐怖に駆られた。主治医に不妊手術を受けたいと言ったが、拒絶された。彼女のような若い女性に、卵管結紮《けっさつ》手術を認めるわけにはいかないというのだ。

代わりに医者は、不妊手術を抜きにして、妊娠を防ぐために最良の手段だとみなされていた避妊ピルを処方してくれた。一九六八年当時、医学界はまだ避妊薬に適したホルモン含有量を手さぐりしていた段階で、副作用は公に知られていなかった。ジェニーはそうでなくてもすでに具合が悪かったのに、避妊ピルをのむともっと具合が悪くなった。主治医は様々なピルと様々な分量を試した。あるピルでは月経血が止まらなくなり、別のピルでは月経がまったく来なくなった。次に医者が処方したのは、後に失敗率の高さを理由に製造中止になったピルだった。数カ月後、ジェニーは妊娠を疑い、ヒステリックになって再び医者の診察を受けに行った。医者は妊娠を確定できなかったが、彼女の精神不安定を心配して卵管結紮手術を予約することに同意した。その手術後に、担当した外科医は彼女がすでに気づいていたことを告げた。やはり妊娠していたのだ。

病気と不妊手術をめぐる闘いのために彼女はわなにはめられたような気分だったが、妊娠した今、わなの縛りは一層きつくなった。自分自身の健康の心配だけではなく、これまでに浴びてきた放射線や薬の量を考えると、正常な子どもが生まれてくる可能性はほとんどないと、彼女にも医者にもわかっていた。しかし、一九六〇年代後半のイリノイ州では、母親の命を救うために必要な場合だけを例外に、中絶は違法だった。その決定権は病院の理事会に委ねられていた。ジェニーをみていたがん専門医、放射線科医、婦人科医たちは、理事会に中絶の許可を求めたが、許可は下りなかった。理事会は、当面、彼女の命に差し迫った危険はないと指摘した。ジェニーが二名の精神科医に、中絶できないと彼女は自殺してしまうと証言してもらったことで、理事会は態度を緩め、中絶に同意した。

中絶が終わって病院を立ち去る時に、彼女は怒りに燃えていた。致命的な病気に対して自分が無力であったばかりか、医学的権威の前でも無力だと感じさせられたのはたまらなかった。憤りと怒りに拍車をかけたのは、「今回の一連の経験に、女はただの一人も関わっていなかった」と気づいたことだった。「医者も、病院の理事たちも――私の性と生殖の権利《リプロダクティブ・ライツ》を支配《コントロール》し、死の宣告を下したのも、全員、男たちだった」

ジェニーは政治的な活動には慣れていたし、ＩＣＭＣＡ（Illinois Citizens for the Medical Control of Abortion イリノイ中絶医療管理市民会議）［中絶を特別な医師だけに行わせるのではなく一般の医療と同等に扱うことを求めていた］でも活動してきたのに、中絶や女の健康は医学的な問題にすぎないとみなしてきた。中絶から二週間後、彼女は〈変革にコミットする有権者〉という男女から成る選挙のあり方に関して活動しているグループの二月の集会に出かけた。集会では一連の教育セッションを開催しており、二月の集会では、それが適切なトピックかどうかグループで大激論を交わした末に、女性解放について話し合うことになった。

その話し合いの中で、〈変革にコミットする有権者〉の仲間であり、長年の〈運動〉[*1]のアクティビストでもあるクレアが、女性解放の課題として中絶を話題にした。クレアは中絶問題を女が力を奪われているという観点から、すなわち女には生殖をコントロールする権利があるという観点から捉えることが不可欠だと指摘した。必要とされているのは、女の問題として中絶に取り組む組織を作ることだと彼女は訴えた。

つい最近の記憶が生々しかったにも関わらず、ジェニーはそれまで中絶を政治的な文脈で考えたことが一度もなかった。クレアが持論を展開していくのを聞きながら、ジェニーは「ありえない」と内心つぶやいた。もっと他にいいテーマがあるはずだ。中絶は、政治的課題として掲げるにはあまりにも医者たちにコントロールされている。

女たちの直面する諸問題について、女性解放の観点から捉える必要があることを、ジェニーが認識していなかったわけではない。実際、そもそも女性解放について話し合ってはどうかと言い出したのもジェニーだった。ただ、彼女はこれまで一度も、中絶が女たちを連帯させるテーマになりうると考えたことはなかった。中絶はひた隠しにされていて、その言葉自体にうさん臭くて否定的なニュアンスがあったので、女性解放から女たちを遠ざけてしまうことを彼女は懸念した。

ジェニーは大人になってからずっと、女の権利を擁護してきた。彼女は、かつてホワイトハウスの門に鎖で自分をくくりつけた〔簡単に立ち退かされないようにするため〕という女性参政権活動家《サフラジェット》の大叔母リリアンの話を聞いて育った。一九五九年にミシガン州立大学に入学した時、ジェニーは大学のゴルフチームに入ろうとしたが、女であることを理由に断られた。それがきっかけとなって、彼女は大学新聞の編集者という立場で、あるいは公開のスピーチなどを通じて、女たちが直面する差別について人々に訴える活動に専念してきた。彼女は大学時代、市民的自由と公民権の問題に積極的に取り組み、その後、シカゴ大学の大学院で憲法を学ぶと、シカゴ市民的自由連合の理事会にも加わった。理事の一人として女性委員会の設立を働きかけたが、否決された。理事会の他のメンバーは、公民権以外に注目するに値する別の課題があるとは考えていなかったのだ。

一九六九年二月の〈変革にコミットする有権者〉の集会で女性解放の議論に参加しているうちに、ジェニーはクレアの視点を高く評価しはじめた。そうだ、中絶問題は肌の色による差別と同じくらいひどい、生殖能力のために抑圧されている人口の過半数に影響する政治的課題になりうる、と彼女は考えた。不妊手術と中絶という自分自身が医療で体験したトラウマを思い返すことで、「あれは医者の権力《パワー》の問題だけではなかった。あれは私が、女として存在しているこの私が、すさまじい抑圧のために無力にさせられていたのだ」とジェニーは気づいた。

会議の後、ジェニーはクレアの発言が単なる机上の空論ではなかったことを知った。クレアは現に女たちに違法の中絶を斡旋していたのだ。それはクレアが自発的に選んだことではなかった。安全な中絶ができるところを探すのを手伝ってほしいと、他の女たちに頼まれたからに他ならない。初めて依頼を受けたのは、シカゴ大学の二年生の時だった。一九六四年にミシシッピ州で開かれたフリーダム・サマー・プロジェクトのために、ＳＮＣＣ（Student Nonviolent Coordinating Committee 学生非暴力調整委員会）の学生ボランティアとしてミシシッピ州に行って、黒人有権者の登録やフリーダム・スクールの設立に携わり、シカゴに戻ってきてから数カ月後のことだった。ミシシッピの人々に彼女は大いに啓発された。あれほど過酷な貧困や勇気を目の当たりにしたことはそれまでなかった。

その夏のある出来事で、政府機関も社会変革の力《パワー》の一つだと考えていた彼女の認識は一掃された。ある夜遅く、彼女がフリーダム・センターで働いていると、建物を爆破するぞと脅迫する電話がかかってきた。ボランティアたちは警察に助けを求めたが、無視された。クレアと他のメンバーはおびえながら、銃撃されても弾が届かないだろうと思ったささくれた木の床にはいつくばって一夜を過ごした。クレアは貴重な教訓を得た。政府に頼ることはできない。私たちは互いに頼り合うしかない。だがその夏、彼女はまた別の教訓も得た。ごく普通の人々でも、共に行動することで歴史を変えられるということだ。

クレアがシカゴに戻って数カ月後、友人が電話をかけてきた。同じ大学で公民権運動でも盛んに活動している男子学生で、お姉さんが妊娠し、中絶を必要としているというのだ。二人ともどこに助けを求めればいいのかわからなかった。クレアは中絶を行ってくれる人を探そうとしたのか？　今やクレアは、「その電話がかかってくる前に中絶について考えたことがあったかどうか」も覚えていないそうだが、「尊敬していた先輩が取り乱していたので、助けようとした」のだという。

クレアは思いつく限りの人に尋ねてみたが、どうすれば中絶を受けられるのか知っている人は誰もいなかった。そのうちに、公民権運動のネットワークを通じて、大学のすぐ南にあるウッドローンと呼ばれる黒人コミュニティーの63番通りに助けてくれる黒人の医者が見つかった。その医者は公民権運動にも参加しており、サウスサイドのクリニックで日常的に中絶を行っていた。クレアはそこに友人の姉を送り込んだ。中絶は成功し、皆大喜びだった。

数カ月後、クレアは中絶を必要としている別の若い女の電話を受けた。今回の電話はミシシッピ州からで、フリーダム・サマーで知り合った人だった。ミシシッピでは殺されることなく中絶を受けられそうなところが見つからなかったので、シカゴのクレアを頼ることにした、と彼女は言った。

クレアがこれら二人の女たちを助ける決心をしたのは、公民権運動がモデルとしていた価値観に基づいていた。その一つは、誰もが選択肢を手に入れられる公正な社会を築くために行動することだった。理想とは未来のいつか達成する目標ではなく、現在、自分が行うすべてのことに当てはまるべきものなのだと彼女は信じていた。公正と平等のビジョンは女にも当てはまる、と彼女は考えた。それ以上に、クレアは心の底から二人の女たちことを気にかけていた。一人は明るい未来が待っている中流階級の白人の女であり、もう一人はすさまじい貧困を切り抜けようと奮闘している黒人の女だった。

それから数カ月のあいだに、クレアは中絶を切望する女たちから三～四本の電話を受けて、がくぜんとした。中絶はごく少数の女だけがごくたまに必要とするものではないのだ、と彼女は徐々に理解していった。一九六五年当時、女同士が中絶などの〝女の〟問題についてオープンに語り合うことはなかった。中絶がどれほど一般的であるかは、医者や警察など、中絶の実態を直接的に知っている人々以外にはまったく知らされていなかったのだから、クレアが助けを求めてくる女たちの数に驚いたのも無理はない。

一九六五年の後半、〈運動〉に参加していた女たちは、〈運動〉の中でも社会一般でも女が二流の地位に置かれている問題を提起しはじめた。クレアはミシシッピから戻って以来、フリーダム・サマーで体験してきたことについて中西部各地の大学を講演して回った。一九六六年には、彼女は社会における女の従属的な役割について語るようになった。その結果、彼女はシカゴの女性問題の窓口として知られていった。もはやクレアは、女性解放は独立した闘いではなく、南部で、都市部や地方の貧困層のあいだで、大学で、そしてベトナムでという具合に、多くの前線で繰り広げられている人間の自由と正義のためのより大きな闘いの中に含まれているのだと信じるようになっていた。

一九六七年秋までに、急進的な女たちは、〈運動〉の中における女の役割を探求しようといくら訴えても、無視されるか、嘲笑と敵意を持って迎えられるかしかないことを思い知り、自分たちだけの運動が必要だと気づかされた。クレアは、ウェストサイド・グループとして知られるシカゴ初の自律的な女性解放グループの創設者の一人になった。数カ月後、彼女はシカゴ大学初のキャンパス女性解放グループとして、ＷＲＡＰ（Women's Radical Action Project 女性のラディカル・アクション・プロジェクト）の立ち上げに尽力した。

一方、一九六五年から一九六八年にかけて、死に物狂いで中絶を求める女たちがクレアに連絡してきた。クレアに電話をかけてくる女たちは月にせいぜい数人だったが、その誰もがおびえていた。クレアは、電話で話すだけでは彼女たちを落ち着かせることはできないと悟った。唯一、彼女が考えついたのは、女たち一人ひとりとじかに顔を合わせて話すことだった。クレアは急進的な考えを持つ割には、きちんと身だしなみを整え、保守的な服装をした若い女だった。彼女は自分の外見が安心感を与えることを願っていた。

クレアは、女たちとの話し合いをカウンセリング・セッションと呼んだ。彼女は試行錯誤を繰り返し、中絶を行う医者に確認しながら、言うべきことを学んでいった。クレアは女たちの一人ひとりに、行われる医療処置の手順や支払い方法、行き先、その後のケアについて説明した。中絶後、クレアは彼女に電話をかけ、無事を確認した。中絶についてどう感じたか、中絶はどのようなものだったかとおのおのの女に尋ね、返ってきた答えを他の女たちと話をする際に役立てた。

クレアは、医者が必要とする基本的な事項しか聞かなかった——それぞれの女の最終月経日と健康状態全般である。なぜ中絶が必要なのかを尋ねたり、親密な関係について詮索したりはしなかった。彼女は自分の第一の役割は、女たちが自分の恐怖に対処できるように助けることだと感じていた。生き延びられるだろうか？ 誰かにバレないか？ また妊娠できるだろうか？ 痛いのだろうか？ といった恐怖に対処できるように。

クレアが会ったどの女も孤立しておびえていたし、罪悪感や自責の念と闘っていた。クレアの援助に感謝の意を表しながらも、謝り、泣く女もしばしばいた。高ぶった感情を和らげるために、彼女は支援的であるのと同時にビジネスライクであろうとした。これは当たり前のことです。こんなことが起こります。少し痛いかもしれません……と。彼女は相手の感情に取り込まれないようにしていた。「社会的、心理的な恐怖や医療への心配に苦しめられているのに、さらに道徳的な責めまで負わされていると感じさせたくなかった。自殺しそうになって来た人もいました。私にとって重要だったのは、彼女たちの気持ちに共感しながら、悲しみや悲劇に圧倒されて私自身が身動きできなくならないようにすることだったんです」

クレアが頼っていた63番通りの医者は、摘発されるのを恐れて中絶をやらなくなることが何度かあった。初めて彼に頼れなくなった時、クレアは斡旋の活動を中断することも考えたが、助けを求める女たちの電話が止まらなかったので、他の医者を探し、どうにか二人見つけ出した。そのうちの一人はしょっちゅう酔っぱらっているといううわさを聞いたので、彼のところには女たちを送り込まなかった。もう一人はシセロ郊外のホテルで仕事をした。

　シセロの医者に電話をかけた時、イタリア語なまりの女が出た。クレアがある友人に新しい協力者のことを話した時に、友人はさりげなくシセロはマフィアの街として知られていると言った。その可能性はクレアの頭にはなかった。いずれにせよ、この選択肢を求めていくなら、もはや安全で道徳的な目的を掲げた〈運動〉から彼女は道を踏み外してしまうことになる。クレアは自分のすることが犯罪者の裏社会につながりうるとは考えてもいなかった。そこで初めて、彼女は自分が犯罪行為の共犯者の役目を果たしていることに気づいた。自分が何に巻き込まれるのか、まったく想像もつかなかった。映画で観たことがあった。これは、マフィアの好意に甘えたらとんでもない見返りを求められるといった状況の一つになってしまうのか？　マフィアは女たちをていねいに扱ってくれるだろうかと、彼女は心配になった。医者は責任を持ってくれるだろうか。道徳心のためでないのなら、この人たちはどうして中絶に関わっているのだろう。

　不安をこらえながら、クレアはダウンタウンのレストランでそのイタリア語なまりの女と会うことにした。友人が彼女を送ってくれた。クレアは震えながら車のドアを開き、友人に向けて「もし私が帰ってこなかったら……」と言いかけたが、気を引き締めて中に入り、奥のブースにいた黒髪の女の前に座った。クレアの口から質問が矢継ぎ早に飛び出した。中絶する人は医者なの？　なぜ中絶をしているの？　何回中絶したことがあるの？　彼女は勇気を振り絞って、その医者がマフィアとつながっているかどうかまで尋ねた。

　もう一方の女は安心させるように答えた。その医者には長年の経験がある。診察する女たちの福祉と健康を一番に思ってくれている。彼女はクレアに、医者といつでも連絡を取れる伝言電話サービス［不在時に代理人に伝言を残せるサービス］の番号を教えた。その女の返事は誠実でうそがないように思えた。クレアの緊張は解けていった。今までいた世界とはかけ離れたところにいるけれど、この人たちなら信用できるかもしれない。

その女はクレアに自分たちの手はずを説明した。市内の公共の場所で女たちを拾い、中絶を行うホテルまで車で運ぶ。終わったら、女たちを拾った場所まで送り届ける。医者の身元を隠すため、施術の最中だけ女たちには目隠しをしてもらう、と。

この新しい医者の元に送り込まれた女たちによって、クレアの確信は強まった。目隠しはされていたものの、彼女たちは常にていねいに扱われていた。何かささいな問題が起きても、医者は責任を持って親切に対応してくれた。さらに多くの女たちを彼のもとに送り込むうちに、クレアはこの医者なら信頼できると思うようになった。

クレアのサウスサイドの医者は五〇〇ドルを請求してきた。満額で一定数を引き受けると、時々、一人無料でしてくれた。新しい医者も同様の割引を申し出てきた。何人か六〇〇ドルで行うと、次の一人分を割引してくれたのだ。クレアは、どの女にも一律に六〇〇ドルを求め、余った分は割引料金でさえも支払えない女のための基金に入れた。クレアは人々に支払いを求めた。払ってもらわなければならなかった。医者に支払わねばならなかったからだ。六〇〇ドルを用意するのは、誰にとっても決して容易なことではなかった。

最初の数年間は、中絶を求めて電話をかけてくる人々の幅の広さにクレアは驚かされた。あらゆる人種の大学生が来たのは予想通りだったが、近隣の黒人の女たちや〈運動〉に関わる人々も来た。一方で、白人の労働者階級の女たちや、公務員の妻や娘も増えていき、その多くはカトリック信者だった。心臓に持病があり、もう一度妊娠したら、すでに弱っている心臓に致命的な負担をかけることになると警告されていた大家族の母親のことは、今も忘れられないという。

クレアは女たちに、本当に中絶が必要なのか、それとも他の選択肢についても考えてみたいのか、と常に尋ねていた。一人だけ答えが不確かな女がいて、クレアはその女には十分な時間をかけて決断するよう励ました。だがほとんどの場合、女たちが一番嫌がったのは時間をかけることだった。本気なのかと確認すると、彼女たちは憮然とした表情で見返してきた。本気かって？　そうでなかったら、どうして見知らぬ人物の手にかかろうとするわけ？　絶望的な状況でなければ、どうして命を危険にさらすわけ？

しばらくして、クレアは妻や娘や恋人を送り込んでくる一群の警官の存在に気づいた。あまりにも警官の家族が電話をかけてくるので、クレアは自分のしていることが違法であることを知りつつも、ある種の安心感を抱くようになった。警官が自分の子どもや妻を送り込んでくるのなら、私を逮捕するつもりはないのだろう。むしろ守ってくれているのかもしれない。それでも、彼女は自分が冒しているリスクについて甘い見通しを持ってはいなかった。イリノイ州の法律では、中絶を受けるのを手助けすることは犯罪行為だったからだ。

もともとクレアには、中絶医の斡旋を行う公式の組織を立ち上げるつもりはなかったが、一九六八年までに、自分一人では処理しきれないほどの依頼を受けるようになっていた。クレアは既婚で、妊娠中で、大学院生で、仕事を持ち、学内外の多くのプロジェクトに関わっていた。しばらくのあいだ、クレアはウェストサイド・グループとＷＲＡＰの女たちに助けを求めていた。

一九六八年の秋になると、クレアが頼っていた女たちは、それぞれ別の方向に進んでいった。幾人かはシカゴを去ろうとしていた。なかにはカウンセラーの役割になじめなかったり、法を犯すことに耐えられなくなったりした人もいたし、女性運動の他のプロジェクトに興味を持つようになった人もいた。彼女の緩やかなネットワークは、この仕事を管理するのに十分ではなかったし、献身的でもなかった。そしてクレア自身も、女にカウンセリングを施すよりも政治的組織を立ち上げる活動のほうに関心があった。この大切な活動を続けたいのであれば、何かしらちゃんとした組織を立ち上げるために思い切った手段を講じなければならないと彼女にはわかっていた。

クレアにとって、一九六八年は政治的な活動《アクティビズム》が爆発的に広まった年のように思えた。ベトナム戦争に反対する運動が社会のあらゆる階層に広がっていた。大学のキャンパスでは、反対運動が抵抗運動に転じていた。無料診療所や無料大学といった代替機関が急増していた。権威やかつては受け入れられていた真実に対して異議申し立てが行われた。これまで抗議活動家だと自認していなかった人々が、デモ行進や座り込みに参加するようになった。革命が間近に迫っていると信じる急進派もいた。アクティビストたちは自分たちが監視されていると疑い、電話が盗聴されていると推測し、警察に情報を垂れ込む者がいないかと心配した。

そうした社会的激変のさなかに、女たちは社会における自分たちの限られた役割に異議を唱えようとグループを立ち上げ始めていた。一九六三年に出版されたベティ・フリーダンの著書『新しい女性の創造』(三浦冨美子訳、大和書房、一九八六年)[『女らしさの神話』*Feminine Mistique* としても知られる]の中で紹介された「名前のない問題」について話し合うために、女たちはグループをつくるようになった。一九六六年、フリーダンと一握りの専門職の女性たちは、改革主義的な女性の権利団体としてNOW(National Organization for Women 全米女性機構)を設立した。ウエストサイド・グループやWRAPのような、より急進的なスタンスの女性解放グループも、多くの都市で形成されていった。

クレアは他の女たちと共に各地を回り、女性解放について話をした。彼女たちの後には女性グループが形成され、「個人的なことは政治的である」ことを解明する活動に取りかかった。こうしたグループは、様々なテーマについて話し合うために集まった。たとえば、女の役割について両親からどのようなメッセージを受けて育ったか?　宗教からはどうか?　思春期についてどんなメッセージを受けたか?　中絶を考えたことはあるか?　ほとんどの女が自分の中に埋もれていた漠然とした思いを初めて口にした。彼女たちは、互いに似たようなメッセージを内面化していたことを発見して驚いた。女たちの体験は、広がり続ける輪の中で繰り返し語られた。中絶は当然のことのように話題に出た。このような話し合いを通じて、生殖をコントロールしなければ、他の自由が制限されてしまうことに女たちの目は開かれていった。

女たちは、それぞれが個別に直面していた問題が、自分たち全員に共通するパターンに当てはまることを理解しはじめていた。女は一つの階級であり、そう捉えることで、共通の関心事に対処するグループを結成できるようになった。彼女たちの完全な社会参加を阻んできたこれまで見えていなかった障壁に気づき、自分たちを邪魔しているものに名前をつけて分析してしまえば、後は自分たちで解決策を生み出せると感じられたのは自然なことだった。女性解放のワークショップでは、中絶やデイケアなど具体的なテーマの書かれた黄色いリーガルパッドが回覧され、女たちは自分の関心のあるテーマを扱うグループを選んで登録した。

今や熟練したオーガナイザーになっていたクレアは、集会のたびにメモを取り、そこで飛び出したアイデアを記録し、誰が何を言ったかをリストアップした。彼女は、現在進行中の社会変革がきわめて重要だと信じていたので、メモを元にフォローアップを行い、似たような関心事や視点を持つ人々をつないでいった。グループへの登録シートに書いてくれた人々や、〈変革にコミットする有権者〉の集会におけるジェニーのように、クレアが話をした後に近づいてくる人々で、中絶斡旋の仕事を続けるためのグループを形成することをクレアは試みたのだ。

＊1　本書における〈運動〉とは、一九六〇年代の左派社会運動、すなわち公民権運動、反戦運動、学生運動への関与を示す言葉として使われている。

クレアがきちんとした組織が必要だと認めるやいなや、すぐにグループは形成された。クレアはジェニーと話をした時より数カ月も前から、中絶問題に関心を示した女たちのリストを作成していたので、彼女たちをミーティングに招いた。そのうちのひとりがロレインだった。

ロレインは、反戦デモやユージン・マッカーシー［反戦を唱えた民主党の大統領候補］の選挙キャンペーンに協力したことはあったけれども、政治的なアクティビストだとは自認していなかった。ロレインはシカゴ大学の事務員で、夫は博士号の取得を目指していた。彼女は最近、自分のような底辺の女たちが大学を支えていることに目覚め、もっと知りたいと思って女性問題のワークショップに参加して、クレアの中絶リストにも名前を書いていた。

一九六八年の秋、初めて参加する中絶のミーティングのためにクレアのアパートメントを訪れたロレインは、何が起こるのかまったく理解していなかった。クレアのリビングルームは満員だった。女たちは、てんでにソファや椅子に座ったり、床にあぐらをかいたりしていた。

クレアは過去数年間に自分のしてきたことを説明した。そして、自分の仕事を引き継ぎ、それを土台にして、よりよく運営できるグループを立ち上げたいと言った。イリノイ州では、中絶できるところを探している人を助けるのは違法だったので、これに関わる人は法を犯すことになる。それがこの仕事の現実的な一側面だと彼女は説明した。政治的な側面としては、女同士を連帯させる役目を果たす。この〈サービス〉は、単に中絶を提供するだけでなく、女たちの意識を高揚するために使われるべきなのだ。

いくつか質問の声が挙がり、ロレインは法を犯すことを快く思っていない女たちがいることを感じ取った。六年前に違法の中絶を経験していた彼女自身は、そのことは気にならなかった。しかし、数週間後に開かれた次の集会に、一〇人程度の女しか集まらなかったことにもロレインは驚かなかった。

二度目のミーティングで、クレアは自分の行ってきたことをより詳しく説明した。彼女の説明によれば、中絶を必要とする女たちから自宅に電話がかかってきたのだという。電話に出て、相手の声が途切れた瞬間に、彼女にはその電話の目的がわかった。クレアはその場に集まった女たちに、彼女自身で医者たちのことを調べ上げ、少しでも合わないと思ったら、候補から外したと話した。たとえばある医者は、診察台のあぶみの代わりに女の脚をベッドに縛り付けていたので却下した。

その秋から初冬にかけて、グループは散発的に集まった。ロレインにとって、そうした初期のミーティングは、彼女と夫のスタンが出席していた他の政治的な集会とのあいだに紛れ込んでいた。「私たちはしょっちゅう集会に行っていたような気がする。オレオを何箱も買って、ポットで何杯分ものコーヒーや紅茶を飲んだものです」

クレアは、細身で茶色い髪のロレインを不思議に思っていた。彼女は中流階級の主婦のようで、クレアが普段学生の集まりや〈運動〉で出会うような人々とは違っていた。クレアにとって、それは女性解放運動が学生運動よりも幅広いものであることの印だった。ロレインのように背景の異なる人々も引き寄せられてきたのだ。彼女たちを結びつけていたのは共通の文化ではなく、むしろ共通の関心事と活動だった。

ロレインが入ってから数カ月後にミーティングに参加するようになったジェニーは、もはや中絶を医学的な問題ではなく政治的な問題として捉えていた。ジェニーの目には、クレアがこのグループを――自分ほどではないにしてもそれと相いれる程度の――政治的な分析にしっかり根ざした形で組織しようと決意しているように見えた。クレアは何度も何度も、中絶の政治学について議論した。なぜ女には中絶が必要なのか、生殖能力をコントロールできないということは女にとって何を意味するのか、そうした状況は女に対する社会の態度について何を示唆しているのかと。しかし、ジェニーは、必要なことはすでに十分理解しているつもりだったので、仕事に取りかかりたくてうずうずしていた。彼女は、本題に入ってほしいと何度もクレアに詰め寄った。どこの医者に頼んだのか、どうやって連絡を取れるのか、と。

他の新メンバーは、誰もジェニーのようにせっかちではなかった。その一人がカレンで、彼女もまた〈変革にコミットする有権者〉の集会を通じて〈ジェーン〉に加わった。彼女は何年間も無所属の候補者のためにボランティアをしてきたが、他の多くの人々と同じように、その年の八月、民主党全国大会で起きたデモ隊に対する警察の暴力的な対応と、［ジョンソン大統領と同じくベトナム戦争支持派の］ヒューバート・ハンフリーが［大統領候補に］指名されたことで、社会変革の手段としての選挙を通じた政治運動に幻滅していた。「私たちは皆先鋭化し、欲求不満で、惨めだった」と彼女は回想する。「だから、何でもやってやろうという気持ちになっていた」

カレンは最近、［物議をかもす話題を好んで取り上げる］ディビッド・サスキンドのトークショーに出ていた急進派フェミニストのグループをテレビで観た。女は独立した人間性を否定され、誰それの娘、誰それの妻というように、男との関係性でしか価値を認められてこなかったと、彼女たちは論じた。そのうち何人かは、フェミニストの抗議手段の一つとして、女を男の所有物にしてしまう家父長制から自分を切り離すためにXという姓を名乗っていた。カレン自身も、結婚以来、自分自身のアイデンティティーが夫の陰に隠れてしまうように感じていた。夫の名字で呼ばれ、郵便物の宛名がミセス＊＊＊になっていくことに違和感を覚えてきたのだが、テレビで彼女たちの話を聞くまでは、その感情に名前をつけられずにいた。彼女たちの話を聞いたとたんに、カレンはフェミニストとして生まれ変わった。

〈変革にコミットする有権者〉の集会の後、クレアはカレンに対して、自分の政治活動の経験から、女の問題に取り組むには独立した女のグループが必要だと思うようになったことを説明した。大学街のハイドパークで初めてフェミニストと名乗った女たちの一人であるクレアは、女に関するあらゆることを手がける非公式ネットワークとして機能しており、その一つが中絶医への斡旋だった。最近は中絶の問い合わせがクレア一人では手に負えないほど増えていた。クレアはカレンに対して、中絶医の斡旋は女のグループが取り組むべき重要なプロジェクトだと思っているけど、今は助けが必要で、一番助かることの一つは中絶を受ける女たちのために資金を集めることだと語った。

カレンはそれまでの人生で中絶と関係したことはまったくなかった。それどころか、過去一年間、彼女は妊娠しようと必死だったし、不妊治療まで始めていた。彼女は何度も医療処置を受けに行き、自分がそんなふうになるとは思ってもいなかったほどいら立ちを募らせていた。自分が「絶対的な被害者であるように」彼女は感じていた。「自分のからだに起こっていることなのに、何一つ自分でコントロールできなかった。私は医療に対してむちゃくちゃ腹が立っていたし、生殖にまつわるすべての問題に怒りまくっていた。その怒りが火種となって、妊娠したくないという正反対の立場の人たちに同調してしまったわけです。私が必要としていたのと同様に、彼女たちも自分のからだをコントロールできるべきだと思ったのです」

そういうわけで、彼女は中絶問題に個人的かつ感情的に結びついたのだが、このプロジェクトがさらに魅力的に見えたのはもう一つの理由があった。民主党全国大会後の選挙で起きたことへの幻滅から、彼女は今、社会を実質的に変革するには、大勢の人々が政治行動を起こすしかないと感じていた。クレアのプロジェクトは大勢の女たちをアクティビストに変える可能性があり、まさしくそれは彼女がやりたいと思っていたことだった。

クレアの提案で、カレンは中絶するお金のない女たちに貸し出すための資金集めに取りかかった。カレンは、クレアのアイデアを拡張して、中絶貸付基金を立ち上げることを決意した。選挙の時の政治活動や地域社会とのつながりを通じて、彼女は重要な大義のために寄付してくれる金持ちの女たちを知っていた。そうした女たちにカレンは電話をかけ、中絶のための資金援助を頼み込んだ。カレンにとって、「私たちができる最も差し迫っていて、必要で、簡単な仕事のように思えたのです。寄付できるお金を持っている女たちと、中絶費用を必要としている女たちを結びつければよかったのだから」

カレンが資金集めに奔走しているあいだ、ジェニーは講義ざんまいのミーティングにますますいら立ちを募らせていった。クレアは厳格なイデオロギーの導師であると認めてはいたものの、その理路整然としたトレーニングに窮屈さを感じていた。

ジェニーはいつも活動の現場に巻き込まれたとたんに、すぐさま自分を切り離してきた。彼女は以前、民主党全国大会で暴動を扇動したとして共謀罪で起訴されたシカゴ八人組の弁護資金を集める活動に専念していた。「でも、この共謀罪裁判の周辺では、男性支配の感覚があまりに強くて……」とジェニーは回想する。「何度も何度も地面に突き飛ばされたような気分だった。もう耐えられないと思った。厳密に、完璧に、全面的に女の問題に取り組みたいと思った。ご立派な政治的課題でなくても、労働者階級のためでなくてもいい。女による、女のための、女に関する、女だからこその、女の意志による政治活動をしたいと思うようになったのです」

ジェニーは、はやる気持ち抑え込もうと決意して、クレアの中絶グループに戻った。彼女がいなかったあいだに、何人か新人が加わっていた。そのうちの一人が、ジェニーが見たこともないほどだらしない格好をしたミリアムだった。

ミリアムは、女性解放運動の中心地になっていたハイドパークのある家で、クレアのグループの話を聞いた。その家は、意識高揚《コンシャスネス・レイジング》［略CRは、一九六〇年代の米国女性解放運動で盛んに行われた小グループの活動で、参加者は経験を語り合うことで互いに共通する性差別に関する問題意識を高めていった］グループやワークグループのミーティングに使われていた。女の新聞やデイケアセンターなど、様々なプロジェクトを立ち上げるための申込用紙が置いてあった。ミリアムは、中絶カウンセリングに関心のある人が登録するためのリストに自分の名前を書いた。彼女は幼い子どもを二人育てている専業主婦だったが、ソーシャルワークの修士号を取得していたので、ソーシャルワーカーとしての訓練を受けたのだから女たちのカウンセリングくらいできるはずだし、自分はそうやって女性運動に参加すればよいのだと考えていた。

「人は自分の周りの世界に責任があるものだとずっと信じてきたし、自分の役割を果たしたいと思っていた」とミリアムは言う。大学時代、彼女はソール・アリンスキーの『急進主義者のための啓示』*Reveille for Radicals*（日本語版は未刊）［アメリカン・ドリームは普通の人々の社会活動によってのみ達成されると一世代の社会改革者たちを鼓舞した］を読み、責任感を実践に移すには二つの方法があることを知った。一つは政治的オーガナイザーになって世界を変える人々になることで、もう一つは変わらない世界のために傷ついている人たちの面倒をみる人々、つまり応急処置の傷ばんそうこうのような仕事をする人々になることだ。彼女が意識的に後者に決めたのは子どもがほしかったためであり、オーガナイザーであるのと同時に子育てをしようとするのでは、時間が足りなく、どちらもうまくいかなくなるとしか思えなかったからだ。

ミリアムは平和運動の組織で働いてきた。平和運動のグループが市民的不服従行為［自らの良心に基づいて従うことができないと感じる法律や命令について、信念をもって服従しない態度や行為で違法行為も含む］を伴うベトナム戦争反対のデモを計画しはじめて、自分は逮捕されたくないと自覚した時、ミリアムはこう考えた。一線を越えてもいいと覚悟を決められないのは、本気ではないからだ。他に何かもっと本気で打ち込めることがあるはずだ。「私は自分の居場所を探していた」とミリアムは回想する。「女性運動が始まるのを待っていたようなものだった。自分の人生をかけて参加できるものがきっとあるはずだと」

ミリアムは、クレアのグループの初期のトレーニングで語られたことの力強さを覚えている。女たちはそれぞれの経験を通じて、たとえ避妊具が簡単に手に入っても、時には失敗することもあると重々承知していた。女が中絶を必要とする経済的、感情的、社会的、医学的、個人的な事情など様々な理由について、彼女たちは話し合った。彼女たち自身が様々であったように、語られる事情も多岐にわたっていた。自分の抱えている様々な事情を天秤にかけてどうすべきかを決めることは、妊娠している当人以外にできるわけがない。

メンバーたちは、女に対する社会的束縛についても思いをめぐらせた――女は男をひきつける能力を評価され、セクシーであることを奨励されているのに、性的になったとたんに非難された。女たちは自分たちで作り上げたわけでもない二つの対極――聖母か娼婦か――に縛られていた。女には性的存在になる権利、性的快楽を得る権利があった。彼女たちは抑圧的な定義から自らを解放しなければならなかった。女には自分の人生をコントロールする必要があり、自分のからだをコントロールすることなしに、自分の人生をコントロールすることはできなかった。基本的な生物学的機能である生殖能力をコントロールする権利を持っていない女に、自分の人生のあらゆる側面をどれだけコントロールできるものだろうか？　妊娠し、子どもを産み、育てるのは女だったが、男たち――夫、父親、聖職者、議員、医者――には女を裁き、罰する権限《パワー》が与えられていた。女たちが抑圧されていたのは、自分の人生をコントロールする力《パワー》を奪われてきたからだ。女たちは自らの解放を確実にするために、そのコントロールを取り戻さなければならなかった。

クレアのグループは中絶を推奨するつもりはなかった。他に選択肢がない女たちを助けようとしただけだ。中絶は最後の手段だった。中絶するしかないと気づいた女は窮地に追い込まれた。非情な病院の理事会に泣きつき、懇願するしかなくても、彼女の願いはたいてい拒否され、不確かな裏社会の中絶医に頼るしかなくなった。違法の中絶医は法外な料金を請求し、見返りに性的サービスを要求し、女たちを辱め、傷つけ、殺してしまうこともあった。子どもを産みたくない女が、経済的、肉体的、精神的に搾取され、命を危険にさらすことまで強要されることになるなんて言語道断だった。

貧しい女にとって、つまり医療や避妊具を利用できる可能性が誰よりも低く、有能な中絶医が請求する高額な料金を支払う余裕のない女たちにとって、現状がいかに過酷なものであるかとグループのメンバーたちは話し合った。社会は母性を尊んでいるはずなのに、デイケアやフレックスタイム制など、働く母親が家族を養えるようにするための支援はさっぱり提供してくれなかった。社会は懲罰的な福祉制度しか提供せず、支援を必要とする女を見下し、妊娠したことを非難し、不道徳のレッテルを貼りつけてきた。

中絶が殺人かどうかについては、殺人は人間に適用される法律用語であり、胎児は人間ではないと彼女たちはみなした。生きている女と同じかそれ以上の価値を胎児に与えることは、あたかも女の価値は産み出した子どもにしかないのだと言わんばかりで、女の価値がいかに低く見積もられているかの証拠だった。子どもを産むか中絶を求めるかという道徳的な決断は、妊娠している当人に委ねられるべきだ。それは彼女の身体であり、彼女の人生なのだから。一人の人間として、彼女は道徳的な決断を下す権限《パワー》を有しているべきだ。その結果を背負っていくのは、彼女自身なのだから。

クレアは中絶のあらゆる側面について議論をリードし、できるだけ多くの観点から中絶を理解し、説得力のある話ができるようにした。一方、ジェニーは、クレアが重要な情報を、つまり彼女が利用している医者の名前や連絡先を秘匿しているように感じていた。「私たちは政治的な洗脳を受けていたようなものだ」とジェニーは振り返る。「クレアは経済問題やフェミニズムの問題を取り上げたがった。自分が結成しようとしているこのグループに、中絶に対する彼女の政治的見解を刻印しておくことは、彼女にとって重要なことだったのでしょう」

グループの女たちは、人口問題や医学的問題としてではなく、厳密に女性解放という観点から中絶について語るにはどうすればよいかを議論した。女性解放の条件として、女が自分のからだをコントロールできるようにすることは、この運動の中心的な教義であった。しかし、一九六〇年代の初めに、女の権利としての中絶についてすでに語り始めていた人々がいた。カリフォルニアの中絶活動家パット・マギニス［アメリカで最初の中絶アクティビストとされる］は、一九六五年に人道的中絶協会を組織し、「女のからだは女自身のものであり、女には自らのからだに対する権利がある」と主張した。雇用や教育における差別と闘うためにNOW（全米女性機構）も設立された。一九六七年の第二回全国大会で、NOWは「女性のための権利章典」を起草し、その中に、避妊と中絶を制限する法律の撤廃を通じた自らの生殖生活《リプロダクティブ・ライフ》をコントロールする女性の権利を盛り込んだ。中絶禁止法の撤廃を明記したことで、組織内にあつれきが生じた。NOWのメンバー中には、中絶を女性の権利の問題だとすることを疑問視する人々もいれば、中絶の権利は支持していても、そのような物議をかもす過激な立場を取ることで、NOWのイメージが損なわれ、潜在的な支持者を遠ざけることになりはしないかと心配する人々もいた。

医者や弁護士を中心とする数多くの専門家たちは、女性解放運動が興隆する数年前から中絶法の自由化に取り組んでいた。個人的に中絶を女性の権利として認めていたかどうかは別にして、彼らは信頼を得るために、州議会や法廷において医者の医学的判断を行使する権利に基づいた議論を展開していた。

母体の命を救うために必要な中絶のみに限定していた法律を改正する必要性は、一〇年前の二つの出来事によって世に知られるようになっていた。一九六二年、アリゾナのシェリー・フィンクバインは、妊娠初期にサリドマイドを服用することで深刻な奇形が生ずるという記事を読み、中絶を受けようとした。まさに彼女は妊娠初期にサリドマイドを服用していたためだった。病院当局は、当初、施術に同意していたが、この件が公になると摘発を恐れて手を引いた。フィンクバインは合法的な中絶を受けるためにスウェーデンに飛ばざるを得なくなった。二つ目の出来事は、六〇年代半ばに流行した風疹だった。妊娠初期の母親に感染した風疹は、生まれた子どもに重篤な先天性欠損症を引き起こすことが知られていたが、そうした女の中絶は制限的な現行法の対象外だった。この二つの出来事がきっかけとなり、全国的なメディアでは、法規制のためにこうむる苦しみを強調する記事が相次いだ。中絶は女の権利の問題ではなく、医学的な問題とみなされた。このシナリオでは、女は自分のからだをコントロールする権利を行使して自分の人生を決定する能動的な存在ではなく、サリドマイドという薬物や風疹という病気の受動的な犠牲者だとされた。

一九六九年までに、アメリカ国内の一〇州が中絶に関する法律を改正した。これらの州は、一九五九年にＡＬＩ（American Law Institute アメリカ法律協会）が起草したモデル刑法にならって新法を制定した。ＡＬＩの法典は、妊娠を継続することで母体の身体的または精神的健康が著しく損なわれると二名の医者が合意した場合、胎児に深刻な障がいがある場合、または妊娠がレイプや近親姦の結果である場合について、「治療的」中絶を認めていた。だがこの方式は、女を再び受動的な役割に追いやることになった。女が中絶に値するかどうかを決定するのは、医者だったためである。一九六七年にコロラド州、ノースカロライナ州、カリフォルニア州で行われた最も早い法改正は、改革者たちにとっては大きな突破口のようにも思われたが、これらの州の新法の規制下では、中絶を希望する女たちのうち五％未満しか中絶を認められないことがわかっていた。健康や精神的健康の状態という言葉の曖昧さのために、医者や病院の裁量でいかようにも解釈できたためである。コロラド州では、解禁後の一年間に、中絶を許可する最終決定権を持つ病院委員会によって承認されたのはわずか二八九件だった。一九六九年、この改革案を提出したコロラド州のリチャード・ラム議員は、「我々は残酷で時代遅れの法律を、別の同様の法律に置き換えただけだ」とコメントした。真の改革者たちは中絶法を全廃すべしという立場に移行していった。

一九六九年二月、ジェニーとカレンがクレアとつながったのと時を同じくして、中絶法に関する第一回全国会議がシカゴで開かれ、三五〇人が集まった。この会議は、中絶権利運動の第一人者であるローレンス・レイダーと、ICMCA（イリノイ中絶医療管理市民団体）を設立したロニー・マイヤーズ医師の共催だった。この会議の目的は、人々を改革から廃止へと揺り動かし、全国的な組織NARAL（中絶法廃止全国協会）を創設することだった。

ベティ・フリーダンも会議に出席した。レイダーと他の数人は、新組織の憲章の前文を起草し、会議の最終日に発表した。『それが私の人生を変えた：女性運動に関する著作集』*It Changed My Life: Writings on the Women's Movement*（一九七六年、日本語版は未刊）の中でフリーダンが回想しているように、その前文は医者の権利には触れていたが、女性の権利については何も述べていなかった。彼女は、「女性が自らの身体と生殖過程をコントロールする権利を、不可侵の、人間の、市民的権利として主張する……」と付け加えることを提案した。フリーダンは自著の中で、「中絶改革の主導者たちや家族計画連盟系の人々は、これに唖然としていた」と回想している。彼らはマイクを奪って「中絶はフェミニストの問題ではない」「我々はフェミニズムとは無関係だ」「女性の権利と中絶に何の関係があるのか」と抗議した。こうした反対を押し切って、フリーダンの提案は承認された。

ジェニーはNARALの設立会議のことを知っていたが、出席しないことにした。彼女は、会議の焦点があまりに保守的で、医者の権利や人口問題に集中しすぎていると思っていた。「政治的に私たちとはあまりにもかけ離れていて、別世界のようだった」と彼女は感じていた。「彼らはじりじりと前進することに満足していて、私たちはただちに実現することを望んでいた。それでも、NARALが設立されたのは素晴らしいことだった」

不気味な優生学的傾向を持つ人口抑制グループも、改革を求めるロビー活動に加わった。彼らは、貧困者のあいだで世界的な人口爆発が起こる危険性を訴えた。そうした考え方の元では、医学的モデルと同様に、女たちはまたしても中絶議論の主体ではなく客体にされた。彼らの議論は、女にとって何が最善かを専門家が決定する力を支持していたため、中絶は女性解放のツールであるというよりも、むしろ女に対する潜在的な武器として使われかねなかった。人口抑制グループは、第三世界のアクティビストや有色人種のコミュニティーから大量虐殺的だと攻撃された。避妊ピルの最初の大規模な試験は、プエルトリコとハイチの貧しい女たちを対象に行われた。病院委員会が許可した有色人種の女の中絶数は白人よりもはるかに少なかった一方で、プエルトリコやアメリカの有色人種の女に対する不妊手術の乱用がメディアで表面化しつつあった。実際、ジェニーが卵管結紮を懇願していた時、彼女は急進的な医療系コミュニティーの知人から、市内の公立病院では貧しい女たちに対して同意なしに不妊手術が行われていると聞いていた。ジェニーたちの女性解放中絶グループは、経済的地位や人種に関係なく、個々の女に自分の人生をコントロールする権利があるという観点から、中絶という枠組みを再構築しなければならなかった。

彼女たちは何時間もかけて、自分たちの活動の基本方針を検討した。中絶で重篤な合併症の起きた場合など、医療上の緊急事態にどう対処するのか？　もし誰かが死んでしまったら？　頼みにしていた医者やメンバーの一人が逮捕されたらどうするか？　警察の捜査にどう対処するか？　クレアは、警察の手入れがあっても犯罪につながるようなものが何も見つからないよう、最低限の記録しか残さないようにと注意した。セキュリティー上の理由から、彼女たちは中絶を行う医者との連絡と、女への連絡という二つの主要な機能を別々の人に担当させることにした。まず、グループのメンバーの一人が個々の女と話し、グループ内のカウンセラーの一人につなぐ。医者への連絡と中絶の手配は別の誰かが担当する。各カウンセラーは自分がカウンセリングした女のフォローアップも行う。クレアは数人の医者の名前を知っていたが、メンバーたちにはそのリストをもっと充実させなければならないことがわかっていた。どうやって新しい医者を見つけるのか？　中絶を必要とする女たちはどうやってグループを見つけてくるのか？　彼女たちは街角でチラシを配ろうかと冗談を言い合った。[*1]　思いつく限りの論理的な疑問点を洗い出してみたが、実践を通じて答えを見つけていくしかないことはわかっていた。

クレアが中絶について知っていることは、すべて63番通りの医者から学んだものだった。活動を拡大するためには、もっと情報が必要だった。図書館で中絶について調べようとしてみたが、中絶に関するものがほとんどないばかりか、女のからだや女の健康について一般人向けに書かれたものもほとんどないことがわかった。ジェニーのホジキン病、カレンの不妊治療など、それぞれが自分のからだについて知っていることは、個人的な医療上の問題を通じて知ったことだけだった。ようやく見つけたスウェーデンにおける合法的な中絶に関する研究によれば、基本的な処置はかなり簡単で、有能な医者が行えば合併症はほとんどないことがわかった。

アメリカの大多数の州で母親の命を救う以外の中絶は違法であったので、[*2]　たいていの医者は中絶についてほぼ無知だった。アメリカの専門誌に書いてある内容は、経験不足や著者の偏見に影響されている可能性が高いため、情報の正確さを彼女たちは疑った。必要な情報は他の、おそらく非公式の情報源から得る必要があり、その情報源の一つは中絶を経験した女たち自身になるだろうと彼女たちは気がついた。

メンバーたちは春までミーティングを続けたが、クレアの指示によって、今では哲学的な議論をするのではなく、カウンセリングのテクニックを練習したり、カウンセリングのセッションに同席したりするようになっていた。クレアや彼女と一緒に働いてきた数人の女たちから、新しいメンバーたちは中絶方法の説明の仕方や、女たちが尋ねてきそうな質問への答え方を学んだ。メンバーたちは、カウンセリング・セッションで女たちが表明してくる羞恥心や自責の念といった様々な感情に対処する方法について話し合った。クレアは、医学的な情報を与えると共に、政治的な側面も解説して、女たちがおのおの抱いている個人的な苦悩は、より大きな社会経済学的、人種差別的、性的な闘争の一部であることを、女たちのそれぞれに理解してもらいたいと願っていた。

何カ月にもわたる準備期間中、ジェニーはずっと、もう十分だからさっさと医者の名前と連絡先を教えてよ、と思い続けていた。「無力感しかなかった」と、ジェニーは当時と変わらないいら立ちを込めて語る。「私たちは中絶できる医者の名前さえ知らなかった。厳格なイデオロギーの導師に学ぶことばかり強制されて、電話番号を教えてくれることはお預けにされた」。春の終わり、彼女たちは自分たちのグループの名前を「女性解放の中絶カウンセリング・サービス」(the Abortion Counseling Service of Women's Liberation)とすることにした。だが、もっとシンプルなコードネームも必要だった。仕事の詳細についてあれこれ心配していた時に、ジェニーが「まるで私たちはモンスターでも作っているみたい」と言った。ロレインが応じた。「それなら、私はモンスターにかわいい名前をつけたいな。フラッフィーとかジェーンとか」[*3]。〈ジェーン〉はいい選択だった。グループには〈ジェーン〉という名前の人はいなかったし、〈ジェーン〉はどこにでもいるような女の名前だった——ただのジェーン、ジェーン・ドー〔裁判等で用いる女性の仮名〕、ディックとジェーン〔一九五〇年代〜六〇年代頃の子ども向け読み物シリーズのタイトル〕。〈ジェーン〉というコードネームは、連絡を取る相手のプライバシーを守りつつ、彼女たちの身元を守ることになる。女たちに電話をかけたり、メッセージを残したりする時は、常に〈ジェーン〉からの電話だと言えた。その電話の用件は他の誰にもわからない。また、名前で呼べる相手がいることで、女たちはより安心することだろう。

トレーニングの締めくくりに、クレアはアウトリーチや教育のために使うパンフレットを作らせた。ジェニーはそれを自分たちの最終試験だと思っていた。「中絶——女の決断、女の権利」と題したパンフレットは、こんな問いかけから始まる。中絶カウンセリング・サービスとは何ですか？

　私たちは社会における女性解放を究極の目的とする女たちです。その目的に向けて私たちが取り組んでいる重要な方法の一つは、中絶を望む女が現状のなかで可能な限り安全かつ安価に中絶を受けられるように支援することです……。

中絶貸付基金について少し触れ、中絶とその後の経過を説明した後、パンフレットはこう続く。

　……現行の中絶法は、私たちの社会における、時にささいな、しかし、しばしば露骨な女に対する抑圧の象徴です……ある時点において子どもを産み育てるのに十分な——経済的、肉体的、精神的な——余裕があるかどうかを判断できるのは妊娠している当人だけです。

子どもを産まないという女の決断を否定している社会が、一方では子どもを産む女に人道的な選択肢を提供することを拒んでいます……。

それと同じ社会が、基本的に女は母性役割に充足感を見いだすべきであり、また実際に充足を見いだしていると主張しながら、一方で未婚の母や父親のいない子どもを非難しています。

それと同じ社会が、女を性の対象として美化し、男を喜ばせ満足させるよう幼少期から教え込んでいる一方で、特にその女が無学であったり、貧しかったり、黒人であったりする場合には、妊娠や出産を「不道徳な」性行為や不注意な性行為に対する罰とみなしています。

女自身の解放をもたらせるのは女だけです。今こそ女たちで団結し……姉妹を助け……国家に人権としての中絶を無料で提供することを求める時なのです……。

現在、人口抑制や合法的中絶、選択的不妊手術を求める多くの団体がロビー活動を行っています。その中には、一定の人々の――たとえば貧しい人々や黒人たちの――人口をコントロールし、出生を阻止しようとする団体もあります。私たちはそうした活動や、いかなる形の大量虐殺にも反対します。私たちは、すべての女が、望む時に、望むだけの子どもを持つことを支持しています。

今こそ権利章典（the Bill of Rights）が女たちに適用される時が来たのです……。

冬から春にかけて、ミーティングの出席者は五人から一五人のあいだで増減した。カウンセリングと斡旋という実際の仕事を開始する準備が整った晩春には、グループは一握りの献身的な女たちに絞り込まれていた。

数カ月にわたるミーティングによって、中核となるグループのメンバーたちは互いを理解し合い、連帯感が生まれていた。準備は万端だった。カレンはグループの高揚感を覚えている。「これは私たちの任務だ。

男たちのものでも、子どもたちの学校のものでもなく、私たちの任務だった。私たちは初めて、自分自身のものだと言えるものを手にし、それはわくわくする経験だった」

残された課題は、仕事の分担だった。ロレインが電話連絡を担当した。さしずめ彼女が〈ジェーン〉だということになる。パンフレットには彼女の自宅の電話番号が載せられた。カレンは基金に寄付できるような裕福な女たちに連絡を取り続けた。ジェニーとミリアムは、中絶医と直接やりとりする連絡係に志願した。グループはとても小さかったので、メンバー全員が他の職務に加えて、女たちのカウンセリングも担当することにした。しばらくのあいだ、彼女たちは自分たちのしていることを口コミと草の根で広めるだけにとどめ、街中の他の女性解放グループにパンフレットを渡して自分たちのメッセージと電話番号を知らせることにした。クレアはジェニーとミリアムに医者たちの連絡先と電話番号を手渡すと、グループから去っていった。

クレアの記憶では、それは驚くべきグループだった。彼女は、この問題に真剣に取り組み、どうにかしようとしているメンバーたちと一緒にいるのが大好きだった。メンバーたちは明晰な思考を持ち、目的志向的で、クレアが学生運動や左派の政治運動でうんざりしていたような内輪もめはほとんどなかった。彼女たちはまともで、お互いに、また、これから支援していく女たちに対しても、思いやりがあった。「あの女たちのグループは、闘いのため、直面しなければならないことのためにああなったのか、それとも私たちがああだったからひかれ合ったのかはわからないけれど」とクレアはつぶやく。「ジェニーはとても繊細で洞察力に富み、率直で、真実を語る人だった。彼女と一緒に仕事をすることで、誰もが触発され、彼女に引っ張られていった。ロレインとカレンは有能で理路整然としていたし、ミリアムは私たちの中で最年長で、世の中での経験も豊富で、グループに一種の母性本能のようなものをもたらしてくれた。気取ったり、だましたりするような人は誰もいなかった」

＊1　シカゴの女たちの誰も知らなかったが、サンフランシスコの女たち――パット・マギニス、ロウィーナ・ガードナー、ラナ・フェルプスの三人組――は、街角で斡旋先を書いたチラシを配っていた。

＊2　人工妊娠中絶法が施行された数少ない州では、中絶が許可される状況はまだかなり限られており、その結果、実施された件数も非常に少なかった。

＊3　四人のオリジナル・メンバーは〈ジェーン〉という名前を選んだと記憶しているが、クレアはグループが結成される前の数年間、〈ジェーン〉をコードネームとして使っていたと回想している。

ロレインが夫のスタンに何をするつもりか打ち明けた時、彼は唖然としていた。自分に相談もせずに急に妻がそんなバカなことをするようになるとは、スタンには信じられなかった。妻に法を犯させるわけにはいかなかった。彼は博士号を取得しなければならなかったし、その先には将来のキャリアが待っていた。ロレインのほうは彼の反応に別に驚きはしなかった。彼女の友人たちは、結婚生活における厳格な役割分担についてよく不満をもらしていた。夫たちは、ベビーカーを押したり、おむつを替えたりするのをひどく嫌がった。妻は家庭を管理し、子どもたちの世話をするのが仕事であって、とりわけ夫の許可も得ないで、好き勝手におかしなことをするものではないと思われていた。しかし、ロレインの脳裏には、スタンの許可を受けるという考えは一度も浮かんだことがなかった。

自分の態度がロレインに何の効果もないことがわかると、彼は警告した。「牢屋に行くはめになるぞ。重罪なんだから」

ロレインは自分が逮捕されるとは思ってもいなかった。法を犯すことはわかっていたが、罰せられるとは思わなかった。スタンにそんな懸念を示されても、ロレインは、その橋はその時渡ろうと、ただ決意を固めるばかりだった。「正しくやって、うまくやって、『地域社会にサービスを提供』していたら、私たちは放っておかれるだろう」と彼女は思っていた。

うわさ話や新聞や雑誌の記事[*1]から、シカゴには、そしておそらくどの大都市にも、何も問題を起こさなければ大目にみられている中絶医が少なくとも数人はいることをグループは突き止めていた。失敗率が上がった中絶医は、営業停止になった。ロレインは言う。「私たちは、失敗率が上がらないように気をつけようと考えたのです」

女たちが身体的にも心理的にも健康な状態で中絶を終えてくることを第一に考えているメンバーたちにとって、逮捕されることは比較的小さな心配事だった。彼女たちは法を破ることの意味について話し合ったが、法を破ることの道徳性は気にしていなかった。「女を軽んじる法律を、なぜ尊重しなければならないの？」とジェニーは言った。ホロコーストの影響を受けて育った若いユダヤ人であるミリアムとカレンは、ニュルンベルク裁判［第二次世界大戦時のナチス・ドイツによるユダヤ人虐殺などの戦争犯罪者に対する国際軍事裁判］で学んだ教訓の観点からこの問題を見ていた。つまり、不道徳な法律に従うことに正当性はない。彼女たちは、他者が苦しんでいるのに何もせず傍観していた「善良なドイツ人」になるつもりはなかった。

中絶カウンセリング・サービスの訓練が終わり、体制が整ったので、クレアは電話をかけてくる人に〈ジェーン〉の番号を紹介しはじめた。すぐにロレインの電話が鳴り響きはじめた。ロレインが応答すると、相手は戸惑いながら、やがておずおずと「ジェーンはいますか？」と尋ねた。ロレインが「ジェーンです」と答えると、安堵のため息が聞こえてきそうだった。そこで尋ねる。「何かお困りですか？」基本は、電話をかけてきた人に何を求めているのかを語らせることだった。ルールその一は、誰にもこちらから中絶を勧めないことだった。中絶を勧めるつもりはなかった。この〈サービス〉は中絶できるところを見つけようと決意した女たちのためのものだった。ロレインは最初の電話がどれほど重要かを知っていた。それが今後のすべての接触の土台を作る。ロレインは簡単に病歴を聞いてから、カウンセラーが数日以内に電話をかけて、すべてを説明しますと伝えて電話を切った。〈ジェーン〉としてのロレインの仕事の一つは、電話か次の週のミーティングで、カウンセラーになるグループのメンバーとカウンセリングを受ける女たちをマッチングさせることだった。

中絶が合法であるロンドンや、あるいはメキシコやプエルトリコまで行く余裕と金のある女たちには、クレアから、あるいは海外でのサービスを利用したことのある知り合いの女たちから聞いた医者を紹介した。メキシコやプエルトリコでも中絶は合法ではなかったが、何人かの医者が病院や診療所で中絶を行っていた。料金は数百ドルから千ドル以上もした。〈ジェーン〉に連絡してきた女たちのほとんどは、旅費と中絶費用を準備できないか、町を離れられなかった。地元のサービスはそうした女たちのために取っておいた。

グループ内の誰もが、見ず知らずの人に電話をかけてカウンセリングを受けるよう誘うことに、まったく抵抗がないわけではなかった。カウンセラーと電話を受けた女のどちらも、相手が誰で何を期待すればいいのかわかっていなかった。

カウンセリングを受けに女が来ると、まず、その人が中絶を受ける決意を固めているかどうかを確認した。少しでも迷っているようなら、いったん考え直してみるように勧めた。決意が固まった人には、引き続き中絶の説明をした。中絶に関する技術や医学的な話だけではなく、メンバーが知っている限りのおのおのの医者が用いる中絶の方法、当日の手順、事後の電話連絡、医者のスタッフへの連絡方法なども伝えた。詳細な情報を提供し、知らなかったことを知っておくことで、恐怖を和らげるのが狙いだった。

カウンセリングを受けた女たちのほとんどは、生殖に関する基本的な知識も、自分自身のからだのしくみも知らなかった。カウンセラーたちは女たちの情報不足に心を痛めていたが、それは珍しいことではなかった。というのも、グループが中絶について調べていくうちにわかってきたことだが、女の健康について女たちに向けて書かれたものは何もなかったからだ。一般大衆は医学的知識から隔絶されていた。とりわけセクシュアリティと避妊は秘密のベールに包まれていた。まるで、女が自分のからだを理解しようとすることは、不作法とまではいかなくても、何か不適切なことであるかのようだった。

州によっては、アンソニー・コムストックが一九世紀に制定したわいせつ物取締法に起源を持つ避妊禁止法が残っていた。そうした法律を既婚者について解除したのは、一九六五年の最高裁におけるグリスウォルド対コネチカット判決［夫婦が避妊具を使うことを禁じる州法をプライバシー権を侵害するゆえに違憲とした連邦最高裁判決］だった。この判決で婚姻内でのプライバシーが憲法上の権利として認められたことで、女が避妊することや医者が避妊手段を処方することは犯罪ではなくなった。受胎調節と中絶のアクティビストであるビル・ベアードが、ボストンの大学生に公開講座中に避妊効果のある殺精子剤を渡して逮捕された事件にまつわる裁判で、独身者にも性的プライバシーの権利が拡大されたのは、一九七二年のことである。[*2] つまり、一九六九年には避妊情報へのアクセスはまだ制限されていた。

その対策として、カウンセラーたちは、中絶や避妊に関係することをできるだけ簡単に、だがもれなく説明し、カウンセリングのセッションで女たちを教育するようにした。カウンセラーたちは、カウンセリングを受けた人たち全員に、モントリオールで発行された冊子「避妊ハンドブック」を無料で配った。新聞用紙に印刷されたイラスト入りのこのハンドブックは、一九六八年、学生自治会に立候補していたマギル大学の学生グループによって書かれたものだった。避妊に関する情報提供が法律で禁じられていることに憤慨した彼女たちは、自分たちが当選したら、学生が避妊情報を得られるようにすると公約した。公約を果たすため、彼女たちは一九六八年秋、この種のものとしては初のハンドブックを出版した。このハンドブックは瞬く間にカナダとアメリカ全域のキャンパスに広まった。このハンドブックは、人間の生殖と様々な避妊法につい情報が詳細かつ正確であっただけでなく、この冊子はフェミニストの観点から書かれていたので、それがシカゴの女たちにはとりわけ魅力的だった。序文で著者たちはこう述べている。「私たちは、このハンドブックと避妊全般が、女の解放に大きな役割を果たすと考えています。出産が数ある選択肢の中の一つでしかなくなり、女自身が自分の運命をコントロールできる力を持てるようになれば、従属的な立場を必然として受け入れなくてもよくなります」。このハンドブックは、女たちが家に持ち帰って参照できる、具体的でポジティブなものだった。

て一般人にもわかりやすい言葉で説明している。*3

クレアがカウンセリングを行っていた時と同じように、どの女も顔を合わせたとたんに「痛いですか？」と聞いてきた。グループの誰も中絶を見たことがなく、中絶を経験していたのはジェニーとロレインだけだったので、カウンセラーたちは、クレアが言っていたことと、中絶を受けた女たちからの報告に基づいて応答した。カウンセラーたちは不快感や圧迫感といった言葉を使い、ひどい生理痛に似た痛みと表現し、不快のレベルは人によって異なるが、自分で対処できないようなものではないと付け加えた。

中絶の手順を説明する場面では、メンバーたちは中絶が複雑な処置ではないことを強調した。基本的な手法である掻爬《そうは》術は、子宮の入り口の筋肉でできている子宮頸管を拡張器で広げて子宮内に器具を入れられるようにしておいて、小さな鉗子《かんし》で胎児と胎盤を取り除き、キュレットで子宮の内壁をきれいにかき取るのだと説明した。扁桃腺摘出術よりも簡単で、適切に行えば、扁桃腺摘出術よりも問題発生率が低いと知らされると、誰もが驚いた。カウンセリングを受けた女たちの誰一人も、中絶がどれほど一般的であるのかを知らなかった。それどころか、たいていの女たちは、中絶に失敗して負傷したり、出血多量で放置されて死んでしまったりすることも、たまには起こるものだと思い込んでいた。「それなのに、いったい何人の女たちが〈サービス〉にやって来たものか？」と、ロレインは今も驚きを隠せない。「中絶とはそのようなものだと思っていながら、自分に起こるかもしれないリスクをものともせずに必死に中絶を求めてきたのだ」

カウンセリングのセッションは、個々の女や少女がそれぞれ違うように、毎回違ったものだった。カウンセラーは、妊娠したことと中絶を求める決断が彼女の人生にどのような影響を及ぼしているのか、避妊に対する彼女の態度が恋人や夫、両親との関係にどう関連しているのかを探ろうとした。各カウンセラーがどのようなアプローチで網羅しなければならない情報を提供するにしても、根底に流れるメッセージは常に同じだった。あなたの人生を決めるのはあなた自身。自分自身で決断しなければなりません。あなたのからだをコントロールするのは、他の誰でもなく、あなた自身なのです。

グループが行っているのは慈善事業ではなかった。それは恵まれない人々を救おうとする善意のプロジェクトでもなかった。彼女たちは女の解放のために活動していた。メンバーは、電話をかけてくるすべての女に対して、自分自身を積極的な参加者とみなし、自分の決断に責任を持つよう求めた。女たちが自分の関与を示すための手段の一つは、中絶費用を払うことだった。ある女に金を貸した場合には、彼女同様に困っている別の女が中絶できるようにするために、返済することを期待した。グループのメンバーたちは貸付基金の寄付を募る用紙を作成し、カウンセリング・セッションや女たちの集会で配布した。

> 私＊＊＊＊は、無利子の妊娠中絶貸付基金のために＊＊＊ドルを寄付いたします。私はこの寄付が他のすべての人の寄付と共に、女性解放のための中絶カウンセリング・サービスの中絶貸付基金に貢献することを十分に理解しています。

中絶費用が高額（五〇〇ドルから一〇〇〇ドル）であったため、わずかな資金しかない女にとって、お金を工面することは大きな負担になっていた。そのために、経済的抑圧という観点から中絶を語ることは可能だったし、理にもかなっていた。カウンセリングのセッションの一部は、どこで資金を調達するかを考えるための支援に使われた。思い切って相手の男を頼ったり、親を頼ったり、あるいは〔当時は貴重品だった〕ラジオを売ったりしてはどうかと励ました。「六〇〇ドルなんてとても準備できないって言うけれど、これはあなたの一生を左右することですよ。何か売れるものはないですか。ステレオ、コート、トースターとか。お姉さん、いとこ、お兄さんはいませんか？　話に行って事情を説明してみて。いえ、説明しないで、ただお金が必要だと言ってもいいんです。親元に帰って、貯金箱を探してみましょう。人生で最も重要な決断になるかもしれないのですから」

何よりも難しかったのは、女たちが抱えている罪悪感や自責の念を打ち消すことだった。たとえ子どもを産む経済的余裕がなく、育てられないとわかっていても、中絶を求める女は利己的で、不道徳で、女の義務を否定しており、愚かで、不注意だから妊娠したのだといった社会の批判を、彼女たちは内面化していた。黒人の女は、今回もまた板挟みの状態だった。中絶に対する社会の態度のために苦しめられていたばかりか、中絶を大量虐殺と同一視する黒人民族主義者の批判にも苦しめられていた。黒人たちのあいだでは、中絶を求める黒人女は人種に対する裏切り者とみなされていた。カウンセラーの仕事は、罪悪感を取り除き、それぞれの女の決断を正当化し、その経験全体を女性解放の文脈に置いてみせることだった。ジェニーはいつもこの場面では強気だった。「性的に搾取されていなかったら、こんな状況には陥ってなかったはず。こんな状況に直面しなければならないこと自体、あなたが虐げられている現れの一つだし、今回の場合、まさに抑圧されているのはあなたのからだなんだから」。彼女の記憶によれば、何人かの女はこんなふうに応じた。そうだね、わかった。さっさと終わらせよう。だがそうでない者たちも、瞳に光が戻ってくるのが見えるようだったという。

最終段階は、医者との連絡係であるミリアムとジェニーの手に委ねられた。女のカウンセリングが終わったら、ミリアムかジェニーが医者に電話をかけて料金の交渉をした。女と医者をマッチングさせるプロセスは、妊娠週数と支払える金額に基づいていた。ある医者は妊娠一〇週末満の女性しか受け入れなかったし、別の医者は料金の融通がきかなかった。医者に女の電話番号を伝えておくと、医者のスタッフが予約の場所や時間に関する具体的な手はずを女に直接知らせることになっていた。女が医者と会うために家を出てから無事に戻ってくるまで、グループは蚊帳の外だった。[*4]

グループのメンバーは、数少ない選択肢の中から女たちをどの医者に斡旋し、個々の女にどんな情報を与えるかを決めたが、中絶そのものに関しては何が行われるのかまったくコントロールできなかった。せいぜい言えたのは、「前にも女たちを送り込んだけど、皆無事に帰ってきている」ことくらいだった。お勧めするとはとても言えなかった。医者たちが女たちをひどく扱うことはないだろうと信じるしかなかった。中絶後に女たちが状況を報告してくれたのがせめてもの救いだった。

トレーニング期間中、ジェニーは大いにいら立ち、不満に思っていたが、その数カ月にわたる話し合いのおかげで、中絶に対する自分の理解が個人的な体験だけではたどり着けなかったほど高まっていることに気がついた。彼女はこう考えるようになった。「私たち女は生物学的にはこのとおりの状態だけど、それを理由に権限《パワー》を持つことを否定されてはならない。私たちはパワーをもつのにふさわしい存在だし、妊娠したからとか、妊娠したくなかったから、自分の生殖をコントロールできなかったからといった理由で、パワーを奪われてはならない。私たちには自分自身の生殖をコントロールする権利があったのだから、その支配権を勝ち取らねばならなかったのだ」

まさにコントロールが鍵だった。それは、ジェニーが不妊手術と中絶を切実に必要としていた自らの闘いから学んだ教訓だった。彼女は中絶を受けた後で、怒りの矛先がわからなくなり、収拾がつかなくなっていたが、クレアが主導した話し合いのおかげで、ジェニーは自分の身に何が起きたのかを理解する枠組みを与えられた。ただしジェニーは、クレアから学んだことをさらに一歩先に進めた。有能で中絶を行うことに意欲的な医者を探し出し、女たちに斡旋するだけでは不十分だったのだ。グループの側が指示を出し、要求できる立場になるべきだった。医者たちを単なる技術者として使えるような状況を作らなければならなかった。中絶を監視できるようになるべきだった。それが鍵だった。もしグループのメンバーが、中絶に立ち会うことを進んで認めてくれ、いい治療を保障してくれるような医者を見つけられたら、メンバーも中絶する女たちも、よりよく状況をコントロールできるようになるはずだった。

女たちのカウンセリングを開始した一九六九年の晩春までに、メンバーたちが入手していた医者のリストは薄っぺらだった。二名はクレアのネットワークから引き継ぎ、あとは医者を利用した女たちや聞いたことのある女たちからの人づてで知った。ジェニーは、医者たちと電話だけで連絡し合うのでは飽き足らず、医者を説得してでも、じかに会いたがった。彼女はビジネスについて十分な知識があり、自分たちが支配権《コントロール》を手に入れたいのであれば、優位な立場に立って交渉しなければならないと知っていた。もし医者たちに一定の人数を斡旋できれば、こちらの影響力は強まる。ジェニーは医者の一人ひとりに電話をかけて、こう言った。「よろしいですか、私たちの組織は力がありますし、大勢と取り引きをしています。あなたも関与したければ、そちらのやり方ではなく、私たちのやり方でやっていただけないでしょうか」。無力な女たちを一人ずつ相手にすることに慣れていた医者たちにとって、命令口調の組織を相手にするのはかなりの衝撃だった。だが、ジェニーはこれがまさに重要だと感じていた。「医者のところに送り込まれる女たちに、パワーを感じていてほしかった。組織に支えられているから、不満や要求を口にしても構わないのだし、公正に扱われる権利があるのだと知っていてほしかった。それを知ることでさらなる力を与えられ、自分も組織の一員なのだと感じていてほしかったのです」

わずかな医者のリストだけでは選択の余地はなかった。ミリアムとジェニーは、リストにある医者の中には、ずさんな処置を行ったり、もっと多かったのは、不快な態度や攻撃的な言動をしたりする人々も含まれていることに気がついた。たとえば、ある医者は警察に目こぼし料を払って守られていたらしく、中絶を行う診療所のドアに堂々と名前を掲げていた。この男は医者としては有能だったが、しばしば酔っぱらっており、中絶の見返りに性的な要求をしてくることもあった。

クレアが使っていた63番通りの医者は、ジェニーが構想していたような緊密な協力関係には興味がなかった。彼が中絶を引き受けてくれる人数はその時しだいで、ジェニーが提供しようとしていたほど大勢を引き受ける気はさらさらなかった。この医者はクレアとも会ったことがなかったし、メンバーの誰であろうと会うつもりはなかった。しかも、この医者には二つの値段設定があった。黒人女用の値段と、ほぼその二倍にあたる白人女用の値段だ。

もう一人の医者は郊外の高層アパートメントで仕事をしていた。彼の居場所を隠すため、女は街角で車に拾われると、行き先がわからないように視界を妨げる眼鏡をかけさせられた。この医者のいる区域は白人ばかりで、街角で待たされる黒人やラテン系の女は居心地が悪く、人目をひいた。この医者は妊娠一〇週目までの女にしか中絶を行わず、後で何か合併症などの問題が起こっても連絡する手段はなかった。

地元である医者の受付として働いている女が、自分も使ったことがあるという外国人の医者を勧めてきた。その医者は〝無痛のヨーロッパ式中絶法〟で一二週までの中絶に一五〇ドルしか請求しなかった。

この医者のことを聞きつけた時、貸付基金は底をつき、いくらかき集めても一五〇ドルさえ工面できない女たちが数人待っていた。そのうち二人は、グループがこの医者と直接関わったことがないのを知りながら、とにかく彼を利用することにした。一人目の女は問題なかったが、二人目の若い黒人女は子宮頸部を裂傷して入院するはめになった。女の両親は「血でツケを払ってもらう」と憤っていた。警察はその女と両親に何があったか白状しろと迫った。一カ月足らずの活動で、グループの先行きは暗くなった。

彼女たちを救ったのは、ジェニーの知り合いで、その若い女を送り込んできた黒人の若き公民権運動家だった。彼はグループのために仲裁に入ると申し出て、ジェニーにこういった。「俺がこのトラブルを引き受ける。俺なら刑務所の中でも仕事ができるが、あんたはそうはいかないだろ」。彼は両親に口を割らないよう説得したが、最終的にその若い女が完全に回復したことで誰もが救われた。

もう一つ、クレアがシセロで紹介されたドクター・カウフマンという選択肢があった。彼は受付《フロント》の男とアシスタントの女と共にチームを組んで、女の自宅かモーテルの一室で中絶を行った。モーテルの部屋なら清潔で安全だと彼は言った。女の自宅で行う場合は、女は施術後に好きなだけ休んでいられた。彼は妊娠一三週まで掻爬で中絶を行い、もっと遅い妊娠では人工的に流産を誘発した。メンバーたちが見聞きした限りでは、妊娠一三週は掻爬をするには遅すぎて危険だと思われたが、流産の誘発は誰も知らなかったので慎重に見守ることにした。

ただし、ドクター・カウフマンは他の医者たちがしてくれないことを女たちに提供してくれた。彼は仲介者を送り込み、メンバーたちに会わせると約束してくれた。ただし一度に一人ずつ、公共の場でというのが条件だった。三人以上で話をしているだけで陰謀とみなされる可能性があると、彼は警告した。そして、ジェニーに念を押さねばならないかのように、警察には絶対に話すなと付け加えた。仲介者とジェニーは、初夏の夜、ハイドパークの路上で会う約束を交わした。

ジェニーは面会に備えて、上手に出るために何を言い、どう振る舞うかを考え、こちらのペースに巻き込むためなら、自分の女としての魅力も含めて総出で取りかかろうと心に誓った。露出度の高いなめし皮のミニスカートにノースリーブのタンクトップ、長くぶら下がったイヤリングとサンダルを身につけた。慎重に着るものを選びながら、もし女が被害者と娼婦という二項対立から逃れられないのなら、私は進んで娼婦になろうと考えた。もうこれ以上、被害者は出したくない。

ジェニーは街路樹の並ぶ歩道で男と落ち合い、駐車中の車に寄りかかった。彼は片足を車のステップにかけ、片手を街路樹に置いて行く手をふさいだ。しばらくのあいだ、二人は互いをけげんそうに見つめ合った。彼女の顔は真横と斜めにまっすぐ切り取られた黒髪に縁取られており、彼の淡く官能的な顔立ちとは対照的だった。彼にはどこか巧みで自信に満ちたところがあり、中古車のセールスマンのようだとジェニーは思った。彼の目は絶え間なく動き、通りを確認していた。

男のほうから沈黙を破り、陰謀について警告しようとした。ジェニーはそれをさえぎった。「そんなたわごとは聞きたくない。私たちは二人とも、あなたがなぜ話にのったのかはわかっている。金を稼ぎたいんでしょう。私たちはお金に興味はない。女たちを助けたいだけで、それがあなたにとってのお金と同じくらい私たちには大事なこと。だからさっさと互いに得をするやり方を取り決めましょう」

ジェニーは続けた。「あなたたちは今、週に一〜二件、一件あたり六〇〇ドルから一〇〇〇ドルの仕事をしている。私たちはもっと大勢を斡旋できる余力があるので、もっと働いてもらうことになるけど、これまでよりはるかに稼げるようになる。ただし、そのために少々譲歩してもらいたい」

「興味深いね」と彼は言った。今や彼はジェニーの話に意識を集中していた。

彼女は続けた。「あなた方のような連中はどこにでもいるけれど、もしあなた方が特別な存在になりたくて、私たちのニーズに合わせてくれるなら、特別扱いをしてもいいわよ」。ジェニーは男の顔に笑みが浮かぶのを見た。話を続けるよう、男は彼女にうなずいてみせた。

「第一に、女たちがどこで何をされるのかを知っておきたい」と彼女は言った。女たちが無防備な状態である時に――中絶医の元で拘束されている女たちの状況についてジェニーはそう考えていた――彼女たちの安全性をある程度コントロールできているようにしたかった。

「何とかなるかもしれない」と、男は取りあえず答えた。「だが、医者の身元は守られなければならない」

ジェニーは最初の切り札を使った。「私たちの側にある程度の支配権を委ねてくれれば、週に一定数を保証します。もう一つ、値段が高すぎる。女たちは必死だけど、ほとんどの人はそんな大金を持っていないのよ。ある程度の件数を送り込んだら、最終的にそちらはもっと稼げることになるのだから、値段を下げてちょうだい」

一、二分、彼は黙っていた。「わかった。じゃあ、こうしよう」と彼は切りだした。「最低でも週に一〇件以上保証してくれるなら、基本料金を六〇〇ドルから五〇〇ドルに下げ、五件に一件くらいは本当に困っている相手には無料にする。だが一二週以上の料金はもっと高くしたい」

「そんなバカな」と彼女は言い返した。「一週間で稼げる総額で考えてよ。五〇〇ドルを五件で、一件を無料にするのではなく、四〇〇ドルに値下げして無料はなしにしましょう」

「論外だ。とんでもない。中絶には五〇〇ドルの価値があるし、我々はそれに値する」

彼女は怒りがこみ上げてくるのを感じた。これはお金や彼の価値の話ではなかった。女たちの命がかかっているのだ。でも、男はそんな話は聞きたがらなかった。彼は社会問題には興味がなかった。

ジェニーはもう一押ししてみたが、彼は断固として拒否した。彼には決定権がなかったのだ。彼は、パートナーに相談することなしにできる限りの譲歩をした。少なくとも週に一〇件の中絶を保証する代わりに、基本料金を五〇〇ドルに下げ、柔軟に対応する余地を残した。さらに彼は、処置の前後にすぐにジェニーに電話することと、いつでも連絡が取れるように自宅の電話番号まで教えることにも同意した。

立ち去る男を見送りながら、ジェニーは喜びを感じた。望んでいたすべての譲歩は得られなかったものの、少なくとも今後の両者のやりとりの基盤はできた。取り引きができたのだ。

通りの先にあるアパートメントで、ミリアム、ロレイン、カレンと数人の女たちがじりじりとしながら待っていた。ようやくジェニーが現れ、メンバーたちは取り引きが成功したことに驚くのと同時に、少々たじろいだ。週に一〇件もどこで見つけるというのだろう？　ジェニーが約束した中絶件数は、彼女たちの手に負えないような仕事量になることを意味していた。しかし、ジェニーの決意は固かった。もし「まあまあ」なサービス以上のものを提供しようと思うなら、彼女たちや中絶を必要とする女たちが物乞い以上の何者かになろうとするのなら、可能な限り有利な立場をつかみとる必要があった。力を示すには数を増やすしかなかった。女たちはまっとうな中絶を切実に求めている。外に出て、困っている女たちを見つけてくるべきだ。それがグループの拡大を意味するのであれば、なお都合がいい。組織が大きくなればなるほど、より多くの女たちにサービスを提供すればするほど、より多くの権力《パワー》が医者から女たちの側へと移ってくる。語られなかったもう一つの動機もあった。中絶がすべての女の権利だというのなら、彼女たちはその権利を現実のものにするために、必要となるどんなことでも実行しなければならなかったのだ。

＊1　州議会が中絶法改革について議論を続け、医師と中絶に関わるいくつかの著名な事件（主にワシントンDCのミラン・ヴイッチとカリフォルニアのレオン・ベラス）が発生したため、中絶論争に大きな注目が集まった。

＊2　ベアード判決以前は、独身者が避妊具を入手できる地域や医師はまちまちだった。避妊具を手に入れるには、公立の診療所よりも、親身になってくれる個人開業の診療医のほうが簡単だった。未婚の女性は避妊具を手に入れるために、しばしば既婚者のふりをした。

＊3　最終月経の初日から数えるＬＭＰ方式。

＊4　数年後、このグループはモントリオール・ヘルス・プレスに発展し、『バースコントロール・ハンドブック』*The Birth Control Handbook*（現在はオンラインに記録が残っているのみ、日本語版は未刊）を発行していた。

第4章

週に一〇件もの中絶を斡旋するのは不可能に思えた。それまでは、週に二～三人の女から電話があれば忙しい週だった。しかし、価格を下げる交渉も含めて、私たちの側が中絶をもっとコントロールできるようになるべきだというジェニーの意見に、他のメンバーも賛同した。シセロの医者はそれを達成するためのチャンスを与えてくれたのだ。メンバーたちは、〈サービス〉をもっと宣伝することで、より多くの女たちに自分たちの仕事を知ってもらうことにした。いらぬ注目を集めるのを避けるため、メンバーたちは相手を選んで宣伝しなければならなかった。メンバーの一人が他の女性解放グループに参加する機会があれば、必ずパンフレットを手渡し、こう告げた。「中絶サービスがあります。中絶を必要としている人、またはそんな人を知っている人はいませんか。少々謎めいているけど、怖がらないで。信頼できる人たちです」。カレンは看板を作ったことを覚えている。「妊娠してる？　妊娠を続けたくない？　〈ジェーン〉に電話して。643－3844」と書いて、シカゴの大学や女たちが集まるような場所に掲示した。彼女たちのパンフレットがシカゴじゅうの医者の手に渡り、女たちを紹介してくるようになるまでに、そう時間はかからなかった。

一九六九年のハロウィーンの週末、約一〇〇人のシカゴのフェミニストたちが、イリノイ州パラティーンで開かれた合宿《リトリート》に参加し、ＣＷＬＵ（Chicago Women's Liberation Union シカゴ女性解放同盟）を設立した。この種の組織としてはアメリカで初めてだったCWLUの目的は、運動の基地を作って女性解放運動に女性部隊を参加させることだった。この同盟は、女たちの数々のプロジェクトを束ねる団体として、それらのプロジェクト同士を結ぶセンターとして、また大規模なムーブメントを生み出す拠点としても機能することになっていた。〈運動〉の女性の権利部会を代表しているNOW（全米女性機構）のメンバーから、人種や階級の問題が先でフェミニズムは二の次とみなしているイッピーズ［当時のアメリカのカウンターカルチャーの中でも突飛で短命に終わったグループの一つ］や革命的青年運動II［毛沢東主義を志向し革命的前衛党の建設を提唱した学生運動］のような極左のグループまで、あらゆる政治的立場の女たちがこの同盟が組織された週末に参集した。

〈ジェーン〉のメンバーのうち唯一リトリートに参加したジェニーは、グループの反応に少なからず困惑させられた。CWLUは急進的な焦点——つまり女たちが直面する問題の根源——に取り組まねばならないと信じているある分派が、声高に訴えた。既存の抑圧的な制度を改革するのではなく、社会全体を大きく変革させるような抜本的な転換を推進すべきだというのだ。中絶カウンセリングはラディカルな活動ではなく、単なる改革主義的な社会奉仕活動にすぎないと彼女たちは主張した。女たちを男の中絶医のところに送り込み、何百ドルも請求する非合法な地下サービス組織をどうしてラディカルだとみなせるのか？〈ジェーン〉は単なる応急処置の傷ばんそうこうにすぎず、ごく少数の女を助けることはできても、彼女たちが思い描く社会変革を促進しはしないし、反映もしていないとされた。中絶は非常に高額で、それゆえに、金を準備できるような女しか受けられない〈サービス〉は、最も抑圧されている貧しい人々や黒人のニーズにどう応えられるのか？　大勢の女たちを運動に参加させ、オーガナイザーの軍団を育成するという同盟の使命を、この〈サービス〉はどうやって果たせるのか？

別の女たちは、中絶斡旋サービスのような代替機関を創設することこそ、女性解放運動が女のニーズに応えるためになすべきことだと反論した。シカゴで最初に女性解放を提唱した第一人者であり、CWLUの発起人の一人でもあるクレアは、〈ジェーン〉を援護する発言をした。彼女は数カ月前にグループから離れていたが、〈サービス〉が女の生活にとって重要であることを知っていた。彼女は、中絶カウンセリングは女が自分の人生をコントロールすることを可能にするし、女性解放に不可欠な活動であるばかりか、フェミニストによる中絶カウンセリングは女たちの意識を高揚させうる可能性を秘めており、CWLUでは手を差し伸べられなかったような女たちとつながることもできるのだと主張した。クレアが率直に〈ジェーン〉を擁護してくれたことで、ジェニーが感じていたあからさまな敵意は和らいだ。後日、この議論について聞いたミリアムはこう言った。「中絶が改革主義的だと信じていた時もあったし、そうでない時もあった。どんなことでもやり方しだいで改革主義的にも急進主義的にもなりえるということ以外、ラディカルな問題とは何なのか、私にはわからないわね」

いずれにせよ、正式名称をACS（Abortion Counseling Service 中絶カウンセリング・サービス）と称している〈ジェーン〉とCWLUのつながりは、かろうじて結ばれた。たとえCWLUの組合員の何人かがACSを全面的に快くは思っていなかったとしても、ACSは今や同盟のメンバーであり、作業グループであった。リトリートには運動の様々な流れを代表する女たちが集まったため、この中絶サービスのうわさは、個別の働きかけではありえないほどの勢いで広まった。リトリートの直後、CWLUが事務所を開設した時、組合のスタッフは中絶を希望する女たちに〈ジェーン〉の電話番号を案内するはめになった。

常に週に一、二本だった問い合わせの電話は、CWLUのリトリートの後に急激に増えた。〈サービス〉の需要の高まりに応えるために、新メンバーを募集しなければならなかったが、メンバーたちは緊密な関係を築いてきた小グループを拡大していくことに不安を感じていた。グループのメンバーたちは、何カ月もミーティングを重ねた結果、法を破り、裏社会と取り引きし、他の女たちの人生に責任を持つことを受け入れられるまでに進化したのだ。しかし、何十時間もミーティングを重ねるような恩恵に授かることなく、何の準備もないままグループに入ってくる他の女たちは、そうした責任を負うことをいとわないのだろうか？昼夜を問わず〈ジェーン〉を求める着信音で自宅の電話が鳴りやまないロレインは、こう言い切った。「答えはイエス。選択の余地はないわ」

実際、〈ジェーン〉を求める電話のために、ロレインの結婚生活にはひびが入り始めていた。学位論文に取り組んでいたスタンにとって、〈ジェーン〉宛てのメッセージは気が散って仕方がなかった。二人とも忙しい生活を送っており、家に誰もいないこともしばしばだった。ロレインが不在の時のために、グループは伝言電話サービスを依頼していた。カレンがロレインの電話の仕事を分担した。毎日、伝言電話サービスに電話をかけて伝言を確かめるのはカレンの仕事になった。「ジェーンです。伝言はありますか」と。「私たちが誰なのか、何をしているのか、聞かれないことを、私たちはいつも面白がっていた」とカレンは言う。それでも、伝言電話サービスは彼女たちを不安にさせた。誰かがよけいなことを言ったり、「中絶」という言葉を使ったりするかもしれない。伝言電話サービス側がそれを察知したら、何が起こるかわからない。

女たちに電話をかけ直すのはやっかいだった。時には、相手の女の秘密を守るために機転をきかせる必要があった。

「もしもし、シャロンはいますか？」

「いや、いないよ。どなたですか？」

「ジェーンです。いつ戻られますか？」

「ジェーン？　どこの知り合い？」相手の声はけげんそうだった。

「同僚なんです」。シャロンが働いていることを祈って、指をクロスさせた。

「あいつは働いてないよ。いったいあんたは誰だ？」

そうなれば、すぐに電話を切り、次にかけ直した時にシャロン自身が出てくれることを祈るばかりだった。

同じような通話の最中に、〈ジェーン〉に名字がついた。相手に「ジェーン、誰さん？」と聞かれて、ロレインは一瞬考えて言った。「ハウです。ジェーン・ハウ」。これはぴったりだった。〈ジェーン〉はやり方（ハウ）を教えてくれる。数カ月後、ロレインとスタンは自宅の電話番号を変え、以前の電話番号は「ジェーン・ハウ」という名前で登録することにした。[*1]

カレンは女たちに電話をかけ直す時に、こう言った。「こんにちは、ジェーンです。何か問題がおありなんですね。私に話してみませんか」。カレンは微妙なバランスを保っていた。なかには、この電話でカウンセリングを始めようとする女たちもいた。カレンにとって、「電話をかけ直す《コールバック》係は本当に大変だった。話を聞きながら、ビジネスライクな距離を保たなければならなかった」。女たちには、〈ジェーン〉の電話番号をどこで知ったのかと常に尋ねた。そうすることで、誰から紹介されたのかを確認できた。

プロジェクトを守るため、彼女たちは友人や同僚、同級生などにグループに入らないかと勧誘した。このグループは「驚くほど互いを信頼している」とカレンは思った。「メンバーの一人が、『知り合いの女が二人いる』と言ったかと思うと、その二人は次のミーティングに来ていて、自動的に意志決定に加わっている。私たちは何かをする準備のできている女たちを探した。『腹を立てているのは、問題に気づいている証拠だね。じゃあ、仲間になって』という具合に」。それから数カ月、秋から初冬にかけて、数人の女たちが仲間になった。そのほとんどは短期間だけいて、これは自分のやりたいことではないと判断して離れていった。グループのメンバーは一二人以下にとどまり続けた。

それでも、彼女たちの活動が女たちの人生に与えた影響は明らかで、劇的だった。女たちは感謝の言葉を送ってきた。そして中絶後に電話をかけてきて、支援を申し出た。

その秋、クレアが当初組織したネットワークのメンバーの一人だったスーザンが、第二子を妊娠したクレアのためにサプライズ・パーティーを企画した。招待客の中にはジェニー、ミリアム、カレンもいた。スーザンはクレアのために伝統的な郊外型のサプライズ・パーティーを開こうと、部屋を完璧に飾り付け、白鳥の形をしたアイスクリームも用意した。スーザンはクレアに勘繰らせないように、〈ジェーン〉の緊急事態が発生したのですぐに来てほしいと告げた。

クレアはここ数カ月、グループの活動に関わっていなかった。私なしで対処できない緊急事態が起きたのだろうか、と彼女は考えた。答えはただ一つ、誰かが中絶で死んだのだ。その可能性があることは常にわかっていたが、絶大な恐怖の波に襲われることは予期していなかった。顔から血の気が引き、足が震え始めた。彼女は大急ぎでまだ家に残っていた中絶に関するメモをかき集め、心臓をどきどきさせながらスーザンの家に向かった。

アパートメントに足を踏み入れた時、クレアの顔は青ざめていた。「サプライズ！」ピンクのラッピングのプレゼントが山積みにされたダイニングテーブルを囲んで、女たちは笑いながら叫んだ。だがクレアを一目見て、間違いを犯したことに気づいた。スーザンは思った。しまった。何てことをしちゃったんだろう？今にも陣痛が始まってしまうかも。クレアが息を整え、落ち着き、パーティーを楽しみ始めるまで、数分間かかった。

パーティーにいた妊婦はクレアだけではなかった。スーザンも妊娠していたし、カレンは一年半近く不妊治療に苦しめられた末に、妊娠が判明したばかりだった。中流階級で大卒の白人の女たちが、迫りくる出産を前祝いするこのグループには、彼女たちが熱烈なフェミニストであり、そのほとんどが中絶カウンセラーであったこと以外に、何も変わったところはなかった。ケーキとアイスクリームを食べながら、彼女たちは自分たちの特殊な状況について語り合った。このグループの女たちの多くは母親であり、そのうちの何人かは幸せの絶頂にある妊婦だったが、いつ子どもを産むか、あるいは子どもを産むのかどうかという重要な決断を自分自身で下すすべての女の権利について、これまで以上に深くコミットしていた。

＊1　同情した電話交換手が〈ジェーン〉の電話番号を教えたという報告はあったが、電話帳で〈ジェーン〉を見つけた人はいなかった。それどころか、〈ジェーン〉の姓を知る者はグループ内でもほとんどいなかった。

カレンは妊娠が判明する前、秋学期からルーズベルト大学の大学院に都市研究の専攻で入学していた。大学院の学位があれば、それまでやっていた社会福祉事業のケースワークよりも、より決定権のあるコミュニティー・オーガナイジングの仕事に就けるはずだった。ルーズベルトのプログラムでは、コミュニティーと女性団体について集中的に学べた。都市計画のコースで、カレンはキャンパス内の小さな女性解放グループの代表としてＣＷＬＵ（シカゴ女性解放同盟）でボランティアをしていたキャロルと知り合った。キャロルは無限のエネルギーを持っているようで、ずばずばものをいうフェミニストだった。冬の初めに、カレンはキャロルを中絶カウンセリング・サービスのミーティングに誘った。

ベティ・フリーダンの『新しい女性の創造』が出版された一九六三年までに、キャロルは二年間自活してきたし、夜は勤労学生として大学に通っていた。この本は、女は妻であり母親であることでのみ真の充足感を得られるという社会からくるメッセージを批判していた。フリーダンは、そのような限られた役割を受け入れている郊外の主婦たちが、充足感を得るどころか、うつ病になり自暴自棄になっていることを明らかにした。キャロルは一〇代で、自分は夫と子どもに尽くすような生活よりも大きな人生を手に入れようと決意していた。フリーダンの分析は、キャロルの気持ちを正当化し、別の人生を歩む決意をますます強固なものにした。

一九六一年以来、キャロルは高卒の資格だけで就けるたぐいの複数の仕事で自活してきた。六〇年代半ばにシカゴに移り住んでからは、公民権運動にボランティアとして参加した。都市研究の学位を取得すれば、社会変革の仕事で報酬を得られるようになると彼女は考えていた。ルーズベルト大学を志望したのは、文化的に多様な学生が在籍し、勤労学生を受け入れる夜間クラスが開講されていたからだ。彼女は一九六九年までに、パートタイムの仕事に切り替えられるだけのお金をどうにかためられたので、学外のプロジェクトに参加する余裕もできた。

時計職人の娘であるキャロルは、ウェストバージニア州の田舎にある信心深いルター派の家庭で育った。カレンは単なるクラスメートで、友人ではなかった。彼女はカレンとのあいだに階級の壁を感じていた。カレンのすべてが特権を物語っていた――服装、家、そしてハーバード・ロー・スクール卒の夫は言うまでもない。キャロルのように苦労したことはなさそうだった。しかし、これほど異なる背景を持つ二人の女たちでもフェミニズムへの思いと変革に向けた取り組みは共有できていた。

一二月、キャロルはカレンの家で開かれたカウンセリング・サービスのミーティングに初めて参加した。その場にいた一握りのメンバーが、カレンよりも自分に似ているように思えたので、キャロルはほっとした。

ロレインが自発的に、自分たちが何をしているのかを説明した。中絶は違法だったので、女たちは非合法の中絶医に助けを求めざるを得なくなり、大金をせびられたり、ひどい仕打ちを受けたりしても、何の助けも受けられなかった。たとえば、中絶の前に女に性交を要求する医者がいた。別の医者は、中絶を行ったふりをしながら実際には何もしないまま費用を請求してきた。ロレインは、「私たちの〈サービス〉が心がけているのは、中絶を決意した女たちに対して、余裕がある人なら国外で中絶を受けられるように送り出し、そうでなければ裏社会の中絶市場に案内すること」だと語った。

他のメンバーはとても仲がよさそうで、キャロルは自分の存在を認めてもらおうとしているよそ者になった気分だった。カレンの紹介だったにもかかわらず、キャロルは自分が品定めされているように感じた。キャロルは、高校生活を生き延びるために苦労したことで意識が高まったのだと話した。自分は常に法的な義務意識より道徳的な義務意識のほうが強かったので、この仕事の違法性は自分にとってまったく問題ではないとも語った。そしてメアリーの話をした。

一九六一年後半、一八歳だったキャロルはインディアナ州ゲーリーの女性専用宿泊所で暮らし、電話会社で働きながらインディアナ大学に科目履修生として通っていた。一九六二年から六三年にかけての冬、宿泊所で友人になった小学校教師のメアリーが妊娠した。誰かに知られたら職を失うのではないかと、彼女はおびえていた。彼女は中絶を必要としていて、キャロルに助けを求めた。キャロルにとって、中絶はあまりに異質で恐ろしいものだった。マフィアと関わることになったらどうしよう？　ゲーリーはシカゴから電車でわずか四五分のところにあり、マフィアがシカゴで違法な活動を牛耳っていることは誰もが知っていた。メアリーが死んでしまったら、あるいは二人とも逮捕されてしまったら？　イエス様はどう思われるだろう？　キャロルはいろいろ問いかけたが、メアリーの決意は変わらなかった。キャロルは選択を迫られて、友人を助けることを選んだ。何日も周到に聞き回った後、キャロルはシカゴにいるある人物の名前を知った。

メアリーは六〇〇ドルを持って列車で出発した。ゲーリーでキャロルは祈りながらうろうろ歩き回り、恐ろしい見出しを思い浮かべた。「中絶失敗後の女性の死体発見される」

メアリーが戻ってきたのは真夜中過ぎだった。カテーテルという細いプラスチックのチューブが子宮に挿入され、膣にはカテーテルを固定するための綿が詰められていた。二人とも、カテーテルが最も一般的な違法の中絶法であることや、それが危険であることも知らなかった。チューブは子宮に穴を開ける可能性があった。また、カテーテルは膣から子宮への細菌の通り道となり、しばしば深刻な、致命的にもなりうる感染症を引き起こした。[*1] メアリーは、陣痛が来たら「プラグを抜け」と指示されていた。二人とも陣痛のことなど何も知らず、キャロルは血を見て震え上がった。それでも二人は一緒に流産を遂行した。「私には彼女の内臓がすべて出てきたように見えた」とキャロルは回想する。メアリーは妊娠四カ月で、流産した胎児は小さかったが形は整っていた。一九歳のキャロルは、メアリーを守るためにこれを見せないようにしようと思った。彼女はもう十分に苦しんだのだから。

その時から、女は互いに助け合うべきだという気持ちを持ち続けてきたと、キャロルはカレンのリビングルームに座っていた女たちに語った。掛け値なしのシスターフッドだった。キャロルが話し終えると、他の女たちはうなずき、まるで彼女がそこにいなかったかのように話を続けたので、キャロルはかえってほっとした。そこで何が起きているのかよくわからなかったが、〈ジェーン〉という名前が何度も聞こえた。ついに彼女は「ジェーンって誰？」と尋ねた。女たちは笑い、ロレインが「ジェーン」は私たちのコードネームだと説明した。ミーティングが終わる頃までに、キャロルはすっかり夢中になっていた。

メンバーたちの目下の課題は、中絶料金を安くするために依頼件数を増やすことだったので、グループは新しい医者を探し続けた。晩秋までに、中絶医たちのほうから彼女たちに連絡してくるようになった。メンバーが人づてに新たな提供者を見つけたのと同様に、彼女たちの〈サービス〉も人づてに中絶医たちの耳に入るようになったのだ。それは幸運でもあった。なぜなら一一月の終わり頃、ドクター・カウフマンとの契約を実行に移せるくらい女たちの依頼が増えた頃に、ジェニーは彼と連絡が取れなくなったからだ。彼の自宅に電話しても誰も出なかった。ジェニーは伝言電話サービスにメッセージを残した。メンバーたちは他の医者を探さねばならなくなり、完全に満足できるかどうかは別にして、すでに知っている医者たちを使うしかなかった。

キャロルは二回目のミーティングで、すでによそ者ではなくなっていた。彼女はその時のことをこう覚えている。メンバーの一人が、前の週にプエルトリコに送った人から連絡があったと言った。プエルトリコで医者から三五〇ドルの追加料金を要求されたので、その女はシカゴに戻ってきたという。

「あそこにはもう誰も斡旋できないわね。彼らはいつも何かしら要求してきたけど、これまでお金だったことはなかった」

「今、彼女は一二週目？」ミリアムが尋ねた。

「そう。何とかしてあげなくちゃ。私たちが行かせたんだから」とジェニーは言った。

その状況は未解決のままだった。別の女が報告した。「グロリアを63番通りの医者に斡旋したわ。八週目の掻爬で六〇〇ドルだったそうよ。少し出血が多かったけど、今は元気ですって」

「あの医者は私たちと交渉してくれないし、少ししか引き受けてくれないのが残念ね。本当は一番信頼できる人なのに」とロレインは言った。

「高額だけどね」

「まあ、相場どおりかな」

「とんでもない。目こぼし料を支払ってでも、大金を稼げているんだから」

ミリアムは先のメンバーに向き直った。「続けて」

「私がカウンセリングしたのはマーシャ。三九歳で、離婚して五人の子どもがいる。妊娠一一週目だったけど、現金が本当に足りなかったので、五〇〇ドルでできるノースサイドのデイブのところに行かせたんです。

運転手の男は女性警官ではないかと疑って、一時間も街角に立たせておいてからようやく彼女を車に乗せてくれたとか。部屋には下品なジョークを言い合う男たちが三人いて、不潔な場所だったと言っていた。昨日、彼女は発熱したので、私の行きつけの婦人科医に友だちだと言ってみてもらったんです。医者は彼女を入院させて、掻爬できれいにして、抗生物質を投与した。今は元気ですって」

「事後診察をしてくれる医者がいたらいいのに……」

「私のかかりつけの婦人科医に全員を通わせるわけにはいきませんからね。一週間に何人、妊娠した友だちが出てくるというの？　私が中絶の会か何かを運営していると思われそう！」この発言は笑いに包まれた。

「そうそう、デトロイトから電話があった。名前はネイサン。クリニックを開いている人で、私に会ってくれるそうよ。お互いに役に立てるかもしれないって」とロレインが言った。

「どうやって私たちのことを知ったの？」

「『医療関係者』を通じてと言っている。それが何を意味しているかはわからないけど。十分な件数があるなら、価格のほうは考えてもいいと言ってる。どう思う？」

「その人、医者？」

「医者だと言っている。でも、私は疑っているけど。無口で、なんだか活動家みたい」

「それを言うなら、誰が本物の医者だと見分けのつく人がいるの？」

〈ネイサン・デトロイト〉（彼は即座にグループ内でこう呼ばれた）からの最初の電話を受けたのはロレインだったので、彼女はクリスマス休暇にデトロイトの両親を訪ねる時に彼に会うことにした。

ロレインは、「私がデトロイトに行ってるあいだ、ジェーン・ボックスを誰か預かってくれない？」と尋ねた。ジェーン・ボックスとは三×五インチのインデックス・カード・ファイルで、グループに連絡する女たちの情報が入っていた。ジェーン・ボックスを預かるということは、電話業務を担当するということだった。キャロルはどうしていいかわからないまま、その場に座っていた。迷いながら、彼女はこう申し出た。「あのぉ、もしやり方を教えてくれるなら、そして、もし構わなければ、やってみたいです」

ジェニーが答えた。「よかった！　やり方は教えるし、質問があれば休暇中ずっとここにいるから連絡してちょうだい」。彼女はソファの上のキャロルの隣に座り、仕事の内容を説明しはじめた。ミーティングはおしゃべりの場に変わっていった。

キャロルは自分が信用してもらえたことに感動しながら青いカードボックスを握りしめ、足元の雪を踏みしめつつ一人家路についた。

ロレインがデトロイトに行く前に、ネイサンは何度か電話をかけてきた。この仕事を待ち望んでいるようで、普段はやらないのだが、と言いながら譲歩するつもりもあると言ってきた。ロレインはデトロイトに着いてから、彼と会う約束をした。ネイサンは、人通りの多いレストランの駐車場まで部下が車で迎えに行くと伝えてから、中絶しているところを見せてあげようと付け加えた。ロレインは、自分が試されているように感じた。彼女は中絶を見たことがなかった。メンバーの誰も見たことがなかったのだ。半年以上も、人から聞いた話を元に説明するしかない中絶に女たちを送り込んできた。今、ネイサンは彼女がずっと願ってきたことを叶えるチャンスを与えてくれた。

ロレインは駐車場で待っていた。その脇に、何の変哲もないアメリカ車、黄褐色の四ドアのセダンが停まった。車の男はネイサンの部下だと名乗った。彼女は車に乗った。彼はロレインにアイマスクと、その上からかけるサングラスを渡して、つけるように命じた。車を走らせながら、二人は天気の話をした。男は、彼女が経験していることは、まさに「うちの女の子たち」が経験することだと言った。彼女は、あまりにも何度も角を曲がることに気づいて、ぐるぐる走り回っているのではないかと疑った。車はあるビルの裏側で停まった。男はロレインを裏口から中に入れると、去っていった。

建物の中に入ると、身長一八〇センチ、体重一〇〇キロを超えていそうな赤ら顔で黒髪の男がネイサンだと名乗った。高級ブランドのビキューニャの上着を着ていた。まるで金持ちのビジネスマンみたい、とロレインは思った。ネイサンは彼女を大きな机と椅子のある部屋に案内した。その部屋はロレインのかかりつけ医の診察室を思わせたが、まるで今は使っていない部屋のように、本棚は空っぽで、余分な家具が片隅に積み重ねられているところは違っていた。ネイサンはもう一度尋ねた。「本当に一部始終見てみたいですか？」その後、彼はロレインを別の部屋に通した。そこには、あぶみのついた診察台、滅菌包装されたリネンが並べられた棚、医療器具を入れたケース、器具を滅菌するための蒸気滅菌器《オートクレーブ》が備え付けられていて、それまで彼女が足を踏み入れたことのあるどの医者の診察室とも変わりがなかった。部屋が清潔で整然としていることに、ロレインは感銘を受けた。糊のきいた白い制服を着た看護婦が隅に座って雑誌を読んでいた。診察台の上には若い女がいた。そこに、もう一人の男の医者が入ってきて、滅菌手袋をはめ、掻爬を行った。

その後、ネイサンはロレインをディナーに誘い、レストランに連れて行った。さっきの医者も一緒だった。ロレインはその医者に、なぜ中絶をするのかと尋ねた。離婚係争中なのだと彼は言った。妻に多額の財産を持っていかれ、大学に通う二人の子どもがいた。彼は金を必要としていた。その医者はＡＭＡ（American Medical Association 全米医師会）の会員証を彼女に手渡してみせた。ロレインは、この二人の男たちが自分を信用してくれているのは、グループがもたらすビジネス規模の拡大を期待しているためだろうと考えた。

ネイサンは一件につき一〇〇〇ドルを要求したが、ロレインは「シカゴではもっと破格でできる」と主張した。交渉の末、彼は六〇〇ドルに同意した。ロレインはシカゴに戻ると、彼の名前を提供者リストに加えた。

結局のところ、ネイサン・デトロイトの掻爬による中絶は役に立たないことがわかった。デトロイトに慣れていないシカゴの女たちは、車で迎えにくる部下との待ち合わせに遅れることがたびたびあった。そんなことがあるたびに、ネイサンは激怒してロレインに電話してきた。ロレインにとってネイサンは役立つどころか頭痛の種になり、これ以上この医者たちと関わり合いたくなくなった。

〈ジェーン〉たちの知識には、埋めなければならない大きなギャップがあった。前年の夏、ヨーロッパ式を使うと称していた医者とのあいだに起こった出来事で、メンバーは中絶医の言うことは信用ならないと思い知っていた。メンバーたちは単なる情報源としてだけでなく、中絶後の検診や医療的なバックアップのためにも、親身になってくれる医療関係者を必要としていた。中絶のために送り込んだ人が合併症を起こし、治療や入院が必要になった場合に、開業医が入院させてくれれば、緊急治療室でのトラブルを避けられる。意識を失って緊急治療室に搬送されるのは悪夢の始まりになりかねなかった。しばしば警察が呼ばれ、お前はへぼ堕胎を受けて死にかけていたんだぞと脅され、誰がやったのか白状しなければ治療できないと言われるのだった。もし彼女たちに専用の医者がいれば、必要な医療情報と〈サービス〉を提供できるようになるはずだ。

現在、ロレインはかつてのカレン同様に気に入っていて尊敬もしているヨーロッパ出身の専門医のところで、不妊治療を受けていた。ロレインはこんなふうに話題を持ち出した。「中絶が原因で妊娠できなくなることはあるのでしょうか？」

「中絶しすぎると子宮脱になることもありますよ」と、医者は彼女と同じように淡々とした口調で答えた。

「しすぎるとは？」

「そうだね……一四、五回の中絶だったら多すぎです」

一四、五回！　ロレインは衝撃を隠せなかった。「そんなに中絶を受ける人なんていないでしょう！」

医者は彼女の純粋さに笑った。「中南米にはいるんです。それしか避妊法がないのでね。アメリカの女性が困っているのは、医者が金持ちすぎて誰も中絶を引き受けてくれないためですが」。彼の説明によれば、中南米やヨーロッパの一部では、若い医者は診療が安定して医学部の学費ローンを返し終えるまで、中絶を引き受けているのだ。

それから数カ月かけて、ロレインは少しずつ自分のしていることを打ち明けていった。この医者は優れた医療情報源になってくれたが、それまでだった。彼の診療はかなり特殊で、とても忙しかった。

ジェニーの近所には医者が二人いた。一人は通り沿いに住んでいた。子ども同士が友だちになったおかげで親同士も知り合い、友だちになった。その医者はジェニーの子どもたちがお気に入りで、ジェニーと夫のグレンの起業家精神に感服していた。ジェニーと夫は、いつも次から次へと新しい副業に取り組んでいたからだ。その医者と妻がそうであったように、ジェニーたちも地域社会の政治的な活動に参加していた。

中絶に対するこの医者自身の気持ちは揺れていた。「結論を先送りしているような状態だった」と彼は振り返る。「私はベジタリアンなので、殺すということ自体が忌まわしかった。同時に、女性には自分の体内で起きていることに関して言い分があるはずだと思っていたので、第三者として彼女たちに何か言える立場にはないとも感じていた。それは非常に個人的な決断なので、ああしろ、こうしろと指図するような厚かましい連中には腹が立った」。カウンセリングしている女たちの生い立ちなどに触れながらジェニーがこの話題を持ち出すのを聞くうちに、彼の態度は変わり始めた。彼は不平等感にさいなまれた。金のある女性は中絶できるのに、金のない女性は中絶できないのだから。彼はついにこう感じるまでになった。「女性には中絶を望む時に中絶を受ける権利があり、中絶を禁止する法律を作る権利は誰にもない。中絶はあくまで個人的な決断なのだ」

ジェニーはこの医者に、医学的なアドバイスと診断の助けを求めた。「彼女がいくつかの症状を挙げ、私はその症状がどういう原因で起きるかを説明したものです。血の塊が出たり、発熱や痛みがあったり、気が遠くなったりするような症状だ」と彼は回想する。時には抗生物質を処方したり、女たちを入院させたりもしてくれた。ジェニーは決して彼を質問攻めにはしなかった。「年に四回も電話がかかってくるようなら、もうごめんだと思ったかもしれない」と彼は振り返る。ジェニーが電話をかけてくるたびに、彼はいつも応答していたが、慎重にしなければならなかった。彼はシカゴ医師会では「急進的な傾向がある」と言われていた。「急進的だと?」と、彼は鼻で笑った。「私は人々がより多くの食料を手に入れ、より良い医療を受けられることを望んでいただけだ。だが、私のことをいろいろ嗅ぎまわる人々もいた。わなを仕掛けようとしているのか、それとも何なのか、私にはわからなかった」

わなにはめられることを心配している医者は彼だけではなかった。ジェニー、ミリアム、クレア、そしてハイドパークのアクティビストの多くと知り合いである「人権擁護のための医療委員会」[*2]の医者の一人も、同じ心配をしていた。反戦活動をしていた時、彼をはめようとした試みは、少なくとも一度はあった。何者かが彼の事務所に押し入り、ファイルをあさったのだ。この医者はグループを助けてくれたが、距離は置いていた。

メンバーたちが求めていたのは、緊急時やフォローアップのために電話で相談できる人々のネットワークだった。バックアップの医者たちに詳細は知らせなかった。医者の側も聞かなかったし、聞かされてもいなかった。彼らが協力を引き受けてくれたのは、グループに入っている知り合いの女への個人的な信頼と、グループがしていることへの信頼に基づいていた。そのうちに、メンバーを助けてくれる医者たちのリストは充実していった。ドクターXの名前の横には、「連絡は＊＊＊を通してのみ」とか、「神経質になっているので頻繁に電話しない」などと書いてあった。

〈ジェーン〉に電話をかけてくる女には、常に誰から紹介されたのかと尋ねていた。しょっちゅう女たちを〈ジェーン〉に紹介してくる医者には連絡を取った。「ジェーンです。女の患者さんたちが紹介されて来ていますが、お手伝いしていただけませんか」。「二度と電話してこないでほしい」とにべもなく断られることもあった。それ以外の医者たちは事後診察を引き受けてくれたが、緊急時に対応してくれる医者はごくわずかだった。非公式の医者のネットワークは常に変化していた。病院のスタッフたちにどう思われているのかと心配しはじめる医者もいたし、カウンセラーのところに女たちから無神経な扱いを受けたという報告が入ることもあった。

限られた数のバックアップの医者たちから得た情報で、ケース・バイ・ケースで学んだ知識の穴を埋めていくことは可能だった。当面は、そうやって自分たちの知識の断片を積み重ねていくしかなかった。自分たちを助けてくれない医者たち、特に女たちを紹介してきたのに助けようとはしてくれない医者たちに憤慨した一方で、ジェニーの隣人のように、自分たちのために時間を割いてくれる数少ない医者たちにグループは感謝していた。しかし、グループのメンバーたちは、医療専門家に頼るだけでは限界があることに気づいていた。

＊１　カテーテルによる中絶には危険性が伴うため、〈ジェーン〉はカテーテルを使う医者を避けていた。カウンセリングを受けにきた女たちから、この界隈では「カテーテル・レディ」が街中で営業していることをグループは学んだ。

＊２　医療従事者によって全国的に組織された「人権医療委員会」（一九六四〜一九七四年）は、中絶の権利など根源的な問題を訴え、都市暴動や政治的抗議行動の際に医療サービスを提供した。

中絶の相談や斡旋をしていたのは〈ジェーン〉のメンバーたちだけではなかった。アメリカの数多くの都市で女性解放グループが同類のサービスを立ち上げていた。また、女性解放にくみしていない人々も、斡旋を行っていた。カリフォルニアのパット・マギニスは、一九六〇年代の初めに個人的に調べてきたティファナ［アメリカの国境に接したメキシコの町］で最良のクリニックをいくつか紹介するビラを街角で配っていた。ニューヨークでは、NARAL（中絶廃止全国協会）の共同設立者の一人であるローレンス・レイダーが、一九六六年に中絶に関する本を書いた後、女性たちに中絶の斡旋を行うと発表した。彼のもとにはすぐさま依頼が殺到した。一九六七年にはバプテスト派のハワード・ムーディー牧師の指揮により、ニューヨーク市のジャドソン記念教会で最初の中絶に関する聖職者相談サービスが開設された。

同様に、シカゴ大学の大聖堂ロックフェラー・チャペルの司祭だったハリス・ウィルソンというもう一人のバプテスト派の牧師も、聖職者によるサービスを組織した。一九六九年一二月、シカゴの聖職者グループは、すでに約五〇〇人の女性を斡旋したことを「シカゴ・サンタイムズ」紙の長々とした記事で公表した。ハリスはその進歩的な考え方によって大学コミュニティーで知られており、ICMCA（イリノイ中絶医療管理市民会議）の共同設立者の一人でもあった。一九五〇年代に彼は、ボストンの大学礼拝堂《チャプレン》付牧師として、マサチューセッツ州の避妊具解禁に積極的に取り組んでいた。

ハリス・ウィルソンがシカゴのグループを立ち上げたのは、ハワード・ムーディーの勧めを受けてのことだった。二人ともアメリカン・バプテスト連盟（一九七二年にアメリカン・バプテスト諸教会に改称）の牧師であり、公民権運動と反戦運動に関わっていた。二人は教会の方針作りや国の薬事行政をより公平なものにするためにも協力し合っていた。彼らは共に起草し、一九六八年六月に連盟で可決された決議案の中で、家族計画や中絶について女性の相談に乗るよう牧師たちに呼びかけた。一九六八年初めのある日の昼食時、ムーディーはウィルソンにこう言った。「きみもだいぶこの中絶の問題に関与しているようだね」。続いてムーディーは、助手のアーリーン・カーメンと共に女たちの中絶の相談に乗り、提供者を斡旋する聖職者の地域ネットワークを組織したことを説明した。この組織の聖職者たちは、中絶の合法化を支持する立場を公的な場でも明言していた。ハリスは「ほお」と返事をしただけだった。彼はＩＣＭＣＡで法改正のためのロビー活動をしていたが、実際に女性のために中絶できるところを探すことはあまり考えていなかった。彼は神学部の教員であり、生物科学部で人間のセクシュアリティに関する講義を行い、ロックフェラー・チャペルで大学の信徒に奉仕し、説教をしていた。もうこれ以上、仕事を増やすつもりはなかった。

一九六八年の春、ブルーミントンにあるインディアナ大学のバプテスト派の牧師がハリスに依頼の電話をかけてきた。「あなたは大きな罪の街に住んでいる。私は今、困難を抱えていて、あなたなら助けてくれると思う。ある若い夫妻がいる。二人とも大学院生で、妻が妊娠している。もし妊娠が続けば、彼女は仕事を辞めなければならないし、彼は大学院を中退するはめになり、もう少しで修了できるのにすべてが台無しになる」。夫妻はニューヨークのムーディーのネットワークには行けないが、シカゴなら数時間で行けるというのだ。

ハリス・ウィルソンはこう答えた。「シカゴのどこで中絶できるのか、私には見当もつきませんが、もし夫妻が私と話したがっているのなら、こちらに送ってください。探してみようと思います」

もし誰かが知っているとすれば、彼女なら知っているはずだと思った知り合いの女性に、ハリスは学部長室から電話をかけた。その相手は学内の女性解放グループWRAPのメンバーだった。クレアの中絶斡旋の仕事も手伝っていた。その人はクレアの電話番号を彼に教えた。「私が連絡を取り、夫妻はそこへ行って中絶を受けました」と、ハリスは回想した。「彼女たちはチャペルの事務所に戻って来て、あんなふうにできるとは何と素晴らしいと私に言いました。その後、夫妻は家に帰り、それっきりです」

数カ月のうちに、中絶を求める人々がハリスの元を訪れるようになった。彼はその人たちをすべてニューヨークのハワード・ムーディーのグループに送り込んだ。州外への斡旋は摘発を免れるかもしれないと思ったし、学部長室から連絡した相手よりも聖職者のネットワークのほうが安心できたからである。

バプテスト派の執行委員会のメンバーとして、ハリスは会議のために頻繁にニューヨークに通っていた。そうした出張の際に、ハワード・ムーディーが彼にこう言った。「いいか、きみたちも自分たちでまかなえるようにするんだ。イリノイからの斡旋をすべて引き受けるわけにはいかないよ」。この時、ハリスは「わかった、ハワード、シカゴで聖職者相談サービスを始めよう」と引き受けた。

シカゴで開かれたNARALの設立会議に出席した翌月の一九六九年三月に、ハリスは中西部の聖職者四五人を招集した。「最前線に出ることは必ずしもバプテスト派が得意とすることではないが」と前置きして、ハリスは続けた。「ニューヨークにはハワード・ムーディー、ブルーミントンには別のバプテスト派の牧師、インディアナ州フォートウェインには長老派の牧師、他にもあらゆるたぐいの仲間たち、牧師やラビのネットワークがある」。彼はシカゴ大学付属ビリングス病院の婦人科医に中絶の医学的側面を、弁護士にはリスクや法的責任などを説明してもらった。会合の後、約二〇人の聖職者が参加を決めた。

実際に斡旋を行う業務の他に、聖職者たちには政治的かつ教育的な任務もあった。彼らはおおっぴらに中絶合法化のために働き、この問題について人々を教育した。道徳的権威という外套をまとうことで、彼らは公的に立場を表明できたのだ。しかし、公の場に出て意図的に注目を集めようとするならば、シカゴ市内で行われている違法な中絶に女性たちを送り込んでいると公表するようなリスクを冒すわけにはいかなかった。

この聖職者グループは、定期的に女性たちをプエルトリコ、メキシコシティ、イギリスに送った。「私たちは中絶のために世界各地に人々を送っているという事実を大々的に宣伝していました」とハリスは振り返る。「でも、本当はそれだけではなかったのです」。彼らは数人の女性たちをミシガン州の医者のところに送り、シカゴを離れられない女性たちの相談にものっていた。女性たちのために地元の医者を幾人か見つけてあったが、その部分は秘密にされていた。一人は外科医で、聖職者ネットワークのメンバーである牧師のためにサービスを提供していた。毎週水曜日の夜、彼はホテルの一室で最大四件の中絶を行っていた。やがてハリスは、63番通りの医者とも緊密な関係を持つようになった。

〈ジェーン〉の側は、互いのグループが同じ使命を共有しているのだから、ハリスや聖職者たちと接点を持つことは相互に有益であると判断した。夫が大学に勤めていたミリアムは、ハリスに近づいた。彼の話を聞いて、ミリアムは自分たちの手が届いているのは巨大な氷山の一角でしかないことを知った。〈ジェーン〉は一週間に一〇件の電話を受けていたが、聖職者たちは一日に一〇件の電話を受けていた。ハリスはミリアムとの情報交換を望んでいたが、自分のグループとミリアムのグループとの距離は保つように心がけていた。地元で同じ提供者を使うのは避けたほうが政治的に賢明だと考えたのだ。

聖職者である彼らには、〈ジェーン〉にはない一定の保護があった。彼らは公的な役目を務め、自分たちのしていることを公表していたが、〈ジェーン〉と違って、彼らは地位のある人々であり、誰も彼らを破壊活動家だとは考えなかった。それぞれのグループは二つの異なるレベルで活動を続け、ミリアムとハリスは定期的に会って情報交換を続けた。

聖職者たちは、宗教という道徳的な権威をもって語った。アメリカン・バプテスト連盟は、伝統的に神学、教会の実践、道徳に関する個人の自由を奨励していた。一九六七年に書いた中絶に関する記事の中で、ハワード・ムーディーはこう述べている。「いかなる個人的な道徳の問題についても、民法で解決することは、プロテスタントのあらゆる倫理的姿勢に反しています……」。ハリスは、個人の良心の不可侵性と自己決定権を信じており、それは中絶にも及んでいた。ハリスは、自分の立場に疑問を投げかけてきた修道女に宛てた手紙の中で、現実の人間の生命と潜在的な人間の生命との神学的な違いについて次のように述べた。「人間の生命を尊重するというキリスト教の教えは、常に生きている人間に関するものであり、精子、卵子、受精卵、胚、あるいは初期の生存不可能な胎児……に関わることを意図したものではありません。聖職者として私は、受精卵の利益が何であろうとも、それよりも生きて呼吸している女性の人生における人としての傷《トラウマ》と彼女の利益を考慮しなければなりません。『胎児は人間である』という神学的断言に同意できない人々は何百万人もいます。そうした人々にとって、中絶は……彼らの住む社会によって擁護されるべき良心の問題なのです……」

牧師たちの役割は、ローマ・カトリックとは異なる道徳的立場を強調することにあった。「私が常に強調していたのは、結果の道徳性です」とハリスは言う。「ある立場が、どんなに良い意図を持っていたとしても、有害で破壊的な結果をもたらすのであれば、それを考慮に入れなければなりません。そこがカトリック教会には理解できていないのです。彼らはこの問題に対する感受性に欠けているのです」。ハリスが問いかけているのはこういうことだ。女性は責任ある道徳的行為者とみなされるべきか否か？　彼は説明する。

「それは支配《コントロール》の問題であり、道徳性の問題なのです」

一月、シセロのドクター・カウフマンの連絡係をしていたニックが、カリフォルニアからジェニーに電話をかけてきた。マフィアとトラブルがあり、急いで町を出なければならなかったのだと彼は暗い声で漠然と説明した。その前の一一月、他の医者からドクター・カウフマンを捜しているという電話を受けていたミリアムは震え上がった。やばい。みんなつながっているんだ。みんなマフィアの一員なんだわ。ジェニーに電話をかけてきたニックは、何の連絡もせずに姿を消したことを謝った。彼は仕事の再開を望んでおり、ジェニーがスタッフの役目を果たしてくれるなら、週末に飛行機でそっちに行けると言ってきた。

一方で、〈ジェーン〉をはじめとする中絶斡旋サービス業界にも大躍進があった。一九六八年、ワシントンDCの診療医で、自身のクリニックで定期的に中絶を行っていたミラン・ヴイッチが逮捕された。一九六九年一一月、巡回裁判所の判事はヴイッチに対する訴えを取り下げた。ヴイッチの逮捕の根拠だったワシントンDCの法律は、「母体の生命または健康の保持のために必要な」中絶を認めており、他の州法よりもかなりリベラルだった。ところが、裁判官がこれを曖昧な憲法違反の法律であるとして破棄したために、DCには中絶を禁止する法律がなくなった。DC政府は判決を不服として控訴する意向を表明したが、ヴイッチは中絶を再開したばかりか、診療規模を拡大した。二月までに、彼は週に一〇〇件の中絶を行うようになっていた。ヴイッチは中絶に三〇〇ドルを請求した。シカゴからの往復航空運賃が数百ドル加算されることを思えば、彼の中絶は〈ジェーン〉がシカゴで手配できる中絶より格段に安いわけではなかった。〈ジェーン〉のワシントンDCでの人脈を通じて、グループは、中絶料金と運賃の両方を払える経済力のある何人かの女たちをワシントンDCに送り込んだ。
中西部全体から中絶を求める電話が鳴り響き続けた。郵便で次のような依頼が届くこともあった。

ミシガン州アナーバー
パイン通り

関係者各位
あなたのグループの元メンバーの友人である＊＊＊から、中絶するための情報を教えてもらえると聞きました。私は結婚していて、妊娠一カ月半です。夫と私は子どもを育てる余裕がありません（夫は学位を取るまで後二年残っています）。私たちは結婚してまだ一カ月で、今は子どもがほしくありません。どのような情報でも結構ですので、教えていただければ幸いです。
どうぞよろしく。

アン

（最下部には、ミシガン州の電話番号、一〇時過ぎ、七週とするジェニーの殴り書きがあった）

その年の冬、グループは中絶に関する公開フォーラムを開催することにした。聖職者たちと同様に、〈ジェーン〉の活動にも教育的かつ政治的な側面があった。しかし、このグループは、聖職者たちが教えを垂れようとしていた聴衆とは異なる相手を念頭に置いていた。女たちの意識高揚の潮流は、いたるところに現れていた。〈ジェーン〉のメンバーたちは、その勢いに乗りたかった。中絶は単に必要なものだというだけでなく、実際に手に入れられるものだと人々に知ってほしかった。中絶は、沈黙に取り巻かれて周辺に追いやられてきた。公開イベントは、女たちに中絶に関する個人的な経験について語る機会を提供する。公開イベントの開催そのものが、中絶はこっそりささやかれなければならない恥ずべき秘密ではないと公に表明することになる。中絶を受けようとする女たちが経験させられていることこそ、恥ずべきことなのだ。

ロレインは準備の大部分を引き受けたが、彼女一人では無理だった。大型のイベントを開催するには助けが必要だった。メンバーたちは、街中の女性解放プロジェクトや意識高揚グループを束ねているCWLC（シカゴ女性解放同盟）に連絡を取り、数人の女たちに手伝ってもらうことにした。ジェニーは、NOW（全米女性機構）で知り合ったメディアに詳しい女たち二名に声をかけ、広報を手伝ってもらった。彼女たちはシカゴ大学の近隣であるハイドパークの57番街とユニバーシティー・アヴェニューの角にあるプロテスタント教会のコミュニティー・センター〈ブルー・ガーゴイル〉に、一九七〇年二月二六日の夜の予約を入れた。ロレインはこう回想している。「当時、教会はとても忙しかった。あらゆるたぐいの市民団体が、どこかの教会の地下室で集会を開いていた。私が通っていたルター教会（とても保守的な教会）も、ハイドパークのルター派の人々も、数多くの政治的な活動に参加していた」

このイベントを企画した臨時のグループは、中絶に関するシカゴ女性委員会と名乗ることにした。彼女たちは女性解放のコミュニティーを通じて、自分の中絶について進んで話をしてくれる人々を見つけ出した。そのイベントは「中絶スピークアウト」と名づけられた。[*1] ロレインはポスターをデザインした。「私たちは二人の横顔が花瓶にも見えるようなシルエットの心理学者のだまし絵を使うことにした。何百万枚も印刷したものです」。ポスターにはこう書かれていた。「中絶に関するスピークアウト――自分のからだをコントロールする権利のために、中絶を合法化しよう」。主催者たちは、地元のラジオ番組でスピークアウトを行うことを宣伝した。シカゴ大学の新聞「マルーン」は「中絶セミナー開催される」という記事を掲載した。

主催者たちは統計を調べた――敗血症性流産でクック・カウンティ病院に入院した女の数、推定死亡者数、そして中絶の歴史も調べた。その結果、中絶は歴史を通じて女たち、助産婦、治療者によって、つまり医者ではないあらゆる人々によって行われてきたことがわかった。

スピークアウト当日の夕方、〈ブルー・ガーゴイル〉には主催者たちが予想もしていなかった五〇〇人以上もの人々が詰めかけた。ロレインは、中絶に関するシカゴ女性委員会を代表して司会を務めた。彼女は中絶の歴史と政治について概説し、カトリック教会で中絶が禁止されたのは一九世紀後半にすぎないと指摘した。ロレインの冒頭の発言は短かった。これは講演会ではなく、女たちが個人的な体験を公に語る場だった。ハリス・ウィルソンがパネルに参加した。彼は聖職者相談サービスの仕事について説明した。

五人の女たちが壇上に上がり、自らが経験した違法中絶の話をした。そのうちの一人、ウェストサイド・グループとCWLUのメンバーであるクレアの友人は、中絶のためにはるばるプエルトリコまで行っていた。彼女は震えながら、自分を捨てた恋人から処置の直前に送りつけられてきた中絶に関する苦悩を記した恩着せがましい手紙を読み上げた。ジェニーは、合法的な中絶を得るために病院の理事会とやりあった自分の経験を語り、中絶の決断は医者ではなく女が自分でコントロールできるようにすべきだと強調した。会場にいた数人の女たちも、自分の違法中絶の体験談をそれぞれ自発的に披露した。

自分たちを守るため、〈ジェーン〉は自分たちのしていることを公表しないことに決めていた。その決断を知らなかったクレアは立ち上がって言った。「みなさん、知っておいてください。中絶を手伝ってくれる女性解放グループがあります。電話番号は643の3844です」。クレアは聴衆にグループへの寄付を促し、その夜、数百ドルが集まった。壇上でジェニーとロレインは顔を見合わせた。ジェニーは、ああ、たぶんこの中には警察がいるんだろうなと思った。だが、手遅れだった。グループを秘密にしておくつもりがあろうとなかろうと、もはや秘密は暴かれてしまったのだ。

＊１　その前年、ニューヨークの急進的なフェミニスト・グループ、レッドストッキングスが、中絶に関する初のスピークアウトを開催していた。

クレアがスピークアウトで〈ジェーン〉の存在を暴いた後で、そのイベントに参加していた女たちの何人かがグループに入ることに興味を示した。これは〈ジェーン〉に新たな問題を突きつけた。今回の新メンバー候補はグループの誰の知り合いでもないので、保証人になれる人がいないのだ。今や中心メンバーのジェニー、ミリアム、ロレイン、カレン、キャロルは、新たな参加希望者全員を審査すべきかどうかで頭を悩ませた。「女たちを助けたい気持ちは持っていても、政治理念が違っていたり、そもそもの政治意識が低かったり、とても違法なことなどできそうにない雰囲気の人たちも入ろうとしてきた」とキャロルは振り返る。「もはや逃げられなかった。どうすればよかったの？」なかには、中絶カウンセリングに関わることの副次的な影響や、法的な義務、個人的な責務や引き受けなければならない責任について、おそらく考え抜いていないと思われる人も含まれていた。もしかしたら、グループは女たちを州外に送り出しているとか、何らかの方法で病院での中絶を手配しているとか、評判のいい医者だけを利用しているとでも思っていたのかもしれない。〈ジェーン〉が女たちを裏社会の中絶医のところに送り込んでいると知ったら、彼女たちはどう反応するだろう？　グループが最も心配すべきだったのは、新メンバーが自分たちを警察に突き出すことだった。

法を破ることも、裏社会の中絶医を相手にすることもまったく気にしなさそうだったのは、即座に結果が出る具体的な活動をやりたがっている女たちだった。その種のやる気と、具体的にどんな急進的な政治課題を支持しているかは無関係だった。実際、ロレインは自分を急進派だとは思っていなかった。決め手になるのは、進んで責任を担い、責任を持って行動しようとする意志だった。カレンが言うように、「政治は重要ではない。重要なのは行動と奉仕の精神。それがムーブメントを起こす法則なのだから」

政治的な立場を問わないままに、グループの安全を脅かすことなく新メンバーを統合するには工夫が必要だった。ミリアムは、自分たちを守るために、最初は誰が何をしているのかの詳細を曖昧にしておいて、新人を個別にカウンセラーとして訓練し、その後、時間をかけて、相手のことがわかり信用できると思ったら、すべてを明かすことにしようと提案した。情報を共有するのは、知る必要がある場合のみとした。

スピークアウト後、最初にグループに加わったのは、メンバーの誰も保証人になれなかったシンシアだった。彼女は、その秋のＣＷＬＵ（シカゴ女性解放同盟）の合宿で急進的な人々からつるし上げを食らったＮＯＷ（全米女性機構）のメンバーだった。ＮＯＷが女性解放運動から軽蔑されていることは、シンシアも承知していた。

ＮＯＷは、〈運動〉の支部として市民的権利としての女性の平等を求めて闘っていた。ＮＯＷに所属する女性の権利の擁護者たちは、訴訟や立法を通じてその目標を達成しようとした。主な対象は雇用と教育における差別であったため、ＮＯＷの最初の全国キャンペーンは、女性の雇用機会を著しく制限していた漫然たる慣行としての新聞の男女別求人広告欄に向けられた。専門職の女性たちによって組織されたＮＯＷは、階層的に構成され、伝統的な公民権の戦術——請願書を呼びかけるキャンペーンやロビー活動、ピケッティング［ストライキ中に職場構内の出入り口を見張り、ストへの参加を呼びかけたりする］——を用いた。女性の権利を擁護する彼女たちは、女性解放を主張する耳ざわりで急進的な女たちに代わりうる合理的で信頼できる存在であると自らを位置づけていた。

女性解放を支持する女たちは、〈運動〉の支部として女性の権利を担っているNOWが掲げる限定的な課題は高学歴で裕福な人々の課題でしかないと批判した。女たちが目標に掲げている女性解放は、公民権運動の延長線上で達成されうるものではなかった。一九六四年の公民権法が人種差別を終わらせたとか、女性参政権の獲得が女の地位を変えたとは言えないように、いくら訴訟を起こしても性差別を根絶することはできない。女は自らの解放のために闘わねばならず、そのためには問題の根源に迫る急進的なアプローチが必要だった。女の抑圧は制度的なものであり、社会の大変革が必要だった。

自律的なグループで構成された女性解放運動は、階層構造はそれ自体が抑圧的であるとして敬遠した。運動の内部では、理論や戦術をめぐって大きな意見の相違があった。しかし、性差別は人種差別や帝国主義のように資本主義の罪悪のもう一つの表現にすぎないと主張するにせよ、女の従属は根源的なものだと主張するにせよ、法律をいじくりまわしても決して達成できないような抜本的な改革を彼女たちは提唱していた。

そうした信念に従って、一九六九年二月にニューヨーク市で州知事の中絶委員会が開催した公聴会を女性解放運動のメンバーたちは妨害した。男ばかりの委員会は、一四人の専門家を証人として招いていた。そのうち女はたった一人で、しかも修道女だった。「ニューヨーカー」誌で報道されたように、最初の証人が話しはじめると抗議者の一人がこう叫んだ。「みなさん、本物の専門家の意見を聞く時がきました」。もう一人、「パネルの女たちはどこだ?」と叫んだ。改革に熱心な上院議員が「みなさんのためにどうにかしたいと思っている人々がここに来ているのです」とデモ隊を非難すると、女たちの一人がこう答えた。「何かをしてもらうのは、もううんざり! 私たちは変革のために行動したいんだ!」公聴会から閉め出された女たちは、その場にいた記者たちに自らの違法の中絶について語った。その後、彼女たちは、公の場で沈黙してはならず、違法な中絶について真実を語ることが不可欠だと考えるようになった。それから一カ月後の三月二一日、〈ジェーン〉のスピークアウトより一年も早く、ニューヨークの女たちは初めての中絶に関するスピークアウトを開催した。

ニューヨークで最も早い時期に結成されたニューヨーク・ラディカル・ウィメンとレッドストッキングスという二つの女性解放グループは、新しいフェミニズム分析を生み出す運動のツールとして、意識高揚という概念を開発し、推奨した。女性解放運動は政府に依存するのではなく、女のセンターのような代替機関や、〈ジェーン〉のように、女のニーズを満たすために女たちによって管理・設計された代替的なプロジェクトの創設に力を注いだ。

しかし、理念や戦術の違いはあったとしても、女性運動のすべてのグループは、女が完全な人間であるためには生殖をコントロールしなければならないという点で一致していた。そして、中絶の権利は女の平等のための基本的な一歩であり、そのために活動するのであれば特定の政治的信条を持つ必要はなかった。

ＮＯＷの会合で〈ジェーン〉のことを聞いたシンシアは、フェミニストのグループが中絶の手配をしていると知ってうれしかった。〈ジェーン〉はまさに正しいアプローチだと思った。彼女は自分も参加するチャンスを求めて、スピークアウトに出向いた。中絶は彼女にとって重要なテーマだったので、進んでＮＯＷと女性解放運動の橋渡しになろうとも思っていた。

一九六〇年、シンシアは二〇歳で妊娠した。母になることは当時の彼女にとって最も望まないことだったが、どうすれば中絶できるのかわからなかった。結婚するしか選択肢はないように思えた。当時は「良い」女の子は妊娠したら結婚していた。

夫に養われる妻として、主婦として、自分は満たされた気持ちになるはずだと思っていたが、気持ちがふさぎ不満だった。『新しい女性の創造』を読んで初めて、自分だけが特別ではなかったことに気がついた。この本から受けた影響について、シンシアはこう語っている。「他の人もマスターベーションをしていると知って、自分だけのささやかな秘密ではなかったのだ、私が狂っているのではなかったのだと気づいたようなものでした」

三人の子持ちになった一九六八年までに、結婚生活は崩壊してしまった。民主党全国大会の最中に、シカゴでNOWの支部を立ち上げようと友人に誘われた。彼女は躊躇した。NOWはキャリアウーマンのためのもので、自分のような専業主婦のためのものではないと思っていたし、実際、最初の会合で幼い子どもを連れた主婦はシンシアだけだった。彼女が担当した家族文化委員会は、デイケアと中絶を扱うことになっていたが、ほとんど活動していなかった。新たに結成されたNOWシカゴ支部の主な活動は、あからさまな差別に立ち向かうことだった。NOWはシカゴのダウンタウンにあるユナイテッド航空本社でピケッティングを行い、ニューヨークへの通勤便が男性専用であることに抗議した。彼女たちは、主だったレストランの男性専用席でサービスを受けることを要求した。フェミニストによる中絶グループがあると聞いた時、シンシアがぜひ参加したいと思ったのは、せめて自分の身の回りの女たちだけでも、自分のように望まない子どもを産まずにすむようにしたかったからだ。

スピークアウト後の〈ジェーン〉のミーティングに、シンシアは初めて出席した。グループが新入りを牽制していることが、シンシアには痛いほどわかった。彼女たちはシンシアに、あなた自身にも他の女たちにもリスクがあるのだから、責任を持って行動しなければならないと警告した。このグループで活動するなら、牢屋に入れられる可能性もあるのだと。シンシアには、それはありそうにないように思えた。反戦や公民権などの道徳的な理由で法律を犯している人たちは国じゅうにいた。誰かの中絶を助けたからといって、自分が犯罪者になるとは到底思えなかった。

カウンセラーとしての訓練をするために、ミリアムはシンシアを何度かカウンセリングのセッションに同席させた。やがて、シンシアは一人で対応するようになった。ある女のカウンセリングを終えた後、彼女は医者の手配をしてくれるミリアムに電話した。シンシアはミリアムから中絶についてどう説明するのかを学んだが、グループで使っている医者の身元など、具体的なことは誰も教えてもらえなかった。シンシアは限られた情報しか得られないことを受け入れた。シンシアは秘密にしておく必要性を理解し、女性運動の一翼を担っている女たちを信頼していた。

ジェニーとドクター・カウフマンの連絡係であるニックは、毎週末カリフォルニアから飛んできていた。ジェニーとミリアムは、仲介者の彼がなぜ中絶のためにシカゴに来るのかいぶかしんだ。しかし、ドクター・カウフマンの中絶の腕は確かで、交渉にも応じてくれたので、二人はニックを問い詰めなかった。彼女たちは今も他の医者たちを探し続けていたし、どんな手がかりでも追いかけた。ニックとドクター・カウフマンは、一一月のようにいつ再び姿をくらますかわからなかった。それに、選択肢が多ければ多いほど、自分たちが有利になるからだ。

ドクター・カウフマンは女の自宅かモーテルで中絶を行った。モーテルを利用する場合、女は中絶費用に加えて部屋代も払わなければならなかった。ジェニーは自宅での中絶を街の端から反対側の端まで地図上に配列した。彼女はニックを説得して一つのモーテルで数回続けて中絶するようにし、部屋代を女たちに割り勘させようとした。だが、ドクター・カウフマンの手下は、複数の女が一つの部屋を利用した場合でも、それぞれの女に満額の部屋代を請求しようとした。

グループが利用している伝言電話サービスで、オペレーターが伝言を取り違えることがあったのも悩みの種だった。ジェニーはその問題についてニックに相談した。もっと確実に連絡を取り合う手段があったら、もっと事業を拡大できるはずだと彼女は確信していた。するとある週末、シカゴに飛んできたニックは留守番電話を抱えてきた。これは価値ある投資だとビジネスパートナーを説得したのだという。一九七〇年当時、留守番電話は珍しかった。自分で所有している人など誰もいなかった。ニックが持ってきたのは、ビデオデッキ二台分の大きさのリール式装置で、メッセージを録音する際にビープ音が鳴るタイプだった。ロレインとジェニーはそれを見て目を丸くした。「かなり立派なものだった」とロレインは回想する。「それを私は部屋でほぼ独り占めしていたのです」

留守番電話はとても珍しかったので、電話をかけてくる人の中には自分が機械に話しかけていることを理解していない人もいた。支離滅裂にしゃべり続けて電話を切り、いつ電話をかけ直せばいいのか、誰にかければいいのか、誰と話してはいけないのかがわかりにくいメッセージを残す人もいた。少なくとも一度は、その時たまたま使っていた公衆電話の番号を残していった人もいた。

中絶費用は常に問題だった。どんな経済状態でも、五〇〇ドルをすぐに工面できる女はほとんどいなかったからだ。中絶の件数が増えた今、〈ジェーン〉の基金は需要に追いつかなくなっていた。貧しい女たちは割引価格を払うのも不可能で、〈ジェーン〉が助けになれることはほとんどなかった。時には、金がないことを理由に断らなければならないこともあった。ミリアムとジェニーは契約に関して医者たちに懇願し、おべっかを使い、取り引きし、約束した。「この人に割引してくれたら、あと五人は正規料金にするから」という具合に。その時点で、〈ジェーン〉の支援を求めてくる女たちはたっぷりいたので、メンバーたちは優位な立場で交渉できた。ジェニーは強気に出た。「私たちがあなたのところに大勢送り込んでいるから、今までにないほどもうかっているんでしょう。この人には、まけてくれてもいいじゃない」。ミリアムとジェニーは、女たちに電話をかけ直す係《コールバック・ジェーン》——たいていはキャロルかロレイン——と連携して、どの女をどの医者に斡旋するかを決めた。一週間の仕事の予定を立てながら、ジェニーは「先週はX先生に安くしてもらったから、今週は満額払える人を回そう」などと言ったりした。五〇〇ドルを余裕で払える人には、お金のない女たちのために二五ドルの割増料金を払ってもらうことに決めた。

ミーティングでは、その週のグループの活動を振り返り、何人の女から電話があったのか、どこに斡旋したのか、結果はどうだったのかなどを話し合った。敵意むきだしの恋人や、口では中絶したいと言いながらも迷いを隠せない女のことなど、カウンセリングの際に生じた具体的な問題についても話し合った。よくある問題の一つに、一〇代の娘のカウンセリングの場を支配してしまう母親がいた。母親ばかり話をするので、少女が中絶を望んでいるのか、手続きを理解しているのかを確認するのが難しくなるようなケースだ。そういう時、ミリアムのソーシャルワークの経験が非常に役に立った。彼女はたいてい、困難な状況を和らげるためのアプローチを提案できた。

相談にくる女たちが大学生であれ、郊外の主婦であれ、一〇代の少女であれ、働く女であれ、それぞれの状況は特有のもので、他の人とは違っていた。毎週、何かしら新しい問題が起こり、グループはその対応策を考えなければならなかった。いつだって、中絶を必要とする人を装った覆面警察官が来る可能性があることもわかっていた。ロレインは警察で働いているという女にコールバックしたことを気にかけて、ミーティングで話題にした。〈ジェーン〉が存在する以前から、クレアが警官の家族のために中絶の手配をしていたことは誰もが承知していた。警察で働いている人だからというのは、彼女を助けることを拒否する理由としては不十分だった。ミリアムは医者たちと連絡を取って、シカゴ警察に雇われている人でも進んで中絶を行ってくれる医者を見つけ出し、ロレインがその人のカウンセリングを引き受けた。カウンセリングの場で、ロレインはその女に次のように警告した。「私たちを裏切ったら、今後来る女たちを裏切ることになりますよ。そして、いつかまた助けが必要になった時に、私たちはもういませんからね」

「そんなことはしない。本気よ。迷惑はかけません」と女は誓った。

ロレインは、これはわなではないかとピリピリしながら、彼女をノースサイドの医者との待ち合わせ場所まで送り、中絶後は家に帰した。何も起こらなかった。実際、その数カ月後、その女はロレインに電話をかけてきて個人的な悩みを相談した。

一九七〇年三月に妊娠が発覚した時、ヘレンは失業中で、無一文で、不健全な交際に終止符を打たねばならないと思っているところだった。彼女はシカゴ大学で化学の修士号を取得し、ガーナで臨時教師として働いた後に、シカゴに戻って看護学生に教えていた。その仕事を辞めた直後に、ヘレンは妊娠に気づいた。友人のシカゴ大学の警備員が〈ジェーン〉の電話番号を教えてくれた。カウンセラーとして対応したロレインは、ヘレンのハイドパークのアパートメントから数ブロックのところに住んでいた。ロレインが避妊の選択肢について説明しはじめたとたんに、ヘレンはそれをさえぎった。彼女はIUDを入れていたのに、避妊に失敗したのだ。知識不足で妊娠したわけではなかった。ヘレンは言う。「私が冷たく、ビジネスライクに思えたとしたら、何もかもうまくいかず、落ち込んでいたからでしょう」。ロレインは、他の女の中絶費用にあてるため、二五ドルの追加料金を求めた。「もし余裕があれば、私に渡してください。医者に渡しても、自分のポケットに入れてしまうので。後で中絶の日をお知らせします。医者からあなたに電話して、迎えの者と落ち合う場所を知らせてきます」

ヘレンは五〇〇ドルを持ち合わせていなかったが、友人がその半分を送ってくれた。彼女は数年前、プエルトリコで受けた中絶費用を人から貸してもらったのだという。今度は彼女が、ヘレンが必要としているものを差し出すことで恩に報いる時が来たと考えたのだ。残りの半分はヘレンの恋人が支払った。

カウンセリングを待ち、中絶を待つあいだ――ヘレンは待つことで頭がいっぱいだった。他のことは何も考えられなかった。自分の命を危険にさらすことになるかもしれないとわかっていたが、選択の余地はないと思っていたし、ロレインの正直でまっすぐな態度は心強かった。

ジェニーはニックを通じてドクター・カウフマンにヘレンの中絶を依頼した。四月九日、ドクター・カウフマンの看護婦がヘレンに電話をかけてきた。「一人暮らしですか？」

「ええ」とヘレンは答えた。

「お宅の建物は安全ですか？　あなたのアパートメントで行ってもいいですか？」

一時間後、険しい表情の金髪の看護婦がやってきた。彼女は部屋をくまなく探し、クローゼットを開け、ソファの下まで探った。ヘレンの愛犬は異変を察知して吠え始めた。

女たち二人は寝室に入った。看護婦はベッドに分厚いビニールシートを敷き、腰から下の衣類を脱ぐように指示してから、ヘレンにスリーピングマスクをつけた。そこで看護婦は医者をアパートメントに招き入れた。犬の吠え声が大きくなった。医者が寝室に入ってドアを閉めても、犬はドアの向こうで騒ぎ立てていた。

看護婦はベッドのヘレンの隣に座って彼女の手を握り、医者は中絶に取りかかった。ヘレンをリラックスさせるために、医者は「フェース・オン・ザ・バールーム・フロア」の詩［酔っ払いの男が失恋の悲劇を語った一九世紀に書かれた有名な詩］を暗唱しはじめた。中絶のあいだじゅう、ヘレンは愛犬をおとなしくさせようとむなしく名前を呼び続けた。その絶え間ない吠え声は、部屋の緊迫感をさらに高めた。

医者は、今、聞こえているのは、きれいになった子宮壁をキュレットがこすっている音で、もうすぐ終わりますと説明した。ヘレンには、部屋全体が空虚なその音で満たされているように思えた。そして終わった。医者は器具を外し、洗って出ていった。看護婦は目隠しを外し、ヘレンのあと片づけを手伝うと、来た時と同じように速やかに姿を消した。

その後数日間、ヘレンは正直なところ圧倒的な安堵感を抱いていたにも関わらず、涙が止まらないことに当惑した。後日、ヘレンは友人の生化学者に自分の気分の落ち込みについて相談した。その友人は、最近の研究で、中絶や出産後のホルモンレベルの急激な変化がうつ病の引き金になる可能性が指摘されていると説明してくれた。当時、こうした生化学的影響はあまり知られていなかったが、〈ジェーン〉は医者たちからそれを聞き出しており、中絶後の「憂うつ」とホルモンの変化についての一文をパンフレットに折り込んでいた。パンフレットは主にアウトリーチ活動のために使っていたため、ヘレンはそれを見ておらず、残念なことにロレインもそのことに触れるのを忘れていた。

とはいえ、ヘレンは〈ジェーン〉との出会いにとても感銘を受けたので、グループに加わることにした。ヘレンは女たちのカウンセリングをする時に、自分の経験を元に、中絶後に経験するかもしれない感情の変化に備えておくよう促した。

聖職者や女性解放グループによる中絶斡旋サービスは、中絶禁止法に逆らってみせることで、法の正当性を切り崩そうとしていた。一方で、裁判所や州議会を通じて法律を変えようと努力していた人々は、次々と成功を収めていた。一九六九年秋、カリフォルニア州最高裁判所は、女性に中絶を斡旋した罪で起訴された医者に無罪を言い渡した。裁判所は、中絶を受ける権利は、セックス、家族、結婚に関するプライバシーの権利に付随するものだと判断した。この判断に至る際に、裁判所は一九六五年に連邦最高裁が下した「グリスウォルド対コネチカット判決」でプライバシー権として確立された避妊の権利を引き合いに出した。前例を作るという点では、この判決は重要だった。全米の他の裁判の基礎を築いたのである。ただし、この裁判は一九六七年のカリフォルニア州法改正以前に起こった事件に対するものだったので、一定の「治療的」中絶が許容される事由を定めた新法を覆すことにはならなかった。また、事実上、シカゴの女たちにはほとんど影響はなかった。カリフォルニアは遠すぎて、彼女たちの有益な情報源にはならなかったのである。

　より身近なところでは、イリノイ州の北隣であるウィスコンシン州で、中絶を行ったとして起訴された医者が、ウィスコンシン州の中絶法の合憲性について判断を示すよう連邦地裁に申し立てていた。一九七〇年三月、［ウィスコンシン連邦地裁の］裁判官たちは、グリスウォルド判決に基づいて、「妊娠初期（最初の四カ月間）の胚を抱え続けていくことを拒否する女性の権利は国家によって侵害されることはない……」［Babbitz v. McCann 一九七〇］として、この規制法を無効とした。ウィスコンシン州はこの判決を即座に不服として控訴し、同州の司法長官は中絶を行った医者は摘発すると警告した。ウィスコンシン州のケースは、連邦地裁の判決の限界を示したものでもあった。連邦地裁の判断に基づけばすぐにでも中絶を受けられるはずだったが、司法長官が州は連邦地裁の判決に従わないと発表したので、この発表で示された刑事訴追のリスクをあえて冒そうとする医者はほとんどいなかった。ジェニーは、自院で中絶を行っていると思われるウィスコンシン州の医者の手がかりを追ったことを覚えているが、具体的なことは何もわからなかった。やがて、グループはウィスコンシン州で一人の医者を見つけ出し、何人かの女を送り込むことはできたものの、その医者は地元の患者で手いっぱいだった。実際、ウィスコンシン州の医者たちが連邦地裁の判決に従うのをためらったのも無理ではなかった。一年後、連邦最高裁判所はウィスコンシン州の上告を認め、連邦地裁の判決は覆された。

一九七〇年二月、ハワイ州は中絶改革法案を可決し、一般に妊娠二四週と解釈されていた胎児の生存可能期の前に病院で行われる中絶を合法化した。この法案には、女性の九〇日間の州内居住要件も含まれていた。全国的な機運を高める重要な州の改革ではあったが、ハワイの法律はシカゴの女たちの生活にはほとんど影響を与えなかった。

ところがその四月、ニューヨーク州は一年足らずの審議で、大きな影響を与える法案を可決した。一九六五年以来、ニューヨーク州議会には改革法案が何度も提出されながら成立には至っていなかった。一九七〇年の法案は、中絶禁止法の全面的な廃止には至らなかったものの、それまでどの州議会に提出されたものよりもリベラルな内容だった。この法案は認可を受けた医者が女性の同意を得て行う妊娠二四週までの中絶を合法化した。この法案は、これを支持する改革派と、法の全廃以外は敗北だと主張する人々との溝を広げることにもなった。ルシンダ・シスラー率いる「中絶法撤廃のためのニューヨーカーたち」は、全廃こそが女性のからだをコントロールする権利を正当化するものであり、女性解放に必要なステップであると主張した。このグループは、自分たちが理想とする中絶法のコピーと称して白紙を配り、ニューヨーク州法がそうであるように、中絶を法制化する権限を政府が握り続けるのでは、女性の権利が浸食されていくことになると警告した。シスラーが指摘したとおり、「フェミニストたちがこれまで行ってきて、今後も行い続けていかねばならない最も重要なことは、中絶禁止法を撤廃すること、中絶を可能にすべき基本的な理由は、公正の実現——すなわち女性の中絶の権利の実現——のためだと主張することである」

ニューヨーク州議会で法案が採決された四月、この法案は一票差で否決される運命にあるように思われた。ところが土壇場で、カトリック教徒の多い北部地区を代表するジョージ・マイケルズ下院議員が立ち上がり、自分の良心と家族を引き合いに出して、震える声で反対票を賛成票に切り替えたことで、法案の成立を確実にし、それと同時に自らの政治家としてのキャリアに終止符を打った。ロックフェラー州知事はこの法案に署名し、一九七〇年七月一日に施行された。

ニューヨークの新法は女にとって勝利のように思えたが、女性解放の観点からすると、それはとても勝利とは言えないものだった。どんなにリベラルな改革であっても、問題の根本である「女が自分の運命を完全にコントロールする権利」に対応していなければ法の全廃とは相いれなかった。だが一方で、ニューヨークの新法は全米の女たちの心理に多大な影響を与えた。ある州では中絶が合法なのに、なぜ他の州では違法でなければならないのか。私たちには中絶の権利がある、中絶を要求することに何の弁解もいらないのだと、女たちは信じるようになっていった。

第8章

早春のある日。ドクター・カウフマンと看護婦は、ハイドパークのモーテルで〈ジェーン〉が手配した中絶を行っていた。そろそろ終わりだという時に、誰かがドアを叩き始め、「出てこい、赤ん坊殺し！」と叫ぶ男の声がした。

女がおびえた声でささやいた。「嫌だ、夫だわ。放っておいてくれると約束したのに」

数秒後、医者は中絶を終えた。看護婦は女が服を着るのを手伝った。ドアを叩く音はさらに大きくなり、男は部屋の中で妻が殺されかけていると叫んだ。

廊下は一瞬静まり返った。看護婦と医者は逃げようとしたが、ドアを開けたとたん、男が押し入ってきた。

「ぶっ殺してやる、赤ん坊殺し！」

女はドアをくぐって廊下を駆けていき、夫が追いかけた。医者と看護婦は反対方向に走り去った。混雑したロビーに入り、平静を装って歩いていると、夫が現れた。「見つけたぞ、赤ん坊殺しめ。殺してやる」

看護婦が一方へ、医者は別の方向へ逃げ、夫は大声で叫びながら医者を追いかけた。彼は駐車場をジグザグに走り、路地をいくつも駆け抜けた。追っ手を振り切ったのを確認すると、公衆電話を見つけて、ジェニーに電話をかけた。

ジェニーは彼を救出しようとドアから飛び出した。震えながら疲労困憊で彼女の車に飛び乗ったのは、ドクター・カウフマンの仲介人として彼女が交渉していたニックだった。ジェニーが何も言わないうちに、医者は別々に逃げたと彼は言った。しかし、ジェニーはつい最近、疑いはじめていたことの真相に気づいた。ニックとドクター・カウフマンは同一人物だったのだ。しかし、もし彼がドクター・カウフマンは別人だと言い張るのなら、彼女はそれに合わせるつもりだった。「それはとても浅はかなたくらみだった」と彼女は回想する。

ニックはその日の残りをジェニーの家でくつろいで過ごした。彼女はニックにマリファナを手渡した。彼はもう何年もマリファナを吸っていなかったが、それを受け取った。吸っているうちに、彼はずいぶん久しぶりにリラックスした気分になった。「かなり動揺した」と、彼は述懐する。「でも仲間と一緒にいて、話ができたのでほっとした」

ほぼ一年前の最初の交渉の時から、ジェニーはニックと友好的な関係を築こうと、あらゆる手を尽くしてきた。ジェニーは定期的に、時には毎日、彼に電話をかけ、他の医者のことや起こった問題についてなど、思いつく限りのことを話すことで、ニックに取り入り、信頼を得ようとした。彼の娘が生まれた日には、お祝いの電話までかけた。彼の友情と信頼を勝ち取り、この仕事上の関係をより緊密なものに変えられれば、グループにとって、特に彼女たちがサービスを提供している女たちにとって、有利になるような譲歩を勝ち取れるだろうと踏んでいた。

自宅のリビングルームで一緒に座って話していた時に、ジェニーは自分の家か彼女が信頼している人のアパートメントで中絶するほうが安全かもしれないと彼に提案した。この数時間を考えると、試してみる価値はありそうだった。「それに、町に来る時は、うちに泊まったらどう?」とジェニーは提案した。

怒り狂った夫の話はまだ終わりではなかった。一週間後、その男は〈ジェーン〉にメッセージを残した。ジェニーがコールバックすると、男は妻が中絶のせいで入院しているから金を返せ、さもなければ警察に行くぞと脅してきた。夫の言葉とは裏腹に、カウンセラーと連絡を取り合っていた彼の妻が完全に回復していることはわかっていた。ジェニーは翌日、ダウンタウンの街角でその夫と会う約束をした。ジェニーは、中絶は彼の十分な認知と同意のもとに行われたことを宣言した文書に署名すれば、二五〇ドルを返金すると申し出た。夫は拒否した。ジェニーは彼に病院の請求書を送ってくださいと告げて立ち去った。その夜、男は電話してきて、もし〈ジェーン〉が全額を払い戻さないなら、銃を持って〈ジェーン〉を追いかけるぞと脅してきた。ジェニーは、もしまた電話してきたら恐喝罪で州警察に通報すると告げた。その夫に悩まされることは二度となかった。

非合法的なグループが訴えるぞと脅すのは、単なるこけおどしにすぎない。しかし、それは功を奏し、メンバーたちに貴重な教訓を与えた。基本には忠実に、決して脅迫や威嚇に負けてはならない。

医者の正体を隠すというニックの「浅はかなたくらみ」は、数週間後、彼の看護婦であるデニースが、目隠しに耐えられなかった女の介助をジェニーに頼んだ時に終わりを遂げた。ジェニーの仕事は、枕を女の顔の前にかざして医者の顔が見えないようにすることだった。

ジェニーは夢中になって、中絶の様子を見守った。数分後、ニックが言った。「すべて完了です」

女は信じられない様子で「もう終わったの？」と尋ねた。

ジェニーがニックの仕事の手早さ以上に感心したのは、彼が醸し出す雰囲気だった。彼は女たちと軽い会話を交わすことで、中絶の時間と不快感を忘れさせた。

ジェニーはニックに、中絶のたびに同席させてもらえないかと申し出た。ニックはこう回想する。「彼女たちは最初から、仕事仲間の一人として、いわば検査官のような形で同席したがったけど、ぼくは『ありえない』と言っていた」。しかし、もはや彼女を排除する理由はなかった。彼女に正体を知られたからだ。ジェニーは彼にせがみ続け、彼は折れた。それはジェニーが最初から望んでいたことだった。中絶のたびに〈ジェーン〉の誰かが立ち会えば、グループは女たちがていねいに扱われていることを確認できる。

今やニックは週末に来るたび、ジェニーと家族の家に滞在するようになった。ジェニーはニックを好きに操っているとまでは言わないまでも、好きなところに――自分の家に――置いていた。仕事が終わると、ニックはジェニーの夫のグレンや、たまたま立ち寄ったジェニーの友人たちとキッチンテーブルを囲んでくつろぎ、ジェニーは辺りをうろついたり、タバコを吸ったり、爪をかんだりしていた。一緒に卓球やトランプで遊んだりもした。ゲームの合間には、ジェニーのやむことのない厳しい批判が繰り広げられた。彼女はニックの高い料金についてしつこく絡み、彼が中絶を行った女たちを例に挙げて、彼女たちが直面している厳しい現実について口やかましく訴えた。ニックはそれまで、女たちや望まれない子どもたちがどうなるかなど考えたことがなかった。彼は中絶をミンクのコートのようなものだと考えていた。多くの女たちが望んでいるが、誰にでも手に入るものではないのだと。彼にとってそれはビジネスであり、それ以上のものではなかった。

中絶のためにアパートメントを使うことにしたことで、思ってもいなかった結果が生じた。時には五人もの女たちがリビングルームで一緒に待つこともあった。最初の女がほっとした様子で、もはや妊娠していないからだで寝室から出てくると、部屋の緊張は和らいだ。彼女が生き延びたのなら、おそらく、私もあなたも生き延びられるのだ。一〇代の少女でも年配の既婚の女でも、金持ちでも貧乏人でも、人種がどうであろうとも、女たちのあいだには即席の友情が芽生えた。彼女たちが共有していたのは、根本的に「女であること」だったから、一緒にいるあいだ女たちは互いの違いを超え、普段は隔てられている壁を乗り越えて手を差し伸べ合った。女たちは避妊の失敗談や人間関係の苦労を分かち合った。年配の女たちは、怖がる若い女の子たちに腕を回してなぐさめた。

ジェニーはニックの正体も、自分が中絶に同席していることも、他のメンバーにすぐには知らせなかった。もう一人、医者との連絡係であるミリアムだけがすべてを知っていた。ジェニーはミーティングに出て、「それか、これか、あるいはあれをやろうと思っている」などと相談したことはない。その代わり、彼女は状況によってもたらされたチャンスをつかんだ。新しい医者を見つけたり、ある医者を使うのをやめたり、あるいはアパートメントで仕事をすることにしたりといった変化について、ジェニーとミリアムはグループ全体に既成事実として伝えた。当初から自分たちを守るために設けていた仕事の分担は、知識の分担につながった。新メンバーには知る必要のあることだけを知らせるという決定によって、情報の特権化はさらに強固なものになった。不満は出なかった。他のメンバーは、そうした変化やグループの進歩に満足していた。

一九七〇年春の半ばまでに、カウンセリング・サービスは週に約二〇件の中絶を手がけるようになっていた。かかってくる電話の数が増えるにつれて、彼女たちが〈ジェーン〉と呼んでいた事務的な業務をこなす役割はより複雑になっていった。キャロルは冬からほとんどこの仕事にかかりきりだった。彼女は留守番電話のメッセージを聞き、女たちに電話をかけ直し、カウンセラーを割り当て、誰がカウンセリングを受けたか、そしてそれぞれがいくら払えるかをチェックした。その後、ジェニーとミリアムに相談して、週に二日間勤務しているニックか、他の医者たちの一人に女たちの予約を入れた。

〈ジェーン〉の仕事はフルタイムの仕事となり、キャロルがどこかに予約を押し込むまで先延ばしできなくなってきた。キャロルが業務をこなせなければ、女たちが困ることになる。グループの他のメンバーと違って、キャロルには支えてくれる夫がいなかった。彼女は学校に通っていて、金を稼ぐ必要もあったのに、〈ジェーン〉の事務仕事を引き受けていると働く時間がなくなった。カウンセリングで対価を得るか、ここを辞めて仕事を探すしかなかった。キャロルはグループからお金をもらうことに道徳的な葛藤を抱えながらも、〈ジェーン〉の仕事のために給与をもらえないかと申し出た。彼女は回想する。「女たちに対する搾取と闘うと言っておいて、誰もが奉仕するという素晴らしい道徳的な大義を掲げるグループを作ってしまった。相も変わらぬ二重基準。価値のある仕事をしているのに、誰でもできることだからと対価を支払わないなんて、侮辱的だよ」。グループはキャロルに週五〇ドルを支払うことに同意し、すぐに一〇〇ドルに引き上げた。

活動が拡大するにつれ、参加を希望する女たちの数も増えていった。定例ミーティングで新メンバーを個別に受け入れることは、もはや不可能だった。その代わりに、現メンバーと参加希望者の両方が出席する大規模なオリエンテーションを別に開催することにした。ミーティングでは、その週の出来事を振り返ってから、新メンバーに知っておいてほしいことを話した。オリエンテーションを設けることで、グループのしていることを受け入れられないと考え直すような人たちが抜けていくことを期待したのだ。それでも残ると決めた新人に対しては、以前と同じようにカウンセラーの訓練を続けた。新人一人に対し、訓練を施す〈ビッグシスター〉として先輩カウンセラーが割り振られた。

春の終わり、既存のメンバーと新メンバーが半々を占める約二〇人の女たちが夜のオリエンテーションに参加していた。ロレインがプレゼンテーションのほとんどを担当し、自分たちの活動の必要性を説明し、グループの歴史を簡単に紹介した。彼女は自分がどのようにしてこの活動に参加するようになったのか、そして最初の〈ジェーン〉の電話番として何をしたのかを説明した。さらに医者たちや女たちに対してグループが果たしている役割も説明した。彼女たちの仕事の基本であるカウンセリングは、女たちに中絶の心構えをさせるのと同時に、自分のからだ、生殖、避妊について教育する役目も持っていた。そこには政治的な意味もあった。中絶のためのカウンセリングを受ける女は、人生における危機に直面しており、新たな視点に対してよりオープンになれる時を迎えていた。その機会を教育するチャンスと捉え、それぞれの個人的な問題がいかに広い社会状況と結びついているかを示し、彼女の心をこれまでとは違う、おそらくは急進的な方向へと向かわせることもできた。中絶に対する社会の態度に疑問を抱くなら、より多くのことに疑問を抱くようになる可能性があった。

ロレインは新人たちに、これからやろうとしていることは違法であり、刑務所に入る可能性もあるのだと警告した。グループの外に頼れる人は誰もいなかった。メンバーたちは互いに頼り合い、信頼し合わなければならなかった。ロレインは、「いったん関わったら、もうあなたは関係者なのです。私たちを裏切れば、あなた自身が裏切られることになるのです」と言った。彼女たちを必要とする女たちとの信頼関係があったからこそ、〈サービス〉はうまくいったのだ。彼女たちに基本的なルールがあるとすれば、それはカウンセリングをしている相手の女に決してうそをつかないことだった。

初回の新人カウンセラー・オリエンテーションに来た人のうち、参加しようと決めたのは数人だけだった。そのうちの一人は魅力的な砂色の髪を持つ郊外の公立高校教師のエリザベスで、彼女は二月のスピークアウトに参加していた。エリザベスが感銘を受けたのは、たとえ公認されていなくても、女たちのグループが安全な中絶を受けられるように他の女たちを助けていることだった。彼女はそれまでに参加してきた女の集会に不満を持っていた。「NOW(全米女性機構)の集会に行って、国民の態度や政策を変化させることについて話し合いたいとは思わなかった。即座に報いや満足感を得られるような、女たちを助けるための何かをどうしてもしたかったのです」

敬虔なカトリック信者だったエリザベスは、中絶は殺人だと信じて育ってきたが、妊娠が時として人々の人生を狂わせてしまうということに気づいた。彼女は高校で参政権運動に関する本を読み、その後、中絶に対する教会の立場について調べた。そして彼女は、教会が中絶に関して立場を変えたのは一八六九年だったと知った。[*1] それ以前は、妊婦が胎動を感じる時期まで(男性胎児の場合は四〇日目、女性胎児の場合は八〇日目まで)、つまり魂が肉体に宿る時までは、中絶は殺人ではなく、姦通に似た罪だとされていたのだ。一八〇〇年間も、カトリック教会にとって中絶はたいした問題ではなかったのだと知って、エリザベスはもうかまうものかと思った。

自分がやろうとしていることが違法であるという事実は、ほとんど重要ではなかった。「逮捕されるのは嫌だったけど、そんなことばかり考えていたらやっていられないから、何も考えないことにしたんです」

彼女は初めてカウンセリングする相手と、郊外のショッピングセンターにあるシアーズ前のベンチで落ち合う約束をしていた。エリザベスの住む郊外は白人ばかりで黒人は常に人目をひいたので、中立的な場所を選んだのだ。そうでなくとも不安を抱えているに違いないこの黒人の女に、さらに嫌な思いをさせたくはなかった。ところがエリザベスが出かけようとした時、息子が雨戸に腕を突っ込んだ。辺りは血だらけだった。一瞬、カウンセリングをキャンセルして急いで息子を病院に連れて行こうかと考えた。しかし、彼女には約束があった。グループに対してだけでなく、カウンセリングに自らの将来がかかっているその女と約束したのだ。エリザベスは夫に息子を任せ、自分の約束は守った。エリザベスは、自分が子どもに対して全責任を負わなかったのはそれが初めてで、夫に父親としての役目を期待したのも初めての経験であることに気がついた。彼女は罪悪感にさいなまれるどころか、高揚感を覚えた。

シンシアの近隣の友人で、子どもたち同士が一緒に遊ぶ仲であるジュリアも、このオリエンテーションに参加した。二九歳のジュリアは専業主婦で四児の母だった。彼女はシカゴ大学のカレッジを卒業して、すぐに二〇歳近く年上のハーブと結婚した。専業主婦であり、母親であることは、まさに彼女が望んでいたことだった。

ジュリアは自分のことをアクティビストだとは思っていなかったが、公民権や反戦のデモ、キャンパスでのSNCC（学生非暴力調整委員会）の会合や政治に関する講演会にはできるだけ出席していた。四人の幼い子どもたち（末っ子は赤ん坊）がいたため、自由な時間はほとんどなかった。

シンシアが〈ジェーン〉のことを話すと、ジュリアはすぐに興味を持った。彼女は毎週二時間の自由時間を使って何か役に立てることをしたくて探していたし、中絶の問題も気にかけていた。大学時代の友人の大勢が中絶を経験していた。このグループは友だち同士で互いに支え合ってきたことの延長線上にあるように思えたし、「自分一人でもやれることがある」と感じた。

シンシアから聞いた話では、夫が仕事に行っている夕方に、自宅で週に一人か二人の女のカウンセリングくらいならできそうだった。ベビーシッターも必要ない。これは自分の気にかけている問題だし、解決策のある問題なのだ。家庭生活に支障をきたすこともなさそうだった。

一九七〇年七月一日、ニューヨークの新法が施行された。ニューヨーク市と州の保健局はガイドラインを提案していて、それが採用されたら、中絶を行う場所は病院に限定されるはずだった。中絶禁止法を改正した他の州と同様に、病院は中絶の実施に消極的だった。ニューヨーク聖職者相談サービスの創設者であるハワード・ムーディーは、「女性たちは、自分を助けてくれる病院を見つけるまで、何日も何週間も病院から病院へとたらい回しにされることになる」と言っていた。法律では妊娠二四週までの中絶が合法とされていたが、妊娠初期を超えた中絶を提供する病院はほとんどなかった。アクティビストたちの根気強い取り組みが何カ月も続いた末に、ようやくニューヨーク市内に様々な独立型クリニックが開設され、初期中絶にかかる費用は数百ドルから一〇〇ドル強にまで引き下げられた。しかし、法律が施行されたその日から、ニューヨーク州の一部の診療医たちは、自分の診察室で中絶を行いはじめた。そのうち何人かの名前が、聖職者やその他の情報源を通じて〈ジェーン〉にも入ってきた。

〈ジェーン〉に連絡してきたシカゴ大学の学生は、そのようなニューヨークの診療医の一人から斡旋されてきた。その学生はずっと妊娠を疑っていたのに、つい最近まで、妊娠検査薬の結果は毎回陰性で、ついに陽性の結果が出た時、彼女はすでに妊娠四カ月目だった。彼女はニューヨークの法改正を知っていたので、合法的な中絶を望んだ。カウンセラーは彼女に二つの選択肢を与えた。イギリスに飛んで三日間の入院が義務づけられている人工流産を受けるか、あるいはニューヨーク州バッファローに最近開業したばかりの遅めの掻爬［通常は妊娠一二週までの掻爬をより進んだ週数で行う処置で危険が増す］を行っている医者を試してみるか。彼女はバッファローを選んだ。

彼女がその医者の診察室に着くと、看護婦がいきなり前金を要求してきて、渡した金をその場で数えはじめたものだから、なんだかすべてが薄汚く、異様に思えた。施術は長くかかり疲れ果てたが、最後までプロフェッショナルではあった。だが、医者は胎児の破片が詰まった血まみれのビニール袋を彼女に掲げてみせ、こう言った。「自分のしたことを見てみなさい」

シカゴに戻ったその学生は、その医者の無神経さについて〈ジェーン〉に手紙を書き、もし他の人を送り込むなら、その医者に態度を改めるよう言うべきだと付け加えた。彼女の体験は、〈ジェーン〉の女たちがすでに知っていたことを改めて再確認させてくれた。たとえ合法で、〈正規の医師〉によって行われたとしても、いい中絶とは医学的技能以上のものなのだ。

ジェニーが気づいたように、ニックが治療する女に見せる配慮はそうした医者たちの無神経なエピソードとは明らかに対照的だった。ジェニーは、ニックと一緒に働かせるためにパートナーのミリアムも招き入れた。グループ全体にはまだ知らせていなかったが、ジェニーとミリアムは今やニックが中絶を行っているあいだじゅう座って女たちの手を握り、シーツ交換や器具の洗浄などの細かい仕事を手伝うようになっていた。ある初夏の土曜日、郊外に住む女がニックの中絶を受けるためにハイドパークへ向かおうとした時、二名の警官が車に乗った彼女を捕まえて、手にしていた行き先の住所を見つけた。彼女が秘密を打ち明けた同僚が密告したのだ。警官は、おまえが何をしようとしているのかを知っているし、一緒に行くつもりだと告げた。

パニックにならないように努めながら、〈ジェーン〉に警告する方法を考えるために、彼女は言った。「息子が近所の家にいるのでちょっと見てきます。すぐに戻りますから」。彼女は隣人のところへ駆けていき、カウンセラーの電話番号を渡した。「ここにすぐ電話をかけて、警察も一緒に行くと伝えてちょうだい」

担当のカウンセラーは、必死に電話をかけまくってニックが仕事をしている場所を突き止めた。彼女はその住所に車を走らせ、その場にいた人々に警告した。彼らは瞬く間にアパートメントを片づけ、数秒のうちにカウンセラー以外の全員が裏口から出ていった。カウンセラーは座って待っていた。

ドアベルが鳴った。カウンセリングした相手の女と一緒に男が一人いた。男は中絶について尋ねた。彼女は何も知らないふりをした。「おっしゃることがわかりません。住所をお間違えではありませんか。中絶なんてここで行われてはいません」。男は彼女の顔に金を振りかざし、「私の妻」がその日に受けるはずだった中絶を受けさせろと要求した。カウンセラーが何を言っているのか見当もつかないと繰り返しているところに、警官隊が階段を駆け上がってきてドアから中に押し入った。数分間、証拠品を捜す警官たちで辺りは大混乱に陥った。だが探しものは何も見つからず、警官たちは手ぶらで帰るしかなかった。

逮捕を免れたのは、二人の女たちの機転のおかげだった。もしまた同じようなことが起きたら、もはやそれほど幸運ではないかもしれない。メンバーたちは、そのような事態に備えるための方法を考え出さなければならなかった。

ミーティングで、グループ全員に何が起こったかを説明した。彼女たちは、中絶に使うアパートメントとは別に、盾の役目を果たす正式な待合場所を設けることにした。万が一、同じようなことが繰り返されたとしても、少なくとも少しは時間を稼げるかもしれない。彼女たちは待合場所を「フロント（受付）」、中絶に使うアパートメントを「プレイス（現場）」と呼ぶことにした。

それ以来、カウンセラーは中絶の前夜に女たちに電話してフロントの住所を伝え、できるだけ付き添いを連れてくるよう勧めた。女たちは親、夫、恋人、友人、そして預け先が見つからなかった子どもたちを連れてきた。〈ジェーン〉はOOT（out-of-towners 郊外在住者）という隠語で呼んでいた市外に住む女たちに電話をかけ、中絶の直前のカウンセリングを受けるためにフロントへ来るように指示した。

少なくとも一人、たいていは二人のカウンセラーがフロントで一日を過ごし、到着した女の名前をチェックし、情報を提供し、安心させ、アフターケアのやりかたを再確認した。日中は、一度に数人の女がフロントからプレイスまで車で運ばれ、中絶後にプレイスからフロントに送り返された。

今や、ニックが働く週二日間のそれぞれについて、ジェニーはフロントとプレイスに使うアパートメントを二つずつ探さなければならなくなった。彼女が信頼している人のうち、自分のアパートメントがたとえ一日だけでも違法行為に使われることを許してくれる人はほとんどいなかった。フロントで働き、女たちを送り迎えする運転手も必要だった。フロントのスタッフはグループのメンバーなら誰でもできるけれども、運転手はプレイスと接触があるため、ニックは顔を見られることを気にした。彼は自分が認めた人物でなければダメだと主張した。ニックの信頼を得ようとするジェニーは、ニックの要求とグループへの忠誠心の板挟みになった。

ジェニーはヴァルとリッキーという親しい二名の友人に目を向けた。二人ともニックがジェニーの家に滞在しているあいだに彼と知り合っていた。ニックは彼女たちを知っていて、好意的に見てもいた。ジェニーがヴァルにアパートメントを貸してほしいと頼んだ時、ヴァルの態度は曖昧だった。中絶は合法であるべきだと彼女は思っていたが、自分自身が中絶に関わろうとは思っていなかった。保守的な中西部の町で育ったヴァルが抱いていた違法中絶医のイメージとは、薄汚い路地で女たちを手荒に扱う不気味な人々だった。危険な医療行為である中絶に、ほんの少しでも関わることは、彼女にとって恐怖でしかなかった。

親友のジェニーに迫られて、ヴァルはしぶしぶ自分のアパートメントをフロントとして使わせることに同意した。ほどなくジェニーは、フロントからプレイスまで女たちを運んでほしいと彼女を説得にかかった。ヴァルはこう回想する。「関与していたあいだじゅう、私は足をばたばたさせて叫びながらジェニーに引きずりまわされていたようなものだった――とにかく必要だと言われて、家を貸し、運転手になり、何もかもやらされた」。運転手になったことで、ヴァルはその日のうちに人生を一変させることになる女たちと、短時間ながら密に接する機会を得た。その厳しさは、ヴァルがこれまで経験してきたこととは似ても似つかなかった。

ジェニーのもう一人の親友リッキーは、自分自身をマルクス主義の革命家だと考えており、刈り上げのアフロヘアに赤い星印のついた青い毛沢東キャップをかぶっていた。彼女は新左翼の急進派、特に極左のウェザーメンと深いつながりがあった。連邦捜査局（ＦＢＩ）は彼女を捜査していたし、破壊活動の疑いがある人物を監視・妨害する警察の特別監視部隊であるレッド・スクワッド[*2]は、彼女を見張っていた。リッキーはＣＷＬＵ（シカゴ女性解放同盟）に参加する数少ない有色の女だった。ほとんどの白人女はリベラル派だとリッキーは見捨てており、中絶は他のすべての権利の源流となる中核的な権利だと認識していた。〈ジェーン〉と同じくＣＷＬＵの一部であった女性刑務所プロジェクトで行っていた囚人のためのアドボカシー活動［社会的弱者の権利擁護や主張を代弁する活動］は、中絶とも密接に結びついていた。「刑務所にいる女の権利のために活動することと、シャバにいながら一種の牢屋に閉じ込められているあたしたちの権利のために活動することには、何の違いもないと思ったね」

ニックはジェニーの家に泊まった時にヴァルやリッキーと交流していたが、彼女たちはニックが誰なのか、何をしているのかを知らなかった。ニックはヴァルとリッキーに好感を抱いていたし、ジェニーは二人を信頼していたのでニックの正体を明かした。リッキーはニックが中絶医だと知った時、ジェニーの家で夜に一緒にトランプをしたり、ハイになったりしていた人と同一人物であることに少なからず狼狽した。

ジェニーから部屋を貸してくれないかと言われた時、リッキーは、それはまずいと思った。レッド・スクワッドがハイドパークの自分のアパートメントを監視しているとわかっていたからだ。「その建物には、レッド・スクワッドのファイルに載っていない店子《たなこ》はいなかった」と彼女は回想する。「なかには、猫を一〇〇〇匹飼っている女もいて、少し風変わりだったのでレッド・スクワッドが見張る候補者だった」

ジェニーは場所を必要としていたので、危険を冒してリッキーのアパートメントを中絶の「プレイス」に使った。ニックの正体を知ったリッキーは、そのまま残って手伝った。中絶後の女たちのために必ずオレンジジュースを用意しておき、シーツを交換し、器具を洗った。ニックの金を銀行に持っていき、小額紙幣を高額紙幣に両替して、札束があまり目立たない状態でニックが帰宅できるようにした。彼女は中絶を受けている女たちのそばに座り、手を握り、頭をもみ、話しかけ、女たちが中絶を乗り越えられるように、思いつくことは何でもした。

ニックが自分の身元を隠すことに固執したために、ジェニーが信頼している友人たちであり、ニックと知り合いで、彼が個人的に承認済みの女たちだけで秘密のグループを作ることになった。彼女たちはどちらも中絶カウンセリング・サービスのメンバーではなかった。リッキーは、カウンセリングは自分にはふさわしくないと思っていた。彼女は現場にいたかった。ヴァルはその両義的な気持ちから〈ジェーン〉には入らなかった。女たちのカウンセリングを行い、電話をかけ、フロントで働く〈ジェーン〉のメンバーは、秘密のグループが存在することさえ知らなかった。

＊1　この変更についての説明は以下による。Jane Hurst, "Abortion in Good Faith: The History of Abortion in the Catholic Church," *Conscience*, March/April 1991.

＊2　カークパトリック・セールスは、すべての主要都市にレッド・スクワッドがあったと記している。一九六九年までに、シカゴのレッド・スクワッドには五〇〇人の工作員がいた。

第9章

一九七〇年の春から夏にかけて多くの新メンバーが入って来たために、オリジナル・メンバーの一人だったカレンは、出産後に復帰した時に別のグループに帰って来たかのように感じ、自分の役割を見いだせなくなっていた。娘が生まれる前から、彼女は離れつつあった。違法性のために彼女は神経質になり、カウンセラーであるのを居心地よく感じたことは一度もなかった。「私は実行するより、まとめ役のほうがずっと得意なんです」と彼女は言う。カウンセリングした女たちから夕食中や真夜中に電話がかかってくるのも嫌だった。夫は私生活に踏み込まれることに腹を立てていた。秋までに、彼女はもはやアクティブなメンバーではなくなっていたが、〈ジェーン〉のローン資金を貸金庫に保管し続け、定期的にベビーカーを押して銀行に出かけた。

前の冬以来、キャロルは勤勉に〈ジェーン〉の管理業務——女たちに電話をかけ直し、カウンセラーを配置し、中絶のスケジュールを立てる——を取り仕切ってきたが、九月にイリノイ州の州都スプリングフィールドにある下院民主党のスタッフに就職した。彼女はその地位を利用して、中絶改革を通すつもりだった。

キャロルは週末にはシカゴに通い、〈ジェーン〉で働き続けた。〈サービス〉は、彼女にとって自分の知性を効果的に使える初めての機会だったので、それを手放したくはなかったのだ。彼女は女たちのカウンセリングを続けたが、管理業務は放棄せざるを得なかった。スプリングフィールドにたつ頃には、彼女が担っていた業務の仕事量は急増していた。グループにはこれまで以上に多くの電話がかかってくるようになっただけでなく、今や〈ジェーン〉は中絶を予定している一人ひとりにフロントの住所を確実に伝えなければならなかった。たいていの場合、前夜にならないとどこになるのかわからなかったので、〈ジェーン〉は夜間に少なくとも十数本の電話をかけなければならなかった。フルタイムの仕事でも、これは多すぎた。

明らかな解決策は、有給のポジションを二つに増やして仕事を分担することだった。留守番電話にメッセージを残した人々に電話をかけ直す〈コールバックジェーン〉という新たな係ができた。〈コールバックジェーン〉が基本情報を今や〈ビッグジェーン〉と呼ばれるようになった管理係に伝え、〈ビッグジェーン〉がカウンセラーを割り当てて中絶の予定を組み、グループのメンバーたちの中心的な情報源になった。

経験豊富で信頼できる人々がグループを去る一方で、新たなメンバーは、〈ジェーン〉における共同作業が自分たちに大きな影響を与えていることに気づきつつあった。中絶カウンセリングとの関わりは、彼女たちにとって教育的な機会になった。七月に参加したカトリック系の郊外の学校教師エリザベスは、まさに今教えている高校がそうであるように、これまで常に上下関係がある中で働いてきた。彼女は自分の問題を上司に報告し、自分と同じレベルの人間、つまり他の教師たちと共に問題を解決すべきだとは考えたことがなかった。女にはそれぞれ個人的な事情があるものだと思っていたので、あまり関わらないように努めてきた。しかし〈サービス〉のメンバーは他の女たちに働きかけ、共通の目標を達成するために協力し合っていた。今やエリザベスも、他の女たちを尊敬し、信頼することを学んでいた。

〈ジェーン〉はエリザベスの実生活から完全に切り離されていた。夫以外は誰も彼女が何をしているのか知らなかった。学歴もキャリアも、ここでは何の役にも立たなかった。エリザベスは語る。「私の理解の枠を超えていました。でも、私は他の生活から切り離されても働けるし、うまく機能していけることを学んで、自信と自尊心、そして強さを感じられるようになりました。これがやれたのなら、きっと他のことだってやれるはずだと」

四児の母であるジュリアも変わりつつあった。彼女は二流の人間だと感じたことはなかったし、女として抑圧されていると感じたこともなかった。彼女はあまりにも強く、有能だったからだ。彼女は個人的に女性解放を必要としてはいなかった。訓練を受けていたあいだ、彼女はグループの仕事の政治的背景に関する議論を聞き流していた。彼女の仕事は、他の女たちが抱えた問題を解決する――中絶する――のを助けることだった。

ところが、ハイドパークにある広々とした自宅をフロントとして自発的に提供したことで、時にジュリアは週に二〇人もの女たちと交流を持つようになった。フロントとカウンセリングの業務のために、彼女はそれぞれの人生の壁にぶつかって打ちのめされている女たちと接したのである。女たちは中絶だけでは解決できない問題を抱えていた。ある女はこう打ち明けた。「私には三人の子どもがいるし、夫には殴られるから、中絶が必要だと言うこともできないんだよ」。ジュリアは、女たちの問題の背景がわからないままカウンセリングを行うのを憂うつに感じた。彼女たちの人生に何が起こっているのかを理解して、うまく対処できるように手助けする方法があるはずだ、とジュリアは考えた。考えれば考えるほど、ジュリアは女たちの人生の問題は、彼女たちが女であるためだと思うようになった。自分とはまったく異なる女たちの経験に真摯に耳を傾けることで、彼女はフェミニズムに導かれた。「私が女性解放に目覚めたのは、自分の欠乏感のためではなく、他の女たちの人生のため、それがあまりにも圧倒的だったためです。中絶を受けさせる以外、彼女たちにたいしたことはできなかったけど、やがてその意識が私の哲学に取り込まれていったのです」。そして彼女は、女たちにフェミニズムの視点を提供できるようになり、女たちは自分自身の人生を理解し、向上させるためのツールとしてそうした視点を使えるようになっていった。

ジュリアは、新たに見いだした分析の結果を〈ジェーン〉で知り合った女たちの経験に応用し、議論の本質的でない部分に切り込む理性の声として、ミーティングでより積極的に発言するようになった。彼女は堅実で揺るぎなく、ジェニーの激しさとミリアムの穏やかで慎み深い態度をバランスよく取り入れたような資質を備えていた。彼女は大柄の黒髪の女で、寄り目で金属縁の眼鏡をかけていて、よく笑った。グループの他の女たちは彼女の判断力を頼りにしていた。それがミリアムとジェニーの目にとまった。他にも良心的なメンバーはいたが、二人はリーダーになれる人材を探していた。ジュリアはまさにそういう人だった。ミリアムは自由時間をジュリアと過ごすようになった。子どもたちがほぼ同じ年頃だったので、母親たちが話しているあいだ、子どもたち同士も仲良く遊んでいた。

ミリアムはジュリアに、女たちをフロントからプレイスまで車で送る仕事を頼んだ。プレイスで、ジュリアはジェニーの友人であるリッキーに会った。なぜ彼女はミーティングに来ないのだろう？　そこでジュリアは悟った。ここの仕事に深く関わっていながら、ミーティングに来ない人たちが他にもいるのだと。彼女は、「表面で進行していることの裏側に秘密のグループがあると感じ取ったのは、かなり衝撃的だった」と記憶している。ここにいる女たちは自分には無縁のリスクを冒していることに気づいたので、ジュリアは秘密があっても構わないと受け入れた。

ミーティングを重ねるうちに、ジュリアは徐々にグループの構造を理解していった。当初は、オリエンテーションを率いていたロレインが中心的な役割を担っているのかと思っていたが、女たちのカウンセリングのみに仕事が限定されているロレインにはほとんど権力がないことが見えてきた。〈ジェーン〉に属する二〇人のメンバーたちは多かれ少なかれ同等の立場にあったが、医者たちと直接的に関わっているミリアムとジェニーは別だった。二人だけが握っている特別な知識のために、二人にはより大きな支配権があった。平等主義的なグループでありながら、真の意志決定者であるジェニーとミリアムは別のレベルにいた。グループを仕切っていたのはこの二人だった。

ジュリアはどんな避妊方法を使っても妊娠してしまう女の一人だったので、その秋に妊娠に気づいた時にはショックだというよりも落胆した。彼女は婦人科医に確認しに行き、「中絶を受けてきます。たぶんニューヨークにでも行ってきます」と言った。

医者は答えた。「ニューヨークまで行かなくてもいいですよ。シカゴでやってくれる人がいる。興味があるなら、受付で聞いてください」

もちろん、彼女は興味があった。受付係が〈ジェーン〉の名前と電話番号を告げると、ジュリアは内心ほくそ笑んだ。「あら、私もここで働いているの」とは言わずに、その重要な情報をしまいこんだ。女たちを送り込んでいるのなら、先生が医療面でのバックアップをしてくれるかもしれない。

彼女は〈ジェーン〉で中絶を受けたグループ初のカウンセラーになった。いつもの作業日に、他の女たちと同じように目隠しをされたジュリアに、ニックは中絶を行った。

一九七〇年の秋までに、ニューヨークに数軒の独立型クリニックが開かれ、妊娠一〇週以下の女性を対象に中絶を提供しはじめた。「中絶に関するニューヨーク聖職者相談サービス」のハワード・ムーディーは、その一つの立ち上げに尽力し、シカゴの聖職者グループはそこに女性を送り込むようになった。飛行機代込みの約三〇〇ドルで、シカゴの女たちはニューヨークまで飛行機で行って中絶を受け、その日のうちにとんぼ返りできるようになった。

一年もしないうちに、さらに料金の安いクリニックが増えていけば、ニューヨークで合法的な中絶を受けられる人も増え、〈ジェーン〉に頼らざるを得ない女たちの種類は劇的に変わるだろうと予想された。ニューヨークの法律が変わったことで、すでにジェニーのニックに対する料金をめぐる果てしない攻撃は激しさを増していた。ニューヨークまで行っても三〇〇ドルしかかからないのに、中絶一回につき五〇〇ドルを要求し続けるつもりなら、商売あがったりになるわよ。女たちがニューヨークに行き始めると、どんな人たちがシカゴに残ると思う？　お金のない人、一〇代の少女たち、一日たりとも町を離れられない困難を抱えた女たち。そうなったらあなたの収入はどうなると思う？

卓球やトランプで遊びながらも、バトルは繰り広げられた。今やジェニーとニックは友人であり、彼は〈ジェーン〉に依存していた。ジェニーのグループはニックに想像以上の仕事をもたらし、その結果、蓄えも増えた。ジェニーは彼に口うるさく迫った。「奥さんはいったい何足の靴が必要なの？」

「法律を無視する犯罪者と、常に法律を尊重するまっとうな人々がいる」とニックは回想する。「でもこの人たちはどちらでもない。彼女たちは急進派だった」。ある考え方を知らしめるために罪を犯す人がいるというのは、彼にしてみれば衝撃的で、危険だった。急進派に関わると、ＦＢＩに追われるようになり、気づいたら刑務所にいることになる。

ニックにとって、金に対する彼女たちの態度はさらに衝撃的だった。聖書にも「人の労苦は報われる」と書いてある。何かを無料で提供する人がいるとは、ニックには信じがたかった。それに、彼は誰も信用していなかった。値段を下げても、彼女たちは高い金額を請求し続け、その差額を懐に入れるつもりだろうと彼は疑っていた。どうやったらぼくから金をむしり取るのを止めさせられるだろうか？

ジェニーは決して手を緩めなかった。彼女は強い意志と説得力のある議論でニックに考え直させ、女たちのニーズに従わせようとしていた。ニックは論争するのは苦手だった。その場から立ち去りたかったのだが、ジェニーが相手では逃げることもできなかった。彼はこんな話を思い出した。「城に軟禁されたポーランドの枢機卿が、ロシアから連れてこられた徴用工と一〇年間語り合った。しまいには両者とも変わったとさ」

ジェニーが要求してきた時のニックの自動的な反応は、「くそったれ」だった。

「そんな答えをグループの他のメンバーに聞かせたい？」と、彼女は目をぎらぎらさせて言い返した。

「彼女たちと話しているんじゃない。きみと話しているんだ」

「それは違うわ。私たちはみんな間違っていて、あなたは正しいとでも？」

「きみがどう言おうが関係ない。ぼくは彼女たちに何も言っていない。きみに言っているんだ」

一つは金の問題だった。ジェニーは次から次へと割引価格の中絶をすべりこませ、交渉で決めた以上の数の無料の中絶を行わせた。初めて二五ドルで中絶することに同意した時、彼は料金争いに負けたことを知った。秋の終わり、彼は中絶一回につき三五〇ドルに値下げした。〈ジェーン〉の貸付基金のために二五ドル上乗せして、合計三七五ドルになった。ニューヨークまでの飛行機代よりはまだ高かったが、五〇〇ドルよりはマシになった。

ジェニーとミリアムは、支配権《コントロール》について、具体的に言えば中絶に立ち会うメンバーに関しても、ニックとさらに激しい争いを繰り広げた。ジェニーとミリアムは、ニックが会ったことのないグループの女たちを連れてこようとしたが、ニックは言った。「ダメだよ、きみたちはこの仕事に慣れているじゃないか。他の誰もここには入れない」。それは自己防衛の問題だった。彼は何が起こるか知っていた。のど元の熱さが過ぎると、人の口は軽くなる。彼は自分を特定できる人間をできるだけ減らしたかった。

「あなたはいったい何様のつもり?」ジェニーは激怒した。「一緒に働いている大勢の仲間がいて、ここに来たいというのなら、彼女たちにだって権利がある……彼女たちだってあなたに聞きたいことがあるかもしれない……」

ニックは地団駄を踏んだ。「いや、そんなことに関わるつもりはない」。彼はいかなるグループにも属したことがなかったし、いまさら属したいとも思わなかった。

ジェニーとミリアムに彼は言った。「彼女たちを取るのか、諦めるのかのどっちかだ」

憎まれ役の刑事のジェニーに代わって、ミリアムは懐柔役の刑事を演じた。彼女はニックの自意識を優しくなだめ、彼の立場を理解した。ただし、ニックも彼女たちの立場を理解すべきだとした。プレッシャーをかけているのは彼であり、その逆ではなかったからだ。ジェニーはホジキン病の治療を続行中で、幼い子どもを二人育てており、シカゴ自由人権協会の理事を務めるなど他の仕事もあった。ミリアムと夫は養子を迎えたばかりだった。家族は彼女を必要としていた。リッキーは現在定職に就いていて、〈サービス〉に割ける時間は限られていた。ヴァルもまだどっちつかずの態度で、やはり忙しかった。よけいな苦労をかけていたのは、ニックの要求のせいだった。すでに一年以上一緒に働いていた。これまで出会ったすべての人に好感を抱いたではないか。ミリアムは、私たちが提案する人は私たち同様に責任感があり、信頼できる人だと約束した。ニックと口論するたびに、ジェニーはいつもグループが後ろについていることや、他に二〇人もの女たちが支えてくれているという話を持ち出した。それに対して何を言えただろう? 彼の側には、自分以外誰もいないのだ。

ニックは、このグループとの共同作業が確実に進歩してきたことを否定できなかった。面倒な事務作業は〈ジェーン〉のメンバーがやってくれた。彼女たちは中絶の準備もしてくれた。彼がすべきことは中絶だけだった。彼は昼休みさえ取っていた。フロントからプレイスまで運転するのが誰であろうと、常にサンドイッチや中華料理を買ってきてくれた。

一方、現場の環境ががらりと変わったのは、ミリアム、ジェニー、そしてジェニーの友人たちが中絶の最中に女たちのそばに座るようになったおかげだった。ニックは女たちの恐怖を理解し、心を痛めるようになった。「ぼく自身、歯医者に行く時は怖いので、彼女たちの気持ちはわかる——ただただ怖いのだ」。ベッドサイドに座る人が誰であろうと、「まるで家族のように手を握り、話しかけ、本当に、ただ彼女たちをずっと支えていた。それがぼくの仕事を楽にしてくれた」。中絶を受ける女たちがリラックスすればするほど、彼女たちの筋肉もほぐれ、施術もやりやすくなった。

ニックは、彼女たちの個人的な配慮、避妊に関する情報提供、タクシー代や育児の手伝い、入念なフォローアップに感銘を受けた。中絶が初めての婦人科体験であったかもしれない一〇代の少女たちは、とりわけ優しく扱われた。「中絶がより穏やかなものに変わっていった」とニックは回想する。「まるで母親がついているように家庭的だった。ミリアムはいいお母さんでした」

ニックがこの変化に好意的だったとしても、看護婦のデニースはそうではなかった。ニックのことを知っている人が多すぎる。それは私たちを危険にさらすことになる。ニックに及ぼすジェニーの影響力が増していくことに彼女は憤慨し、メンバーたちに自分の地位をはく奪され、経済的利益も脅かされるのではないかと心配した。それでも、デニースはその変化に従った。一日に一〇件以上の中絶がある今、彼女には助けが必要だった。

ニックが感じていたのは、ジェニーとミリアムからのプレッシャーだけではなかった。カリフォルニアにいる彼の妻は、週末にシカゴに行く夫にうんざりしていた。ニックと女たちのあいだで何が起きているのだろう？　夫妻はカリフォルニアで別の仕事もしていた。ニックが中絶で稼いだ金は、彼と妻がＳＭ出版事業で稼いだ金の数分の一だというわさもあった。ニックは変わりつつあり、彼女けその変化が気に入らなかった。一九七〇年の秋に夫妻は別居して、ニックはシカゴに戻ってきた。

その頃までに、ニックを手伝うメンバーたちのうち幾人かは、女たちの手を握る以上のことをするようになっていた。ニックはメンバーたちに、中絶処置の第一歩であるエルゴトレートの筋肉内注射の方法を教えた。ジェニーとミリアムはついにニックを説き伏せて、グループから何人かメンバーを連れてきて手伝わせることにした。最初の二人は、どちらもジェニーの家に滞在していたニックとすでに知りあっていた。ジェニーとミリアムが新しいメンバーを連れてくることにひどく固執したので、ニックはすでに知っていて好感を抱いていたその二人については同意した。彼は少し折れたものの、支配《コントロール》権を奪われるつもりはなかった。

第10章

いったんジェニーとミリアムがニックを説得し、選ばれた〈ジェーン〉のメンバーに中絶の手伝いをさせるようになると、事態は進行しはじめた。彼女たちの使用するアパートメントの施術場所が、出入りするメンバーの視野に入らないようになっている限り、グループのメンバーなら誰でも女たちをフロントからプレイスまで送れるようになった。ジェニーとミリアムはニックとグループの距離を少しずつ縮めていき、彼女たちが思い描いていた〈ジェーン〉のメンバーたちによる完全な参加と支配《コントロール》というサービスのあり方に向けて少しずつ前進していった。秘密のグループが存在することに気づいているメンバーはほとんどいなかったが、ジェニーとミリアムが中絶に同席していることは、今では誰もが知っていた。ミーティングでは、グループ全体の知識を広げるために、出血の際にニックが対処したことなど、目撃した珍しいできごとは何でも報告した。グループの誰もミリアムとジェニーの新しい役割に反対しなかった。実際、〈ジェーン〉のメンバーが中絶に立ち会うことを誰もが喜んでいた。

ほぼ毎月、新メンバーを募るオリエンテーションが開かれた。一回のオリエンテーションで参加を決める人は数人程度だった。既存のメンバーのなかにも、他の仕事が忙しくなったり、興味を失なったり、シカゴから引っ越すことになったりして、グループを去る人たちがいた。毎月一人か二人の新メンバーが入り、それに等しい数のメンバーが辞めていったので、グループの規模は二〇人から二五人のあいだでほぼ安定していた。

一九七〇年の秋に参加したデボラは、数年前に北部郊外の高校で英語を教え始めた時から続いていた個人的な大変革のさなかにあった。彼女は生徒たちをひきつける教師だった。放課後になると、生徒たちは彼女が夫と暮らしているアパートメントにやってきて、クッキーを焼いたり、本の話をしたりした。一九六八年後半になると、生徒たちは本以外の話もするようになった。生徒たちは、戦争、人種差別、学生運動などについて議論したがった。デボラはそうした話題について無知ではなかったが、どこか遠くで起こっていることのようで、自分には無関係だと思っていた。デボラが自分を取り巻く社会変革の緊急性を自覚したのは、生徒たちのおかげだった。生徒たちはデボラにカウンターカルチャーの音楽を聴かせ、ドラッグを教えたりもした。生徒たちによって、デボラは快適な郊外生活の外にある世界に目を開かされた。

生徒たちは、高校の成績評価制度や義務教育の必要性に疑問を投げかけた。教室の前方に大きな机を構え、何が真実で何が違うのかを決定する教師の優位性にも異議を唱えた。生徒たちの疑問に直面するようになって、デボラは変わり始めた。デボラはもはや自分はすべての答えを知っている権威者であるとは思えなくなり、生徒たちを知識を詰め込まれる空っぽの器だとはみなさなくなった。その代わり、彼女は生徒と自分が教育プロセスにおけるパートナーなのだと認識しはじめた。生徒が自分から学んでいるのと同じくらい、彼女も生徒から学んでいた。彼女はもはや全面的な支配《コントロール》を望まなくなった。一九七〇年までに、彼女は同様の考えを持つ二人の教師と共に非難にさらされるようになった。デボラによれば、「あの種のことがどう展開していくのかを目の当たりにしたものです――ファイルに挿し込まれる手紙、苦情、両親から校長への電話、カフェテリアで私たちと一緒に食事をしなくなった他の教師たち。私は生徒たちの目で高校の制度を見るようになった。以前と同じような教師には戻れなくなってしまって、私は解雇されたのです」

一九七〇年の春の終わりにデボラは失業し、夫とも別居した。その夏、彼女は幻覚剤を試した。変性された意識の下で、彼女は女としての自分について、そして女たち一般について考え始めた。

女性運動に加わることを考えていた夏の終わりに、彼女は妊娠したことに気づいた。彼女は知り合いの医学生に電話して、どこで中絶を受けられるか尋ねた。彼はこう言った。「クック・カウンティ病院のインターンは皆、この番号に電話して〈ジェーン〉に聞けと言っている。彼女が面倒をみてくれるよ」

ミリアムからすぐさま返ってきた電話で、二人は一時間近くも話し込んだ。結局、デボラは妊娠していないことが判明したので、〈ジェーン〉に電話をかけてグループに参加したいと申し出た。「自分に対して『中絶は私の支持している課題だ』とは言えなかった。当時の私はそういう言葉で考えていなかったので、どうすれば何が『課題』であると見極められるのかがわかっていなかった」とデボラは回想する。「でも、どこかで無意識的に、気づいたのです。このグループに参加することは、女であることに至る道なのだ——女として存在し、女のために行動することなのだと。二七歳にもなって、あまりいい場所だと思えなくなってしまったこの世界を変えるために、私は何かをしたかった」

デボラが参加したオリエンテーションは、彼女の住むリンカーン・パーク近隣のノースサイドの教会で行われた。〈サービス〉の事業規模は拡大していたばかりか、メンバーの住まいもハイドパークの境界を越えて広がっていた。当初の〈ジェーン〉はご近所さんの組織だった。最初の数人のメンバーはあまりにも近くに住んでいたため、「窓を開けたら通り越しに声を掛け合えるくらい近かった」とロレインは回想する。しかし、過去半年間のあいだに変化が起きていた。デボラのような女たちが、シカゴ都市圏内の全域から参加してくるようになっていた。

オリエンテーションのセッションを率いていたミリアムは、参加希望者たちにこう警告した。「私たちのしていることは違法だというだけではなくて、危険でもあります。私たちが手配した中絶で、誰かの子宮に穴が開くかもしれないし、誰かが大出血を起こすかもしれない。人々の命に責任を持てないと思うような人は、ここにはふさわしくありません」

新メンバーは、経験豊富なカウンセラーのカウンセリング・セッションに同席することで、スキルを学んだ。ロレインは自分が訓練を施す新人の一人ひとりに、中絶を希望してくる女たちになぜ中絶したいのかと聞いてはならないと説明した。それは当人以外の誰にも関係のないことだし、彼女だけが決断できることだからだ。もし彼女が自分の中絶について話すことを望むのであれば、実際、話したがる人もいるので、批判することなく耳を傾けるのがカウンセラーの役目だった。

ロレインは、カウンセリング・セッションの冒頭で、毎回、カウンセリングとは何であり、グループの目的は何であるのかを説明した。彼女は目の前の女に、本当に中絶したいのですねと確認した。続いて、「ニューヨークまで行けますか?」と尋ねた。もしその女がニューヨークには行けないと答えたら、ロレインは「ここシカゴでも、解決法を見つけられるかもしれません」と言って、グループで行われている手順を説明した。

次の段階では中絶そのものについて説明した。「婦人科検診を受けたことがありますか? あなたの子宮頸管はこんなふうに見えます」と言って、彼女は洋ナシのような形の子宮の入り口につながっている中空の頸管の絵を描いた。次に掻爬の手順を説明してから、ロレインは薬——出血を止めるエルゴトレート錠や感染を防ぐテトラサイクリンなど——をどのように服用するのかなど、アフターケアの注意事項を説明した。最後に避妊方法について説明し、女たちの一人ひとりに「避妊ハンドブック」を手渡した。ロレインは情報提供と女たちから出た質問に対する回答のあちこちに、政治的なメッセージも挟み込んだ。

デボラが初めて出席した定例ミーティングでは、ジェニーの家の書斎にコーヒーと紅茶のポットを回してお代わりする女たちであふれていた。この日のテーマは、責任の持ち回り方だった。一部のメンバーは、ある仕事をあまりにも長いあいだ担当していたため、他の人に替わってもらいたいと考えていた。その一つが、毎週、グループのメンバーの中からフロントのスタッフと運転手を引き受けてくれる人を見つけ出すという仕事だった。

誰かがデボラに向かって、「あなたはどう？」と言った。

デボラは答えた。「でも、入ったばかりだし。係を引き受ける前に、しばらく様子をみたほうがいいのでは」

ミリアムはまるで「やりなさい」と言わんばかりに、デボラをじっと見つめた。デボラはまるでミリアムが口に出して言ったかのように彼女の望みを受け止めて、「じゃ、わかりました。私がやります」と答えた。会議の後、彼女は元のさやに戻った夫にことのしだいを話した。こんなに早く大きな責任を任されたことに、デボラはびっくりしていた。

新たに就いた仕事のために、デボラは毎週、枠が埋まるまでカウンセラー全員に電話をかけなければならなくなったので、グループの全員と定期的に話をするようになった。誰が頼りになるのかが、デボラにはほどなくわかった。ミリアムとジェニーも同じ人たちにより責任のある仕事に就かせていたので、デボラ自身もそうだったのだと気づいた。彼女によれば、「誰が優秀なのかわかったし、優秀な人がどう使われるのかも目撃した」

デボラは誰が選ばれ、誰が選んだのかだけではなく、誰がグループを動かしているのかにも気づいた。ミーティングでは、ジェニーは常時興奮状態で、数分間以上じっとしていられず、入り口の辺りをうろうろしていた。彼女は黄色い鉛筆の端っこを次から次へとかみちぎった。ミリアムがミーティングを仕切っていた。ミリアムとジェニーはしょっちゅう目を見合わせていた。デボラには、二人のあいだを静かに行き交うメッセージがほとんど目に見えるようだった。

フロントの仕事を引き受けてくれるメンバーを見つけるには、懇願したり拝み倒したりしなければならなかった。大勢の見ず知らずの人たちと一日中、リビングルームで一緒に過ごすという大変な仕事を引き受けたい人など、ほとんどいなかった。フロントとして使用されるアパートメントや住宅には、女たちが付き添いやサポートとして連れてくる人を含めると、三〇〜四〇人が出入りすることもあった。誰もが不安で、誰もがおびえて心配していた。フロントで働く人は、何度も何度も同じような質問に答えながら、相手を安心させる穏やかな口調を保たなければならなかった。フロントを担当した人は、市外から来た女たちのカウンセリングも行い、責任を持ってフォローした。中絶後、フロントに戻ってきた女たちが、ひどい下腹部痛に苦しんだり、おなかの調子が悪くなったりして、より一層の注意が必要になることもあった。フロント係は手が空きしだい、中絶後に服用するエルゴトレートとテトラサイクリンを白い小箱に詰めた。中絶貸付基金の寄付カードも配った。フロントでの一日は、決して気の休まる時がなかった。デボラはこの仕事を「ラディカル・フェミニストの意識を持った客室乗務員《スチュワーデス》になること」と表現している。

メンバーたちはフロントを、患者が互いに孤立している医者の待合室とは違うものにすることを願っていた。彼女たちはフロントにいる人々に、それぞれ単なるサービスの受け手ではなく、積極的な参加者だと感じてもらいたかった。貸付基金のカードには、寄付をするということは「中絶カウンセリング・サービスに、他のすべての人たちと一緒に参加することを意味しています」と明記されていた。時にはフロントで働く人が、ただ待っているだけの人々に、アフターケア用の薬の箱詰めを手伝ってもらうこともあった。これも共同事業であることを伝えるささやかなメッセージだった。「私たちがあなたに何かをするのではなく、あなたと一緒に何かをするのですよ」と。

そうしたメッセージを強調するように、メンバーたちは言葉を選んだ。そこにいる女たちは、〈サービス〉を「通じて」中絶を受けに来たのであって、この場所を訪ねにきたわけではない。彼女たちを患者や依頼者と呼ぶこともなかった。あえて呼ぶならば来談者くらいだろう。ジェニーは、「患者」とは主体と客体をほのめかす医学用語だと考えていた。「私たちは、この〈サービス〉を通じてやってくる女たちを、私たちの作業の対象とは考えていなかった。私たちは常に、彼女たちを政治活動のパートナーとして――正確には犯罪のパートナーだと――考えていた」

フロントに来る人々は多種多様だった。一五歳の子どもから四〇代の女までいた。裕福な郊外に住む人々と、貧しい労働者階級の女たちが混在していた。まるで人口統計学者がシカゴ地域の女のサンプルを切り取ってきて、一室に放り込んだかのようだった。

愛する人が見知らぬ人たちと出かけていったあいだ、フロントに残った付添人たちを相手にするのは容易ではなかった。その顔を見れば、愛するその人に二度と会えないかもしれないとおびえているのは明らかだった。人々がどんなに動揺し、心配していても、カウンセラーは穏やかで同情的でなければならなかった。どんなに気が動転していても、有能な雰囲気を保たなければならなかった。

少なくとも一日に一度は必ず、中絶を受けてきた四人の女を乗せた運転手がフロントに戻ってきた時に、「妻／友だち／娘はどこ？　この人たちと一緒に出ていったけど、一緒に戻ってきていない」とパニックめいた声を挙げる人がいた。運転手はできるだけ安心させるように、こう答えた。「大丈夫です。問題ありません。私が出てきた時に、まだ施術中だったのです。次のグループと一緒に連れてきます」

運転手は使い走りも引き受けた。昼ごはんを買ったり、生理用ナプキンや土壇場で頼まれたものを買いにドラッグストアまでひとっ走りしたりすることもあった。小額紙幣でいっぱいのバッグを持って銀行へ行き、百ドル札に両替する仕事もした。この両替の仕事を嫌がるメンバーもいた。「何か後ろめたいことがある」と見られると思っていたためだが、窓口係は驚くほど何も反応しなかった。

新しいメンバーがグループの正体を暴くのではないかという心配は、今のところ杞憂に終わっていた。ミリアムが推測していたように、リスクと責任を負いたくないと思ったメンバー候補は、黙って離れていった。グループは、裏切りと感じられるような行為が行われた場合に対して、何の準備もしていなかった。一一月に、短期間メンバーだったジャーナリストが〈ジェーン〉における経験を元にした記事を地元のオルタナティブ新聞に寄稿した。その記事にグループはひやりとさせられた。その記者は女たちのカウンセリングをしたり、フロントで働いたりしていた。彼女たちの活動がいかに重要かを知っていたからこそ、美談としてグループの話を書いたのだった。

ミリアムとジェニーからリーダー候補に挙げられていた四児の母であるジュリアは、ミリアムと自宅のキッチンテーブルを囲んでコーヒーを飲んだりして自由時間を一緒に過ごすことが多くなった。ある日の午後、ミリアムはドクターのニックが医師免許を持っていないことを何気なく口にした。ジュリアは驚きもしなければショックも見せなかった。大学時代の経験から、中絶を行っている人たちはどう自称していようとも医者ではないと思ってきたので、〈ジェーン〉が利用している男も同じだと決め込んでいたのだ。

ジェニーとミリアムは、ミーティングで新しい話題を提起する前に、信頼できる数人のメンバーにその話を持ち出してみるようにしていた。それは、グループの反応を予測するためでもあったが、自分たちが持ち出す話の問題点について先に支持を取りつけておくためでもあった。会議で公にされる前に何人かが知っていれば、すでにその問題について考え抜いた味方がいるので、グループ全体の反応を和らげられるはずだった。

ミリアムとジェニーはニックの正体を知っていた。他のメンバーは気づいているか疑っていた。彼に会ったことのあるメンバーの何人かは、彼が〈正規の医師〉にしてはあまりにも巧みで、やり手すぎると感じていたが、ほとんどのメンバーは、みんなが彼をドクターと呼んでいる限り、そのとおりなのだろうと思っていた。

実のところニックは、兄に弟子入りさせられた医者から技術を学んだのだった。弟に医者のところで中絶のアシスタントをしばらく経験させてから、ニックの兄はその医者に金を払って、弟にこの技術を教えてほしいと頼み込んだ。それ以来、ニックは兄とその恋人のデニース（看護婦を装っていた）が考案した営利事業の技術者として働いてきた。ニックは、デニースが回収して兄に渡した金の分け前をもらうだけだった。

グループは、たまに他の中絶医を斡旋することもあったが、〈ジェーン〉は手配した中絶の大半をニックに任せていた。これほど緊密な関係を築いているのはニック以外にはいなかった。ジェニーとミリアムは、ニックが医者ではないことをグループのみんなに明かすべきだと決意した。誰もが必要としている重要な情報だった。動揺し、怒る人もいるかもしれないけれども、ここ一年半のニックとのポジティブな経験は、ネガティブな反応を相殺するだろうと信じていた。

ミリアムがニックにグループ全員に話すと告げた時、彼はこう言った。「何だって、そんなことをしたら、ぼくはもう辞めて戻ってこないよ」。二〇〜三〇人もの女たちにそこまで知られたくなかったのだ。「ドクター」としての神秘性が彼への信頼を高め、距離を置いていられたからだ。必要とされる技術を持ったただの男だと彼女たちに知られたら、どんな支配力を保っていけるだろう？

ジェニーは反論した。「彼女たちは犯罪に関わっているのを承知で、必死に働き、逮捕のリスクを冒しているのよ。どうして秘密にしておけるの？　彼女たちには知る権利があるわ」

ミリアムも懐柔役にはならなかった。「グループのみんなにも知っておいてもらわないと」

「それなら、ぼくは辞める」

彼女たちは怒鳴ったり叫んだりはしなかったが、論理的でよく練られた議論を浴びせかけたので、ニックの抵抗力はそがれていった。〈ジェーン〉との仕事を通じて、お兄さんの支配から抜け出して、独立心が芽生えたことを喜んでいたはずだ。この一年にわたって、〈ジェーン〉と働くことに満足していたばかりか、快適な職場関係さえ築いてきたではないか。ここにとどまり続けることで得るものはあるはずだから、辞めないでほしいというジェニーとミリアムの願いを、ニックは受け入れた。

一二月の会議で、ジェニーはニックが医者ではないことを皆に告げた。会場は大騒ぎになった。郊外の学校の教師たちの一人は、目に涙を浮かべながら、ジェニーとミリアムが何カ月も故意にうそをついてきたと非難した。二人のせいで私は黄金律を破ってしまった。女たちにうそをついてはいけないと言っていたではないか。どうして私をこんな立場に追い込んだのだ？　私たちの仕事の基盤である信頼はどこにいったのか？　ミリアムは、ニックとのあいだで繰り広げたバトルについて懸命に説明した。

別の女はこう言った。「これで、今までしてきたことのすべてを信用できなくなった。私たちは人々を欺いている。もうサービスを解散すべきです」

ジェニーはその騒動のあいだ、じっと座っていたが、コメントが重なるごとにますますうんざりしていった。最後のひとことで、ジェニーは限界に達した。「何て甘いの？　これほど私たちに寄り添ってくれるような医者が他にいるとでも思っていたの？　女への冒瀆ですって？　ここに来る女たちは私たちを通して、この街のどこで受けるよりもずっといい中絶を受けているのよ」

ニックの仕事への満足度に異論はなかった。彼は有能で、思いやりがあった。一日に一〇件から二〇件の中絶手術を行うニックのほうが、年に数件しか中絶を行わない普通の医者よりも熟達しているのは明らかだった。女たちが中絶後の検診に行った医者たちからのフィードバックは、常に満足のいくものだった。あらゆる点から見て、ニックは自分のしていることをよく理解しており、おそらく他のたいていの医者よりも中絶についてよく知っていた。

全員がこのニュースを消化する機会を作るために、メンバーたちはもう一度ミーティングを開くことにした。そこでは、カウンセリングを受けに来る女たちにどう言うかという、より大きな問題を取り上げることになった。

動揺のさなかで、デボラはこうコメントした。「まあ、彼にできて、彼が医者じゃないなら、きっと私たちにもできるわ」

デボラはジェニーの顔に小さな笑みが浮かんでいるのに気づいた。ミリアムを除いて、デボラも部屋にいた他の誰も、ジェニーがその一歩を踏み出していることを知らなかった。ニックは彼女に中絶のやり方を教えていたのだ。

第11章

次のミーティングの参加者はさらに減った。顔を見せなかった女たちは二度とグループに戻ってはこなかった。何人去ったのか、誰も正確に覚えてはいない。ジェニーはほんの一握りだと推定し、デボラはグループのほぼ半数だったと考えている。いずれにせよ、前回のミーティングで出た発言を元に、残ったメンバーたちは、グループが利用する中絶提供者が医者でないなら〈ジェーン〉には協力できないと判断して去っていったのだと考えた。他のメンバーはシンシアのように答えた。「私も嫌な感じがして気を立て直す必要があったけど、彼が有能なのは間違いありません。中絶後の検診を引き受けてくれた医者たちからも素晴らしい評価を受けていたし」。一部のメンバーはまったく気にしていなかった。ニックが医者でないとはっきり知らなかったにしても、それはすでに疑ったり想定したりしていたことであり、彼は有能だったので、〈正規の医師〉の資格があろうがなかろうが関係なかったのだ。それぞれがこの知らせをどのように受け止めたかは別として、残留を決めたメンバーたちは別の問題に直面した。カウンセリングを受けに来る女たちにどう言うかだ。

一部のメンバーは、女たちの相談に乗る時に、今後も中絶を行う人物を「ドクター」と呼びたいと考えていた。中絶を求める女たちにとって、相手が医者であると信じているほうが安心できると考えたからだ。その意見は、激しい反論を巻き起こした。カウンセリングを受けに来る女たちを、真実から守られねばならない存在だとみなすのは不誠実だ。彼女たちには知る権利がある。彼女たちの命がかかっているのだから。それに、〈サービス〉は信頼の上に成り立っているので、うそをつくのは間違いなくその信頼を裏切ることになる。最後に、あるカウンセラーが言った。「私は真実を話します。それだけです。他の人はどうするつもり？」

ミリアムは妥協案を出した。カウンセラーの側から情報提供する必要はない。もし女のほうから「あの人は医者ですか？」と聞いてきたら、必ず「違います」と答えるけれども、聞かれなかったらカウンセラーの側から真実を知らせる義務はない。そうやって真実を回避するのは受け入れられないと感じたメンバーもいた。ニックが医者でないという事実は受け入れられても、グループのメンバーがそのことを女たちに伝えるのは受け入れられないというメンバーも何人かいた。彼女たちはそこで〈ジェーン〉との関係を終わらせることにした。

医者でなくても中絶を行えるという考えは、はるか以前に、〈ジェーン〉が設立された一年目、一九六九年のミーティングですでに出ていた話だった。中絶料金の高さと医者とのやりとりに対する不満についてはたしても話し合っていた時に、メンバーの一人だった生化学者が「自分たちで中絶できるように学べばいい」と言ったのだ。ジェニーを始め、会議に出席していた誰もが衝撃を受けた。その段階では、中絶は複雑な医療行為だと誰もが信じていたからだ。しかし翌年、女たちのそばに座って中絶の様子を見るようになったジェニーは、あの時の提案がそんなに荒唐無稽なものではなかったように思えてきた。そんなに難しいようには見えない。私たちが中絶のやり方を学べば、料金をずっと安くできる。しかし、その時点では、その考えはまだ漠然としたアイデアにすぎなかった。

やがて、ニックがジェニーの家の近くのアパートメントで仕事をしていたある日、一人の女が助けを求めてジェニーの家を訪ねてきた。彼女はグループが使っている医者の一人が誘発した人工流産のために、今まさに陣痛の最終段階に来ていた。ジェニーは彼女をニックのところに連れて行った。彼は言った。「ぼくたちで助けよう」

ジェニーがベッドに寝かせるのを手伝っているうちに、女は激しい陣痛に見舞われた。ニックは小型のスポンジ鉗子《かんし》を子宮に入れ、引っ張り始めた。彼はジェニーのほうを向いて言った。「ほら、この鉗子を支えてみて」

ジェニーは「いいや、何も触りたくない」と抵抗した。

「どれくらいの力が必要なのか、試してみるんだ」とニックは言い張った。

「嫌よ、技術者なんかになりたくない」。ジェニーはそんな責任を負いたくはなかった。そこまで関わるつもりはなかった。

それでも、ニックがしつこく言うので、ジェニーは折れた。彼女は自分の両手をニックが鉗子を握っている手の上に重ね、女が流産するまで一緒に引っ張った。ジェニーが想像していた以上の力が必要だった。

この経験で、ジェニーの中絶器具に関するタブーは打ち破られた。この滑らかな鋼鉄製の器具を自分で取り扱えることに気づいたのだ。それまで漠然としていた考えが確信に変わった。この技術を身につければ、料金をずっと安くできる。

ニックは自分の知っていることを進んでジェニーに教えた。彼女ができるようになればなるほど、ニックがしなければならないことは減っていった。彼女はニックの弟子になった。ニックがデニースにこのことをどう弁解したのか、ジェニーにはわからない。ジェニーはニックをじっと観察し、彼の説明に注意深く耳を傾け、彼の指示に従った。彼女が器具を扱う時はいつもニックがそばにいて、何か問題があればすぐ交代できるようにしていた。ニックは中絶を受ける女たちに、ジェニーに訓練を施しているのだと説明した。ニックは女たちとの信頼関係を築くのに非常に長けていたので、女たちはジェニーが学ぶことに抵抗はないようだった。

中絶の最初の段階として、過剰出血を防ぐためにエルゴトレートを筋肉注射することをジェニーは学んだ。次に、彼女はスペキュラムを膣に挿入し、子宮の入り口の筋肉でできた子宮頸部を露出させてから、膣と子宮頸部を殺菌剤のベタジンでぬぐった。子宮頸部の周囲に、先端が少し曲がった長い針で局所麻酔薬のキシロカインを注射した。子宮に器具を入れる前に、拡張器で子宮口を大きく引き伸ばす必要があった。

それから六カ月間にわたって、ミーティングで自分たちが利用している医者たちに対してグループが憤慨するような場面がたまにあったが、ジェニーはこう口を挟んだものだった。「私たち自身でできるように学べばいいのよ。そうすれば、誰にも頼らずにすむし、高い料金を請求する必要もなくなるのだから」

誰も彼女の話を真剣に受け止めなかった。ロレインをはじめ、現実的な考え方をする他のメンバーたちは、ジェニーに向かってこう言ったものだ。「冗談でしょ？　今やっている仕事をこなすだけで精一杯なのに」

夕方、親しい友人たちがジェニーのキッチンのテーブルを囲んでいた時に、タバコを片手に歩き回っていたジェニーの口から言葉があふれだした。それはコントロールの話、女が中絶をコントロールする話だった。これこそ問題の根源だった。真に自立するためには、女は中絶の知識と技術を身につけなければならなかった。もしそれができたら、この〈サービス〉を究極のフェミニスト・プロジェクトに変革できるのだと。友人たちはジェニーの戯言を聞き、そのアイデア全体を無謀だと思った。

ジェニーは自分だけの軌道をたどる一本の矢のようなものだった。彼女には、少なくとも一部は、ホジキン病と闘い続けていることへの反動として、ある種の無謀さがあった。ジェニーにとって時間は有限なものであり、残された時間がどれだけあるのかわからなかった。ある日のミーティングが終わってから、ジェニーは書斎のドア枠にもたれながら、やるべきことをやり遂げる前に死んでしまうんじゃないか、気が狂ってしまうんじゃないかと心配でならないとデボラに打ち明けた。

グループのメンバーたちは、ジェニーが、そしてひいてはグループで中絶を行えるという可能性を受け入れる前に、自分たちが有能だと認めていた一人の男、ニックが医者でないという事実を受け入れなければならなかった。ジェニーがグループにニックの正体を明かした後、デボラが自発的に「彼にできて、彼が医者じゃないなら、きっと私たちにもできる」と続けた時、他のメンバーたちの発言に対するジェニーのいら立ちは収まり、小さな勝利の笑みまで浮かんだ。ジェニーにとって、あの時がグループの正念場であり、ターニングポイントだった。

ニックはジェニーに中絶のやり方を教えるのと並行して、他の実用的な技能も教えた。ジェニーは、ニックが厳選した医療用品メーカーで器具を購入するのに同行した。彼はキュレット、鉗子、拡張器を買う時に使うべき言葉を彼女に教えた。以前、ニックは医者の友人から薬品を譲り受けていたが、グループで行う中絶の件数が週に三〇件を超えてきたため、今までの経路ではテトラサイクリンとエルゴトレートの供給が追いつかなくなっていた。

ジェニーは、親身になってくれそうだと聞いていた薬剤師の男に遠慮がちに声をかけ、必要なものを説明した。男は、自分のところから仕入れたことがバレないように、水に浸して瓶のラベルをはがすことを条件に、薬を供給することに同意した。ジェニーは何箱もの注射器、巨大なボトルのテトラサイクリンカプセル、錠剤と液体状のエルゴトレート、麻酔薬のキシロカインを買った。

一九七一年一月末までに、ニックは「看護婦」のデニースを連れて来なくなった。デニースに金を払って来させないほうが簡単だと考えた彼は、デニースは町を離れたとジェニーに告げた。

今でもニックは、グループとは別に、個人的にも中絶を引き受けており、デニースの代わりにジェニーを「往診」に連れて行くようになった。彼が個人的に引き受けているほとんどが、友人のポーランド人の医者から紹介されてくるポーランド系の移民の夫妻だった。

教会や親戚に自分たちのしていることを知られたくないと考えている勤勉で現実的な人たちのことを、ジェニーは今も覚えている。彼女とニックが小奇麗なバンガローに着くと、ジェニーが先に中に入った。レースで覆われたドレッサーの上に金の入った封筒があるのをチェックして、わなにはめられていないことを確認するために周囲を見回したものだった。

ニックがジェニーを訓練しようとしたのは、自分の技術や指導能力への自負からなのか、それとも彼女への愛情が深まった結果なのかはわからなかったが、ひとたび彼の知っていることを学べるとわかると、彼女は強情になった。ニックに対する彼女の態度は変わった。夏のあいだ、料金のことで彼と争っていた時でさえ、ジェニーはこびたりおだてたりする態度を取っていた。冬までに、〈ジェーン〉のほうが主導権を握るようになった。「どうしてあなたが知識を独り占めしているの？　私たちにも教えてよ」と彼女は要求した。

一九七〇年までに、中絶法の改革は半数以上の州議会で議論され、一二州が控えめに治療的中絶を認めるつつましい改正法を制定した。一九七〇年には、ハワイ、ニューヨーク、アラスカ、ワシントン各州が、様々な制限付きではあったが中絶を合法化した。ニューヨーク市には、一九七一年までに妊娠初期の女性を対象にした低料金の独立型クリニックが開かれ、全国から女たちが集まってきた。シカゴでも、〈コールバックジエーン〉はニューヨークまで行ける女たちにそれらのクリニックを斡旋するようになった。そして一九七一年一月二九日、イリノイ州北部の連邦地方裁判所は、同州の制限的な法令は曖昧で違憲であると判断してこれを覆し、州法の施行を差し止める命令を出した。〈ジェーン〉のメンバーたちは、この判決にどう反応していいかわからなかった。自分たちのサービスの終わりを意味するかもしれなかったからだ。ジェニーは、イリノイ州の司法界や医療界はあまりにも保守的なので、この判決を実行に移すことに抵抗するだろうと考えた。グループは活動を続け、何事もなかったかのようにふるまい、今後の成り行きを見守ることにした。クック郡の州検察官はただちに差し止め命令を不服として最高裁に上告し、二月一〇日、サーグッド・マーシャル裁判官は差し止め命令を無効にした。イリノイ州で中絶が合法だったのは二週間足らずだった。

一九六九年と一九七〇年には、アメリカ公衆衛生協会、家族計画連盟、アメリカ医師会の評議員会や、教会女性連合の役員会といった宗教団体をはじめとする数多くの全国組織が、すべて［中絶禁止法の］全廃を支持していた。全米各地で、女性、聖職者、医者たちが中絶合法化を求める声を挙げていた。女性解放グループはフォーラムやデモを組織し、中絶を必要とする女たちに情報と斡旋先を提供した。女性解放運動のメッセージは、意識向上グループや行動志向型のプロジェクトに参加する女たちの共感を呼んだ。女性解放をテーマにした講演ができる人々は、学生団体や地域団体から引く手あまたになった。シカゴでも、CWLU（シカゴ女性解放同盟）が専門家を招いて講演会を開いた。CWLUは通常、中絶に関する講演は〈ジェーン〉に委託した。

ジェニーは人前でスピーチをした経験のある数少ないメンバーの一人だったが、放射線治療で声帯を損傷していた。長時間話すのは苦痛だった。彼女は他のメンバーにもスピーチを奨励し、乗り気でない人には、広報業務の負担を分かち合ってほしいとお願いした。経験のなかった女たちも誘い入れることで新たな徒弟制度が生まれ、有能なスピーカーの人材が増えていった。キャロルは、ラジオのトーク番組に何度か出演したことを覚えている。「ジェニーに引っ張られていったんです。そうやって人は自信をつけていくのね。誰かに引っ張られていくことで、ああ、私にもできるかもしれない。もしかして、私にはこの分野の才能があるかもしれない、と思うようになるのです」

ジェニーとミリアムは、より多くの責任を委ねられる有望な人材を常に探していた。二人ともリーダーとしての役割を重荷に感じていた。リーダーシップを分かち合い、自分たちの後を継いでくれる人物として、二人はデボラとジュリアを最も有望な候補者として見ていた。ミリアムはデボラの有能さに目を留め、彼女のスタイルを気に入った。ジュリアのリーダーとしての能力は、ミーティングのたびに際立っていた。ジュリアとミリアムが自由時間を一緒に過ごすようになった一方で、ジェニーはデボラと親しくなった。ある日のミーティングの後、ジェニーはデボラに、自分とニックを支援している秘密グループのメンバーである友人のヴァルとリッキーと交流してみないかと勧めた。彼女はさりげなくデボラに、彼女たちが中絶を手伝っていることを明かした。その時初めて、デボラは自分の知らない女たちが中絶に直接関わっていることを知った。

ジュリアとデボラは、早い時期からミーティングで互いに認め合い、親交を深めていた。二人は、グループ内の秘密主義や公には認められていないリーダーシップのこと、ゆがんだ権力構造などについて話し合った。デボラは権力の問題にとりわけ敏感だった。デボラは正統的ではない授業を行ったとして自分と一緒に解雇された二名の教師たちと共に、かつて所属していた学区での復職を求めて、八カ月に及ぶ聴聞会の真っ最中だった。毎週開かれた聴聞会には、何百人もの保護者や生徒が集まった。聴聞会が長引くにつれ、三人の元教師たちは、自分たちを解雇したのと同じ人間が聴聞会の議長を務めている限り、再雇用される見込みは薄いことを悟った。そこで学んだのは権力の政治《パワー・ポリティクス》の教訓だった。聴聞会が繰り広げられる一方で、デボラはまったく異なる環境でも権力の政治に立ち向かっていた。その場を支配していたのは教育委員会や管理職ではなく、ミリアムとジェニーだった。

一月、ジェニーは大いに必要とされていた休暇を取った。戻ってみると、彼女はニックが後ずさりしているように思えた。彼は被害妄想から、中絶に関わるスタッフを自分と親しく信頼できる数人に限定していたのだ。それはジェニーが意図した方向ではなかった。

ジェニーとミリアムはどうすべきか話し合った。二人には一緒に戦略を練る習慣があった。二人の性格は正反対だった。ぶっきらぼうで率直なジェニーは、感情の流れや対人関係に対して寛容ではなかった。ミリアムは、何であろうとダイレクトに言うことはなかった。彼女は人々の関係のあり方に注意を払い、しばしば自分が仲介役となって、ジェニーの考えていることをグループの他のメンバーに説明した。二人のスタイルや性格が異なっていたため、それぞれが別々のメンバーたちに影響を及ぼした。ミーティングの前には、グループの合意を取りつけるために、どちらがどの問題を提起すべきかを話し合い、意見の対立を最小限にとどめようとした。意見の対立が生じたり、ミーティングから政治的な議論に進展したりしてしまうと、仕事がうまく立ち行かなくなり、グループが分裂してしまう可能性もあると二人は確信していた。

ミリアムとジェニーは、〈ジェーン〉のメンバーである女たち、つまりカウンセリングを行い、ミーティングに参加している女たちだけが、作業日に手伝えるということにした。ニックと一緒に働いていた数人の女たちはすでにメンバーだった。リッキーはカウンセリングに興味を示さなかったが、ヴァルは迷いを断ち切ってカウンセリング・サービスにも参加することにした。ジェニーとミリアムは、もっと多くのグループのメンバーを受け入れてほしいとニックに迫った。新しい人を一人増やそうとするたびに、二人はニックの抵抗を押し切らねばならなかった。

ジュリアがフロントからプレイスまで女たちを送る運転手をしていたある日の終わり、ニックに紹介するからと彼女はキッチンに招かれた。ニックがジュリアをチェックして承認するつもりだったのか、それともジェニーとミリアムが「彼女を連れてくるから、会っておいたほうがいいわよ」と言ったのか、ジュリアにはわからなかったが、それ以降、中絶の手伝いを頼まれるようになった。「やりたくてたまらなかったわけじゃない」と彼女は回想する。「どちらかといえば、家族から離れている時間が増えるのに抵抗があったから。私にわかるのは、誰かが私を仲間にしてくれるほど信頼できると思ってくれたということだけです。こちらから無理強いしたわけではありません」

最初は、中絶の際に女の手を握っているだけだった。ジュリアはミリアムの仕事ぶりを見て、何をすべきかを学んでいった。ミリアムの役目は、手順を一つ一つ説明しながら、できるだけ女を安心させることだった。ニックは中絶を受ける女と軽妙な会話を交わし、家族のこと、仕事のこと、学校のことなどを尋ね、愛嬌を振りまいて安心させた。ジュリアは、自分はとても彼のように女たちと交流できないと思った。

〈ジェーン〉に電話してくる多くの女たちにとって、値下げした中絶費用三五〇ドルでも問題だった。ジュリアは一〇〇ドルしか持っていない妊娠の早期の女にカウンセリングを行った。カウンセリングでは残りの資金をどうやって調達するかの話になった。ジュリアは言った。「まだ時間はあります。予約は延期しておいて、義理のお姉さんからお金を借りたりできないかしら」。翌週、その女はジュリアに電話をかけてきて、さらに一〇〇ドル用立てたと言い、それを手に入れるために売春をしたと説明した。ジュリアはがくぜんとした。次のミーティングで彼女は言った。「中絶するために売春をしなければならないのなら、ここの何かが間違っている」

その一方で、五〇ドルしか払えないと言いながら、毛皮のコートを着てカウンセリングに来る女もいた。そういう人を前にすると、カウンセラーたちは、金目のものを羽織っている人をどうして受け入れなければならないのかと思わずにいられなかった。他の女たちには、そんなものはない。あらゆる手段を使って、家賃までつぎ込み、ジュリアが話した少女のように売春までして中絶費用を捻出しているのに。

グループが中絶医に依存しなければならない限り、金は大問題だった。ニックは自ら進んで支配権を譲ることもあった。彼にとってコントロールすることよりも金のほうが重要で、そちらを手放すつもりはなかった。ジェニーは彼と交渉し、さらに大きい金銭的譲歩を求めるのをやめなかった――この人には値下げしてほしい、次は無料にしてほしい、という具合に。

〈ジェーン〉に助けを求めてくる電話が増え続けていたのは、彼女たちの電話番号が街中に知れ渡りつつあることを意味していた。需要に合わせて、ジェニーとその時担当している〈ビッグジェーン〉が、一日に行う中絶の数を増やしていった。ニックがグループと一緒に働く金曜と土曜の中絶件数は、この一年間に数件から二〇件にまで増えた。彼は仕事が多すぎると不満をもらしたが、ジェニーは彼のスピードと技術ならこなせることを知っていた。妊娠一〇週以内の合併症のない中絶なら、一五分もかからなかった。ジェニーは、仕事の質やサポートに影響を与えることなく効率を最大化するために作業場の設定を変えた。寝室が二つ以上あるアパートメントを使い、ニックが一方の寝室で中絶を行っているうちに、もう一方の寝室で訓練を受けたグループの女たちが別の中絶を始めるようにした。ニックは一つの中絶を終えたら、次の中絶に向かうだけでよかった。彼は言う。「すべてがスムーズに進んだ。ぼくの背後に大きなネットが張られていた。ほんのわずかな人数であんなにスムーズにいくなんてありえない。この人はこの仕事をし、あの人はあの仕事をするという具合だった。そして一日の終わりには、満足感がやってきた」。ニックは同じ目標に向かって共に働くチームの一員になった。彼は、「一人ですべてをこなすよりも、二〇人で一つのプロジェクトに取り組むほうがずっと簡単だ」と思うようになったのだ。

以前のニックには、中絶を受ける女にその手順を説明する習慣はなかった。それはジェニーたちが付け加えたものだった。彼女たちは個人的な経験を通じて、女にとっての快適さは自分が事態をコントロールできていると感じられるかどうかにかかっていると知っていた。そのコントロールの感覚は、何が起こっているのかを理解することから生まれるので、中絶が進行するのに従って、彼女たちは一つひとつの手続きについて詳しく説明した。ニックにとって、自分が中絶を行う女たちが、自分一人で仕事をしていた時に比べておびえていないことは明らかだった。ニックはプロセスが変化し、進化していくのを目の当たりにしていた。

ジェニーは、ニックがすることについて、なぜ、そんなふうにするのかと、いちいち彼に質問した。彼はいつもこう答えた。「理由は知らない。いつもこうするんだ」

するとジェニーは、「じゃあ、変えられない？」と聞く。

やり方を変えることに対してニックは当初抵抗した。だが彼がジェニーの提案について考え始めると、ニックが何も言わないうちに、ジェニーはその変更点を取り入れていた。ニックは、ジェニーが提案することは、常に最善であると認めざるを得なかった。

この一年間にグループの機能は変化した。もはや彼女たちは、女たちの相談に乗り、有能な中絶医を斡旋するだけではなくなっていた。今では直接的に関わっていたのだ。中絶を行うプレイスを手配し、中絶に立ち会い、さらに医療処置についても徐々にこなすようになっていった。今や彼女たちは中絶の責任を負っていた。グループと中絶医とを隔てていた壁は消えていった。彼女たちはカウンセリング・サービスから中絶サービスへと進化を遂げたのだ。外部に対しては、彼女たちはまだ〈ジェーン〉として知られていたが、その変化を反映して、内部では自分たちのことを単に〈サービス〉と呼ぶようになっていた。

一九七一年の冬の終わり頃、グループはハイドパークにあるアパートメントを借りて中絶に使うようになった。それまで、中絶のために貸してくれるアパートメントを見つけるのは常に困難だった。深刻なトラブルに巻き込まれる可能性のある違法行為のために、グループに家を貸してくれる人はほとんどいなかったばかりか、たとえ貸してくれる人がいても、不愉快な結果に終わることもあった。〈サービス〉がアパートメントを使用した後に、家族がタオルや衣服がなくなっていると言い出すかもしれなかった。服に血がついてしまった女のために、クローゼットからシャツが引き出されたこともあった。タオルを借りた場合には、作業をしていた女たちは間違いなくきれいにして返すつもりでいたのだが、そのつもりが必ずしも行動に結びつくとは限らなかった。

ジェニーは友人のヴァルに、偽名でアパートメントを借りてほしいと頼んだ。ヴァルはそれまでそんなことをしたことはなかったし、自分を急進派に変えることだとも思った。「私は基本的に法を守る市民で、法の支配をかなり強く信じていたのです。自分のイメージががらっと変わりましたね。なにしろ、法に反することを行っているばかりではなく、もっと重要だったのは、法律が自分たちのニーズに合っていないと見て、自分たちの手で問題を解決しようとするグループの一員になったということです」。グウェン・バートマンという偽名で、ヴァルはハイドパーク大通り五一二〇番地にアパートメントを借りた。

メンバーたちは自分たち専用のアパートメントを手に入れてからも、セキュリティー上の理由から、個人宅を見つけられればそちらを利用していた。あちこちに移動すればするほど、おせっかいな隣人に出入りの多い家だと目をつけられる可能性は低くなる。一方で、自分たちのアパートメントを手に入れたことで、彼女たちはいざという時に、いつでも空いている場所を確保できるようになったのだ。

第12章

一九七〇～七一年にまたがる冬を通じて、毎月のオリエンテーションのたびに、一人か二人の新メンバーが入ってきた。その中には、グループを通じて中絶を経験した女や、メンバーの友人もいた。また、最初は誰か他の人のために〈ジェーン〉に連絡してきた人もいた。

クリスが〈ジェーン〉に加わったその冬、彼女は夫のビルと共に、シカゴのウェストサイドにあるカトリック系のオルタナティブ女子ハイスクール［公立でも私立でもない新しい形態で運営される学校］で教えていた。その学校の使命は、貧困にあえぐ子どもたちによりよい人生を送るチャンスを与えることだった。彼女の生徒たちの学業は、不安定な家庭生活、虐待、一〇代での結婚などのために、常に崖っぷちに立たされていた。生徒たちの問題の多くは複雑で、クリスにできることはあまりなかった。ある生徒が、中絶が必要だと打ち明けてきた時、クリスは、これなら自分でも助けになれると思った。彼女はあちこちに電話をかけ、最終的に〈ジェーン〉の電話番号を見つけた。「電話をかけるのが怖かった」と、クリスは回想する。「裏社会に巻き込まれるんじゃないかと、手のひらに汗をかいていた。すると、とても感じのいい声のごく普通の人が電話をかけ直してきて、『はい、私たちのところでできますが、お友だちに、ご自分で電話するよう伝えていただけますか』と言ったのです」

中絶後、その生徒は三九度の熱を出してクリスに電話してきた。クリスは、やばい、このままでは彼女がばらしてしまい、学校はつぶれてしまうと思った。クリスは〈ジェーン〉に連絡し、感染症を治す抗生物質を届けてもらった。その頃までに、クリスは謎めいた〈ジェーン〉に何度も電話をかけていた。そのうちの通話の一つで、〈ジェーン〉は言った。「私たち、カウンセラーを探しているんですが、興味ありますか？」

クリスは一瞬考えて、「もちろん」と答えた。〈ジェーン〉との接触は心強かった。彼女が話した人はまともそうだったし、これは生徒たちが必要としているサービスだった。「私が学校にいた数カ月間だけでも、妊娠した生徒は彼女一人じゃなかったんです」とクリスは振り返る。「生徒たちは誰よりも選択肢が少なかったし、もし早く子どもを産んでしまえば、彼女たちの人生は終わりのようだった。こんなささいなことで、女の人生は変わってしまう。価値観を変えさせる必要もなければ、何かを経験させる必要もない。ただ彼女に選択肢を与えればいいのです」

クリスが育ったインディアナ州の小さな町では、女の子は結婚して子どもを産むか、大学に行くかのどちらかしかなかった。長いブロンドの髪の彼女は完璧なチアリーダーでありプロムの女王だった。「私には特に知的な伝統もなかったし、これといった道徳的な伝統もなかった」と彼女は言う。

一九六六年、彼女はブルーミントンのインディアナ大学に入学し、工学部の学生ビルと恋に落ちた。大学三年生の時、アクティビストのルームメイトに連れられて大学を封鎖するデモに参加するまでは、学生運動に関わることもなかった。そこから突然、クリスは日常的に抗議活動に参加するようになった。「ダウ・ケミカルのシットイン[*1]に参加した時には、警察に殴られていた人たちもいました」

クリスが結婚しようと計画していた一九六八年までに、キャンパスでの抗議運動は爆弾テロにエスカレートしていた。卒業後、彼女はビルと共にシカゴに引っ越した。不公正に対する新たな怒りをポジティブな方向に向けるために、彼女は教職に就くことを考えた。

クリスは男だらけの政治集会しか出たことがなかったので、初めての〈ジェーン〉でカウンセラーのトレーニング・セッションを受けた時には戸惑った。「一つ奇妙だったのは、男がまったく介在していなかったことです。誰も男のことを聞かなかった。『誰かと一緒に住んでいるの』とか、『彼はどんな人？』とか。男のことが話題にならない女のグループの中にいるのが不思議だった。男の気配がないのは騒音の後の静けさのようで、とても興味深かったですね」

彼女が最も心配したのは、中絶のために女たちにカウンセリングしていることを学校に知られることだった。もし彼女がこのサービスで逮捕されたら、教区は学校への支援を停止し、廃校に追い込まれるのではないかとまで心配した。

参加してまもなく、ブルーミントンで知り合いだった女が中絶を受けるためにシカゴにやってきた。彼女はクリスに、急進的な学生リーダーの一人に妊娠させられ、「俺の子だろうと構いやしない。俺の責任じゃない」と言って捨てられたと語った。クリスは初めて、好き勝手なことをしておいて立ち去れる男たちの特権に激しい怒りを感じた。

クリスは自分をフェミニストだとは思っていなかった。〈サービス〉のメンバーは、彼女が会った初めてのフェミニストだった。「私は状況倫理の人間です。イデオロギー的な考え方はしません」と彼女は言う。「その時点では、グループの女たちに熱烈な思い入れはなかったけど、自分が自主的に何かをするという感覚には熱烈に思い入れをもっていました」

〈サービス〉の女たちは、中古品店で購入したり、メンバーや友人から寄付されたりしたあらゆるたぐいのがらくたで借りていたアパートメントを飾り立てた。壁にはＣＷＬＵ（シカゴ女性解放同盟）の別の活動グループであるウィメンズ・グラフィック・コレクティブがデザインし、制作したポスターが飾られていた。その一つは、抽象的な花のデザインの周りを「シスターフッドは花開く。春は決して同じではない」というメッセージがぐるりと囲んでいた。リビングルームの隅には、安っぽい竹製のカウンターバーが据えられていた。ベッドルームは二部屋あり、それぞれスプリングベッドの上にマットレスが敷かれ、インド柄のベッドカバーがかけられていた。唯一のぜいたくは、マーシャル・フィールド・デパートの地下で買った鮮やかな柄のシーツセットだった。

金曜日と土曜日の作業日に、スタッフは早めにアパートメントに集合した。最初の女たちのグループがフロントから到着する前に、スタッフは器具を煮沸し、注射器を満たし、ベッドのシーツを交換し、重いビニールシーツで覆った。

その冬から春にかけて、ニックはジェニーに中絶の方法を教えた。ニックは教えること自体には興味がなさそうで、忍耐強くもなかったが、たまにほとんど駆り立てられているように情熱的になる時があり、ジェニーはその瞬間を捉えなければならなかった。中絶を行っている最中に、ニックはジェニーにキュレットを手渡し、「ほら、周囲を掻いて、きれいかどうか確認してごらん」と言うことがあった。最初は相手を傷つけたり、痛みを与えたりするのを恐れて、ジェニーは器具をそっと扱ったが、ニックは「もっと強く、手前に引いて」と命じた。「恐れずに腕の筋肉を使うんだ。痛いんじゃないかとこわごわやっていては、うまくいかない」。異常出血が起きても危険ではない場合には、ニックはジェニーに鉗子を手渡した。「胎盤がまだ残っているはずだ。取り出してみて」。彼はジェニーが処置を進めるのを見守り、少なくとも彼女が自分でやってみようとするまで介入するつもりはないことを態度で示した。

ジェニーは少しずつ、中絶方法を習得していった。ニックは彼女のそばを離れず、指示を出し、問題があればすぐに交代できるようにしていた。ジェニーは興奮と恐怖という相反する感情に引き裂かれた。中絶をニックに任せるほうが楽だった。ニックが直接リスクを負っている限り、〈ジェーン〉の他の女たちはカウンセラーやアシスタントという役割に守られていた。しかし、〈ジェーン〉を自立させるためには、彼女も他のメンバーたちも学ばなければならなかったし、学ぶためにはやってみるしかないということもわかっていた。

筋肉注射とスペキュラムの挿入はさほど難しい処置ではなかったが、子宮頸管の硬く締まった筋肉を拡張するのは容易ではなかった。ジェニーは麻酔薬のキシロカインを子宮頸管の周囲に注射して、子宮の拡張がもたらす痛みを鈍らせた。彼女はドラムスティックを持つように二本の指のあいだで微妙にバランスを取りながら柔軟な金属でできているゾンデで子宮頸管の向きを確認してから、拡張器を子宮の開口部である子宮頸管に挿し込み、子宮内に器具を挿入できるようになるまでゆっくりと拡張した。注意深さと慎重さが必要だった。

拡張が終わったら、彼女は小さなスポンジ鉗子を子宮に入れ、胎児と胎盤を少しずつ取り出した。彼女は自分が何をしているのかを見ることはできなかった。女のからだの中にある道具を通じて伝わってくる感覚と、女の腹部に当てたもう一方の手の感覚を頼りに行うしかなかった。その感覚を元に子宮内の様子を視覚化しなければならなかった。後で出血や感染の原因となるようなものが子宮内に残っていないことを、しっかり確かめる必要があった。取り除けるだけのものを取り除いてから、中空のスプーン状のキュレットを使って、子宮内膜をきれいに掻き出した。鉗子とキュレットを代わるがわる用いてこの手順を繰り返した。子宮壁がきれいになって、中絶が完了すると、キュレットが子宮壁をこする音は親指で口蓋をこするのと同じような音になった。

長年の経験を持つニックは、ジェニーよりもずっと早く中絶を完了させた。早ければ早いほど、子宮から器具を外すのも早くなり、中絶の最中やその後に問題が起こる可能性も低くなる。練習を重ねるうちに、ジェニーのスピードは上がっていった。二人一緒に仕事をするうちに、互いの敬意も深まっていった。二人は社会からのけ者にされているものを、社会が二人のどちらにも容認してくれない行為を、共有していた。二人は共に無法者だった。

ジェニーが受けた一連の訓練に続いたのはパムとジュリアだった。一九七〇年の初めに、パムをグループに誘ったのはジェニーだった。二人は、大学院生だったパムがシカゴ八人組の陰謀裁判を支援していた時に知り合った。パムはジェニーに似ていたが、より背が低く、ジェニーと違ってブロンドだった。彼女は独身で、時間は自分の好きに使えた。パムとジュリアは、ジェニーとニックの両方から訓練を受けた。ニックが教えることに相反する気持ちを持っていることは明らかだった。一方で彼は、責任と大量の仕事から解放されることを願っていた。彼はジェニーに、自分はいつまでもここにいるつもりはないと何度も警告していた。その一方で、彼は自分の技術を守りたがり、グループが彼の権威を侵害してくることに憤慨していた。ジュリアはそんな彼をせっつかなければならなかった。「はい、その道具をこちらにください」。ジュリアは、彼が自意識過剰で、プライドが指導の邪魔をしていると感じていた。ジェニーにはそれがなかった。彼女が学ぼうとするのは、常に人に教えるためだった。それにジェニーは、ジュリアが個人的に親しい人物であり、仲間でもあった。「ジェニーは何もかもニックと同じようにやっていたので、それなら私にもできると思った」とジュリアは振り返る。「彼女は魔法をかけられていたわけではありません――彼だってそうです。でも何かが違っていたんです」

メンバーは、中絶を受ける女の一人ひとりに、誰でも学ぶ時にはそうですが、このグループでも実践を通じて訓練しているのですと説明した。実習生は何か新しいことを試してみる前に、中絶を受けている女の許可を求めた。監督者は常にすぐそばにいて、指示を出し、いつでも交代できるようにしていた。施術されている女を、今、行われている実践に参加させることで、グループの仕事には政治的な要素が加わった。メンバーたちは、自分たちのためだけでなく〈サービス〉を求めてくるすべての女たちのためにも、医療行為をあえて脱神秘化してみせた。メンバーが訓練していることを女たちに意識させるように、ジェニーは大声で指示を出した。「キュレットは常に手前に引いて、決して押さないで。さあ、もっと強く掻き出して、ざらざらした音が聞こえるまでキュレットで全方面を掻き出して」。彼女は中絶を受けている女にこう尋ねた。「音が聞こえますか？　何か変わった感じがしますか？」

中絶方法を学ぶメンバーはそれぞれに、女たちに痛みを与えることを受け入れなければならなかった。誰もそんなことはしたくなかったが、医学的に困難な状況を引き起こしかねない全身麻酔や麻薬を使うことはまったく考えなかった。薬の副作用は女たちを不要な危険にさらす可能性があった。彼女たちはどうしても必要な最小限の薬しか使わなかった。出血を抑えるためにはエルゴトレートを、拡張に伴う下腹部痛を和らげるためには局所麻酔薬としてキシロカインを使用した。中絶のプロセスで痛みを伴うのは、ほぼ空になった子宮が収縮して器具にあたる最後だけだった。薬物を使用する代わりに、カウンセリングと敬意に満ちた処置や支援によって、中絶の不快感を安全かつ効果的に管理できることを彼女たちは学んだ。どの女も中絶の最中ずっと目覚めていた。どの女も、自分の経験している感覚がどんなに奇妙なものであろうとも、自分自身でそれに対処できることを知った。状況をコントロールしているのは彼女自身だった。数分間休ませてと頼むこともできた。叫んだり動き回ったりしない限りは、何でもできた。悲鳴を上げたりすれば隣人に聞かれて警察に通報されるかもしれなかったし、動き回れば器具でけがをするかもしれないのだと、彼女は承知していた。

人によって痛みの閾値《いきち》や快適さのレベルは異なるし、妊娠期間にもよるものの、たいていの女にとって、中絶は月経痛よりひどいとは感じられなかった。それでも、なかには最後までやり通すために、ありったけの意志の力が必要になる女たちもいた。そんな女たちはタオルを思い切りかみしめたり、アシスタントの手をぎゅっと握ったりすることで、血行を止めて耐えた。時には、中絶を行っている側があえて休憩を取り、中絶を受けている女につかの間の安らぎと震える足を伸ばす時間を与えることもあった。

女たちはそれぞれに、中絶を行う人々と交流した。会話は彼女たちをリラックスさせたし、どんなふうに彼女が感じているかを知るのは有効だったので、中絶提供者の側から「今、痛みがありますか?」などと尋ねることもあった。キュレットできれいになった子宮壁を掻くと圧痛が生じるが、子宮内膜で覆われた子宮壁を掻き出す時には、通常、何の感覚も生じない。〈サービス〉の処置が成功続きだったのは、中絶を受ける女たちの側の心構えと協力のたまものであると共に、薬物にできるだけ依存しなかったことに直結していると、メンバーたちは信じている。

訓練の次の段階に進むたびにジュリアは戦慄を覚えたが、繰り返していくうちに自信がついていった。ジェニーはこんなふうに言ったものだ。「私がついているから、この人にやってみせてちょうだい。落ち着いているようだから大丈夫」。教える時のジェニーは、ていねいかつ率直で、誰も甘やかさなかった。「ジェニーは何らかの役割を果たしていた」とジュリアは回想する。「手放しで信頼できる何かがあった。彼女に『これをするのよ』と言われると、私は『わかった』と言って、何も疑問に思わなかった。彼女が私にできないことを押しつけることはないだろうと信じていた」

春の初めに、デボラはアシスタントになる前段階としてニックに会った。デボラがフロントからプレイスに向かう女たちを車で送っていった時に、ジェニーが「ニックがいいって言ったから」と、中絶を見学するためにアパートメントの裏手に誘った。「彼女はわざとあんなふうに言った」とデボラは記憶している。「私が選ばれたと感じさせるような言い方をしたのよ」。ジェニーはニックとベッド上の女にデボラを紹介し、見学させてもいいかと尋ねた。

その女は二〇代後半から三〇代前半で、中絶処置の真っ最中だった。ベッドの向こう側で、ニックが鉗子やキュレットを使って手早く作業をしていた。デボラはアドレナリンが放出されるのを感じた。自分が見ているもののパワーに目がくぎ付けになった。「傑作を目の当たりにした気がした。その女のものではなく、私たちの人生の傑作、タイムズスクエアでネオンライトの宣伝文句がぐるぐる回っているような感じだった。まさにこれ。これこそ傑作。これこそ作られるべくして作られた傑作だ」

デボラは魅了された。「血に圧倒された。あんなのは見たことがなかった。女の太ももにも、ニックの手首にも、ベッドにも血がついていた。台所掃除をしているような、ごく普通の日常的な方法で、淡々と処理されていた。彼ならレンガ職人にだってなれただろう。彼ならどんなややこしい職人技でもこなせたに違いない。私が感銘を受けたのは、その職人的な動きの質だった。つまり、手と血と粘液と、それを吸収するためにお尻の下に詰められたティッシュの親和性と、中絶医と中絶を受けている女とのあいだのとても親和的な関係を目撃したのだ。この半裸の女は、話し、笑い、時おり質問し、自分のからだに手をかけている人物(その人物は彼女のからだをとても丁重に扱っていた)と間違いなく関わっていた」。デボラは即座に理解した。覆いの布や白衣など、医者が患者とのあいだに築いている障壁は、女の側のニーズや状況によって必要とされているものではなく、将軍の金モールのように体面を飾り、地位を示すものなのだ。それは、『オズの魔法使い』で魔法使いが姿を現すシーンを思い出させた。カーテンの向こうのあの男には注意を払うな。

中絶には魔法のようなものは何もなかった。カウンセリングがまさにそうであったように、その技術は非常にシンプルなものだった。訓練と心遣いさえあれば、デボラでも誰でも習得できるスキルだった。その気づきは医療一般にも当てはまる。医者は疑うことなき服従を要求する万能のオズではなかった。医者は、その技術が高く評価され、尊敬されている職人なのだ。医者の神秘性やタブーを取り払ってしまった〈サービス〉の女たちは、自分たちが学んでいる技術的スキルを、単に役に立つだけでなく、限りなく興味深い好奇心の対象だと感じられるようになっていた。

一九七一年の春先に、ニックと妻は和解した。彼はカリフォルニアに戻ったが、週末にはシカゴに飛んできて、金曜日と土曜日に〈ジェーン〉のために中絶をやり続けたので、そのことに妻は落胆した。違いがあったとすれば、彼は妻と和解したことで、より精力的にジェニーの訓練を行うようになった。〈ジェーン〉との関係を断ち切り、結婚生活にかけている負担から解放されるためだ。ジェニーが独り立ちすれば、支配権をめぐるジェニーとミリアムとの絶え間ない論争も終わることになる。

今やメンバーがより多くの仕事をこなせるようになったので、ジェニーはニックに対して、中絶一回あたりの料金ではなく、日当ベースで料金を受け取るようにと説得した。ジェニーは無料や割引の中絶を何度も押し込んでいたので、ニックが持ち帰る手取り額はあまり変わらないだろうと踏んでいた。〈ジェーン〉は家賃を支払い、薬や備品を購入し、電話料金を持つ。その代わりにニックは、何件中絶の予定を入れても、一日あたり一律の報酬を受け取ることになった。いつのまにか、ニックは〈ジェーン〉の下働きにされていた。彼は言う。「最初、彼女たちの側にはパワーがなかったのに、そのうち全部持っていかれましたよ。ぼくはパワーに関心はなかったけど、金には関心があったので、それだけは譲らなかったんです」

ニックが日当で支払いを受けることに同意すると、グループは中絶費用を三〇〇ドルに引き下げた。経費をまかなえるだけのお金さえ入ってくれれば、女たちが支払う金額は融通をきかせることができた。各カウンセラーは三〇〇ドルを要求したが、金がないと女が言っても断られることは二度となかった。中絶費用を支払うために売春を強要されたり、子どもの食費を回したりする女はいなくなった。運転手が車の中で集金するため、プレイスで働く従業員たちは、個々の女がいくら払ったのかを知ることはなかった。ほとんどの女の支払額は少なかったので、ニックの日当さえまかなえない金額しか入ってこない日もあった。ニックは激怒して、ジェニーに暴言を吐いた。そして次の〈サービス〉のミーティングでは、女たちにもっと金を払ってもらう方策を考えなければならなかった。〈サービス〉の誰もが、個々の女に何かしらを払ってもらうことに同意した。中絶を行うには金がかかる。金を払うことは、女たちが自分のしていることを自分のものにして、そこに参加する一つの手段であり、自発的な参加は、そこで行われる医療と同じくらい中絶を成功させる鍵であることを、彼女たちは経験から学んでいた。中絶は無力な女のための慈善事業ではない。それは責任ある行為なのだった。

同じ一九七一年の春、グループはもう一つ別の問題を抱え込んだ。冬の数週間のあいだに、ロレインとデボラが妊娠したのだ。ロレインは数年前から不妊治療を受けていた。デボラは妊娠したことで、彼女が「サービスの母たち」と呼んでいたミリアム、ジェニー、ジュリアという八歳以下の子どもを持つ女たちとの距離が縮まった。この春、二人の妊娠が判明した時に、妊娠しているカウンセラーやアシスタントが中絶を希望する女たちに対応して構わないかどうか、サービスのミーティングで議論が行われた。不公平だと感じる女もいるのではないかという意見もあった。デボラが回想しているように、「私たちは赤ちゃんを産めるのに、自分たちは産めない。彼女たちの赤ちゃんは奪われてしまうのに、赤ちゃんを産むことが許されている私たちは、抑圧者だとみなされないかと考えたのです」

他のメンバーは、中絶を必要とする女を妊娠中のカウンセラーから遠ざけることは、かえって女たちを傷つけ、中絶に対する社会の否定的な態度を強化することになると主張した。中絶は女の人生の連続体の一部であって、切り離されたものではない。中絶を決意した女たちは、責任ある決断をしたのだ。今、中絶が必要な女は、前の年に出産しているかもしれないし、翌年も中絶を選ぶのかもしれない。いずれにせよ、これまでもカウンセリングのあいだ、女たちはカウンセラーの家に来て、その家族に囲まれていた。これまでも、メンバーは自分の子どもたちを隠してはこなかった。

少し前の一九六八年、このグループができる以前に、自分一人で女たちのカウンセリングや斡旋をやり始め、後に〈ジェーン〉を組織したクレアも同じ問題に直面した。妊娠した時、彼女は女たちの気持ちを守りたいという思いから、カウンセリングを行わないことにした。それから三年後、〈ジェーン〉の女たちは全員一致で正反対の結論に達した。ロレインとデボラの妊娠を、女たちに隠すことはない。中絶と女の人生との関係について、グループの政治的な理解は進化していた。メンバーがカウンセリングする女たちに、保護は必要ではないとされた。

ロレインは、カウンセリングを受ける女たちに自分の妊娠のことを明かした。彼女は数年前に中絶を経験していたので、その経験も活かせた。彼女は、人生のある時期にはある決断をし、別の時期には別の決断をした人の実例だった。

デボラの妊娠について何かしら口にした女は二人しかおらず、二人ともプレイスで初めてデボラに会った人たちだった。一人目は年配の女で、「ここでは妊娠してもいいの?」と尋ねた。デボラ。「ええ、話し合って、いいことにしたんです。もう一人、妊娠しているメンバーがいます。私たちは、女は子どもがほしい時に産み、中絶が必要な時に中絶すべきだと信じています」

もう一人は、中絶時につらい思いをした高校生だった。その後、デボラがリビングルームのソファに並んで座ると、彼女はデボラの腕の中に泣き崩れた。「私は赤ちゃんを殺してしまったけれど、こんな私の面倒をみてくれるあなたは、とてもいいお母さんになれるわ」

デボラはがくぜんとした。カウンセリング・セッションは、こうした気持ちを解決しておく場だった。カウンセラーは私のことを話さなかったのだろうか？　デボラは「そんなふうに感じているのなら、なぜしたの？」と尋ねた。

「もし私がこの子を産んだら、福祉の人に赤ちゃんを連れて行かせるって、母が言ったの。だから仕方がなかった」。彼女はデボラのおなかを抱きしめた。「私は自分の赤ちゃんを殺したけど、ここにあなたの赤ちゃんがいる。助けてくれたのはありがたいけど、あなたのように赤ちゃんが産めたらよかったのに」

〈ジェーン〉に連絡してきた女や少女たちは、それぞれ個人的な事情を背負って〈サービス〉を利用した。それがどのようなものであれ、〈サービス〉のメンバーは、カウンセリング・セッションでも、中絶のさなかでも、気休めや慰めだけにとどまらない環境を作ろうとした。あの高校生のように中絶を強制された場合には、精神的な苦痛を和らげられるものは何もない。しかし、〈サービス〉が関与した圧倒的多数の人々にとって、〈ジェーン〉における中絶は、当人の選択で行われている限り、たとえその選択が医学的、社会的、経済的要因に制約された結果だったとしても、その場で、あるいはフォローアップの電話や後日の手紙で多くの女たちが語ってくれたように、当人にとっては驚くほどポジティブな経験であった。

一九七一年の春、モリーが〈ジェーン〉に電話をかけた時、彼女は中絶について知りたかった以上のことをすでに知っていた。その一年前、大学二年の終わりに、同じ寮に住むほとんど知らない学生がモリーを自分の部屋に呼び入れた。彼女は流産したばかりで、助けを必要としていた。モリーが部屋に入ると、そこらじゅう血だらけだった。モリーは処置を行った医者に電話した。彼は、腹部に氷を当てて、足を高くしておくようにと言った。氷のおかげで出血は止まった。翌日、モリーは中絶に関する情報を探しに本屋に行ったが、何も見つけられなかった。

背が高く、砂色の髪をした若いモリーは、東海岸のアイルランド系カトリック教徒である大家族の出身で、高校時代はバトントワラーや学級委員を務め、人気投票で一位になったこともあった。民主党全国大会でのデモの一週間後、彼女はシカゴ郊外のエルムハースト・カレッジにやってきて、ほら、今は変革の時代なんだし、何だってできるんだと思っていた。

大学ではＳＤＳ（Students for Democratic Society 民主的社会を求める学生たち）の急進的な分派である革命的青年運動IIに参加したものの、高校時代と同様にイデオロギーやドグマにはほとんど関心を持てなかった。一九七〇年、二年間の大学生活を経て彼女は中退し、恋人と一緒にシカゴのノースサイドにあるリンカーン・パークの小さなアパートメントに引っ越した。見つけられる限りのいろんな最低賃金の仕事で働いた。秋には妊娠していた。

カトリック教徒である彼女は、避妊について両義的な考えを持っていた。教会によれば、避妊薬を飲むのは毎日大罪を犯すことになるというのだった。どういうわけか、自分が妊娠するとは思っていなかった。妊娠した時、彼女は同じ寮の女が受診した医者の診察を予約した。妊娠は確認できたが、治療は拒否された。「ニューヨークに行きなさい」とその男の医者は言った。「あっちなら合法だから」

モリーが中絶に関する聖職者相談サービスに連絡すると、ニューヨークまでの飛行機代込みで三〇〇ドルだと言われた。かつかつの生活をしている彼女には三〇〇ドルなどという金はなく、クリニックで中絶できなくなる期間までの時間は限られていた。友人が金を貸してくれたことで彼女は助けられた。「何で彼女が助けてくれたのかわからない」とモリーは回想する。「私は給料をもらうたびに、彼女にお金を返した。それだけは忘れなかった。だって私の命の恩人なのだから」

彼女は小説一冊を片手にニューヨークへ飛び、中絶を受けた。思い直すことはなかった。「私は二〇歳で、つきあってはいけない男とつきあっていた。妊娠していない状態は最高だった。新しい人生を貸し出されたような気分だった」

残念なことに、彼女は避妊に対するカトリックらしい相反する感情を拭い去れなかった。半年後の一九七一年春、彼女は再び妊娠した。二度目の中絶が必要だったが、批判されると思って誰にも言えなかった。もう一度ニューヨークに行くのは無理だった。

彼女は〈ジェーン〉の電話番号をアングラ新聞「ザ・シード」で見つけた。〈ジェーン〉から三〇〇ドルだと告げられて、モリーが「一〇〇ドルしかないんです」と答えると、〈ジェーン〉は「わかったわ、カウンセラーと相談してください」と言った。それから数日間、モリーは電話のそばでカウンセラーからの電話を待ち続けた。

モリーのカウンセラーになったシャーロットは、近所に住んでいることが判明した。シャーロットはお金のことを気にしていなかった。彼女は「払える時に払って」とだけ言った。彼女はモリーに、自分も数カ月前にここで中絶してから、〈ジェーン〉に参加するようになったのだと話した。モリーは、「シャーロットの子どもたちがそこらへんをハイハイしているのが、なんだかいいなと思った——二人も子どものいる女が中絶をしたのだ。奇妙だとは思わず、すべてのものの一部であるように思えた」という。

中絶の当日、モリーは一人で高架鉄道に乗り、慣れないサウスサイドに向かった。その日のフロントはシカゴ大学の寮の一室で、あふれんばかりの人々がいた。彼女は片隅に座って『時に偉大な構想』*Sometimes a Great Notion*（日本語版は未訳）〔『カッコーの巣の上で』の作者ケン・キージーの小説〕を読みながら順番を待った。その日の運転手はデボラだった。モリーは、妊娠している人が自分のためにリスクを冒してくれることに感銘を受けた。

モリーはプレイスでジュリアに会った。ジュリアは中絶の前準備と手順を一つひとつ説明してくれ、モリーが居心地よくしているのを確認した。そしてジュリアは言った。「これから中絶をしてくれる人が入ってくるので、目隠しをします。いいかしら？」ニックがやってきて、モリーに陽気な小話をした。ジュリアはモリーの手を握った。モリーは大笑いしながら話している自分に気がついた。ニューヨークでの中絶も問題はなかったけれども、今回の中絶のほうがはるかによかった。「みんながそばにいてくれた」と彼女は言う。「違法なことをされている気がまったくしなかった。自分に何かされているような気がしなかった。まるで私もその場の一員みたいだった」

中絶が完了したのは午後遅く、モリーは早朝から何も食べていなかった。彼女はくらくらして身震いした。ジュリアは彼女をキッチンに連れて行き、ゆで卵とお茶を与えた。帰り道、モリーはずっと考えていた。違法な中絶を受けたのに、今まで受けた医療の中で最高の経験だった。恋人のディーンに、自分の中絶がいかにポジティブで自己肯定的なものであったのかをわかってもらいたくて懸命に説明しようとした。

＊1　ダウがキャンパスで募集をかけた時、学生たちの抗議の的となったのは、同社がナパーム弾を製造し、それがベトナムで多用されていたためだった。ナパームは皮膚や草木に付着する可燃性のゼリーで、飛行機から投下され、行く手すべてを焼き尽くした。

第13章

〈ジェーン〉のメンバーにとって、中絶と女のからだについて学ぶことの何もかもが魅惑的だった。そうした情報は、仕事のために必要不可欠だったばかりか、すべての女が自分の人生をコントロールするためにも必要であることに彼女たちは気づいた。中絶について調べるうちに、どれほど有能な施術者に対してもヤブ医者とかヤミ堕胎師などと決めつけて負の烙印を押したがる医療専門家たちは、頼りにならないことがわかった。なかには自ら中絶を行っている医者もいたし、信頼できる違法の施術者と密に連携している医者もいたが、専門家としての公式見解として、中絶は複雑で危険なものだと彼らは言い張るのだった。

一八八〇年代後半、ＡＭＡ（全米医師会）は中絶禁止キャンペーンの先頭に立っていた。中絶禁止を求める彼らの公式の理由は、安全でない行為から女性の命を守るためだったが、実のところ、彼らの動機は支配《コントロール》とより深く関係していた。中絶禁止に至るまでの期間、ＡＭＡに代表される〈正規の医師〉たちは、医療に関する自分たちの支配を確実なものにするために、中絶を実践していた産婆など他の医療従事者の信頼を失墜させようと試みた。また、これらの医師たちは自らを「女性の純潔」の道徳的保護者と位置づけ、「母性崇拝」を推進した。その文脈では、出産に至らない女性のセクシュアリティは、不自然で忌まわしいものとみなされた。一九世紀半ば、医師たちが患者としていた中産階級でアメリカ生まれのプロテスタントの女性の出生率は低下する一方で、カトリック教徒が多くを占める貧しい移民女性の出生率は上昇していたので、反中絶キャンペーンは排外主義や階級的恐怖も利用した。それ以来、医学界の公式スポークスマンは中絶反対の立場を声高に主張し続けてきた。その偏った姿勢は、グループが見つけた中絶に関する数少ない記事にも影響を及ぼしていた。進んで知識を分かち合おうとしてくれた知り合いの医者たちがあまり役に立たなかったのは、彼らはほとんど中絶を行ったことがなかったためだった。〈ジェーン〉のメンバーは、ニックのすることを観察したり、自分で中絶をやってみたりして学ぶしかなかった。彼女たちは合併症が起こるたびに、それに対処する方法を学んだ。そうやって学ぶ以外なかったのだ。中絶を手伝った女たちが目撃した何か珍しいこと、たとえば大出血した女の腹部に氷の入った袋を直接当てて出血を抑えたことなどはミーティングで報告し、グループ全体で学びを深めた。すべてのカウンセラーが中絶のプロセスをよりよく理解し、よりうまく説明できるようにするために、ジェニーはミーティングに中絶の器具を持ち込んだ。

〈サービス〉にやって来る女たちのほとんどは、自分のからだについてたいてい無知だった。妊娠のプロセスも知らなければ、子宮頸部とは何であり、どこにあるのかも知らない人がほとんどだった。まるで自分のからだが自分のものではないかのように、そうした基本的な情報を獲得する権利があると考える女もほとんどいなかった。たとえ情報がほしいと思っても、どこで探せばいいのかがわからなかったし、モリーのように探そうとしても何も見つけられなかった。

情報を得る機会のなかった女たちは、人づてに伝わってくる誤解や俗説に流されやすくなり、医者が親切にも与えてくれる情報に頼るようになっていた。多くの女たちが、妊娠についてあらゆるたぐいの間違いを信じていた。初めてセックスした時や月経中やオーガズムがない時には、妊娠しないなどと思い込んでいた。〈ジェーン〉のメンバーが自分たちの学んだことを相談に来る女たちと分かち合えれば、〈サービス〉は応急処置以上のものになるはずだった。そうしなければ、次から次へと起こる危機的妊娠にその都度対応するばかりになってしまう。メンバーの施術がいかに優れていても、それだけでは女の弱い立場を変えることにはならない。メンバーたちは、どんな女たちに対しても二度と〈ジェーン〉を頼らないでほしかったし、女たちが〈サービス〉とのふれあいによって成長してくれることを願っていた。自分のからだについて教育された女であれば、的確な質問をして答えを求め、治療を拒否することだってできるようになる。医療関係者から不当な扱いを受ける可能性も低くなる。女は自分のからだがどのように機能しているのかを、きちんと知っておく必要があった。知らないでいるのでは、自分の人生をリスクにさらすことになる。

ミリアムは、一九七一年の春にミシガン州で中絶について講演した時、ボストン女性健康コレクティブというグループの新聞用紙に印刷された新しい冊子「女たちとそのからだ」（後に『からだ・私たち自身』と改題）を見つけた。[*1] コレクティブの女たちは序文の中で、この冊子を講座のガイドとして使うことで、女たちが教科書から学ぶのと同じくらい、あるいはそれ以上のことを互いに学び合えることを狙っていると述べていた。ミリアムはどの章も高まりゆく興奮と共に読んだ。「まさに壮観だった。『避妊ハンドブック』のように、この冊子が一貫して示している姿勢こそ、私たちがみんなに知ってほしいものだった。誰もが情報を得る権利を持っているし、自分のからだのしくみを知ることは有用で、魔法も神秘もいらないと書かれていた。値段も安く、たったの三五セントでした。自分の考え方にしっくりくるものとの出会いはわくわくするものです。めったにあることじゃありません」

ミリアムは〈ジェーン〉のためにこの本を一冊持ち帰った。平易な言葉で書かれたその冊子は、解剖学や生理学からセクシュアリティ、避妊、妊娠、中絶、出産に至るまで、あらゆることを網羅しており、最後は「女性、医学、資本主義」というタイトルの章で締めくくられていた。この冊子では、女たちにとって自らを教育するための情報を得ることがいかに難しいかを論じている。コレクティブのメンバーたちは、序章で、自分たちが経験してきたプロセスについて読者にこう述べている。「自分たちのからだについて新しい事実を知るのはわくわくする経験でしたが、自分自身について話し、どうすればもっと自律した人間になれるのか、どうすれば私たちの集合的知見を使って行動し、女たちのために、そしてすべての人々のために、医療制度を変えていけるのかを話し合うことは、もっとわくわくする経験でした。私たちは、これがみなさんにとっても真実であることを願っています」

〈サービス〉は、ボストン・ウィメンズ・ヘルス・コレクティブの印刷所であるニューイングランド・フリー・プレス社にこの冊子を数箱分注文し、カウンセラー全員がそれぞれ在庫を抱えておくようにした。「避妊ハンドブック」に加え、中絶を求めて〈ジェーン〉のところにやって来た女たちには無料で一冊手渡したり、姉妹や友人のために余分に持っていってもらったりした。すでに自分たちは十分な教育を受けていると思っていたカウンセラーたち自身も、この冊子を読んで自分のからだについてそれまで知っていた以上のことを学んだ。

知識は〈ジェーン〉のメンバーを変えていった。彼女たちの自信は増し、自分自身と自分の判断を信じることを学んでいった。ドナのように入ったばかりの新メンバーでさえ影響を受けた。

一九六六年、内気で赤毛のドナはシカゴ大学のカレッジに入学した。二年後、民主党全国大会のデモで催涙弾を浴びた後、彼女は大学を中退した。ドナは大学のインテリ色の強い雰囲気になじめず、急進的な考えを持っていたにも関わらず学内の政治グループにもなじめなかった。「労働者階級を、一種、理想化しているのが耐えられなかった。私は労働者階級の出身だから、労働者たちの生活がいかに退屈で、人種差別的であるかを知っていた。私は工場で働くために大人になったのではない。大学の学費を払うために工場で働いただけなんです」

大学を中退した後、ドナは恋人と一緒にサンフランシスコに引っ越した。数カ月後、彼女は妊娠した。「当時は子どもを産むつもりなんてまるでなかった」と彼女は振り返る。「私自身がまだお粗末なお子ちゃまだった。自分が何をしているのかわからず、自分の面倒をみるだけでやっとだった」。カリフォルニア州では、女性の身体的または精神的な健康を守るための中絶が許されていた。ドナは家族計画連盟から二名の精神科医の元に送られた。中絶を受けるためには、その二名から診断書をもらう必要があったのだ。ドナは両方の精神科医に、自殺願望があることを認めてもらわねばならなかった。中絶のために入院し、精神科病棟に二泊させられ、全身麻酔をかけられた。陰毛をそりおとされたのも、ますます屈辱感を強めた。

シカゴに戻り、大学で秘書として働いていた時に、ドナは〈ジェーン〉の電話番号が暴露されたスピークアウトに参加した。彼女自身が孤独でつらい中絶を経験していた。私はまさにそれを知っているのだから、他の女たちを助けるべきだと、彼女は思った。ドナは〈ジェーン〉に電話した。

ドナは自分に自信がなかったが、〈ジェーン〉に入ったことでみるみる変化した。彼女は「避妊ハンドブック」と「女たちとそのからだ」をむさぼるように読んだ。「知識は力です」と彼女は言う。「知識がなければ、質問することも断ることもできません。そうなると利用されるか、虐待されるばかりになってしまう」

この〈サービス〉に参加してほどなく、ドナは家族計画クリニックでＩＵＤを入れようとした。〈ジェーン〉のミーティングで〔重大な欠陥のある〕ダルコン・シールドの話を聞いていたので、ドナはクリニックの医者に、そのＩＵＤだったらいらないと告げていた。「だから、あぶみのついた台の上に横たわり、布をかけられ、見知らぬ男が私の脚のあいだに座っていた状態で、私は『挿入する前に、ＩＵＤを見せてほしい』と要求したのです。医者が見せてくれたので、私はこう言ってやりました。『でも、これはダルコン・シールドですよ。市場から撤去されたんじゃなかったのですか?』そこで、私は脚を開いたまま、服もつけずに横たわったままで、男の医者と言い争いをしたんです。相手は服を全部着ていたのでずるいと思った」。結局、ドナはIUDを装着せずにクリニックを後にした。「避妊について少し学んでいたから医者に言い返せた」のだと彼女は言う。「知識をつけていたから、自分を守れたのです」

カウンセラーの仕事の一つは、違法の中絶をしなければならないことへの憂うつな思いを、法を破ることを強いてくる社会に対する怒りに転換するのを助けることだった。中絶を選択することは一つの可能性を失うことではあるが、その経験をしたことで新たな複数の可能性を見いだすこともできる。〈ジェーン〉は恩恵を施していたわけではなかった。〈ジェーン〉は、女たち一人ひとりが自分の人生を見つめ直し、大人として決断をする手助けをしていたのだ。中絶が終わった女がジェニーに抱きついて感謝を伝えてきた時に、ジェニーはこう言ったものだ。「私に感謝しなくていいから。あなたが自分の人生で行ったこと、学んだことを他の人と分かち合ってください」。〈ジェーン〉を去る時の彼女は、自分に必要な情報を得ただけではなく、おそらく以前より明確な自己認識を手にしているだろう。〈サービス〉に連絡して以来、彼女は妊娠を終わらせるというマイナスの経験の他に、何かしらポジティブで有益なものも得られたはずだった。ミリアムはこう感じたという。「私たちのところに来た人が、中絶を受けることへの意志をますます固めていったのは、私たちがそれは決断なのだと強調し、そのように話し合ったからなんです。芝居がかっているかもしれないけど、その時、彼女は自分の人生を自分で生きていくと決めたのだと思うのです」

人々に影響を与えうる機会の一つがフロントだった。一日中、人々が出入りしているため、フロントにはバスターミナルのような混沌とした雰囲気と、一種の緊張感があった。

　フロントを、ただ人々がうろついたり、おびえながら黙り込んで座っていたりする単なる待合室にしてしまうのは、貴重な機会を無駄にしていると感じていたメンバーたちもいた。あれではただの拘束ではないか。公言している通り、ただの善意の社会奉仕団体ではなく、女の意識を高めることを目指している急進派のグループであるのなら、このチャンスを最大限に活かすべきだ。戦争やフェミニズムに関する政治的な議論を開始して、フロントを教育の場にすべきだと、彼女たちは主張した。

　他のメンバーたちは反対した。フロントを政治教育に利用するのは、女たちの弱みにつけこむことになる。〈サービス〉のメンバーが戦争や資本主義、フェミニズムについて何を信じているかとは関係なく、ここにやってくる女たちは絶望的で傷つきやすい状態にある。彼女たちをリラックスさせるという目的からはずれたことをするのは、彼女たちの状況につけ入ることになる。カウンセリングと中絶はそれ自体が政治的な経験なので、それ以外のことは置いておくべきだ。この意見の相違がグループで解決されることはなかった。担当者はそれぞれテレビをつけてメロドラマを見せたり、人々の会話を盛り上げようとしたり、自分なりのやり方でフロントを使った。

〈ジェーン〉のメンバーが、〈サービス〉を通じて訪れる女たちのために教育的な機会を最大限有効活用したいとどれほど思っていたとしても、メンバーの第一の責務は、個々の女が心から望んでいることを助けることにあった。カウンセリング・セッションは、そのための最良の機会だった。人類学専攻の大学院生だったナンは、両親と一緒に来た大学生のカウンセリングを行った。その若い女は震えながら床を見つめていた。彼女が中絶を望んでいないことはナンの目には明らかだったが、両親の前ではそう言えないようだった。ナンは言った。「娘さんと二人だけで話させてください」

ナンは彼女を別室に連れて行き、こう言った。「私たちはあなたに何もできませんと、ご両親にお伝えしようと思うのだけど」

少女はがくぜんとした様子で、「どうして？」と尋ねた。

ナンは言った。「あなたが望んでいないように見えるから」

「確かにそうなんだけど、そんなことを言ったら、私が責められるから、言わないで」

「言い訳を考えてみる」とナンが言った。

ナンは頭を悩ませたが、真実しか思いつかなかったので、少女の両親にこう言った。「よろしいですか、娘さんは中絶を望まないとはおっしゃっていません。それはお二人を裏切ったり逆らったりしたくないからです。娘さんはお二人を心から愛しています。彼女はお二人の望みをかなえようとしているのですが、自分の感情を隠せないでいるのです」

父親は頭に血が上り、母親は困惑した表情になった。ナンは皆にお茶をいれ、気が落ち着くまで両親に話を続けさせた。少女はおびえながらそこに座っていた。帰り際、母親はナンに向かって言った。「あのように考えたことはありませんでした。大丈夫。夫は落ち着くことでしょう」

両親の反応が怖くて、妊娠していることすら言えない若い女たちは大勢いる。彼女たちは殴られたり、家を追い出されたりするに違いないと思い込んでいた。また、両親の反応が怖いためではなく、失望させたくなくて、告白できない少女たちもいた。「親に相談しないままヤミ堕胎に行ってしまうんです」と、ナンは語る。「私自身、子どもが何をしているのか親は知っておくべきだと考えていたけど、まさにそうした考えに基づいている法律のために、現に子どもたちはヤミ堕胎に追いやられているのだと気づきました」。どのカウンセラーも、親を守りたいから、親を苦しめたくないからといって、打ち明けることを拒む一〇代の少女と話をした。少女たちは親に痛みを与えたくなかったのだ。

一〇代の少女の場合、中絶を受けられたという経験がいい効果をもたらすことはしばしばある。オルタナティブ・ハイスクールで教えているクリスは、中絶にアクセスできたことが生徒たちにもたらした違いを目の当たりにしていた。「私の知っている中絶をした生徒たちは、自分自身に対する考え方が大きく変わりました。彼女たちは中絶することで、自分の人生を自分で決めたのです。とても重い選択をしたことで、その重い選択ができた自分に気づいたのです。以前のように、男を家から追い出すかどうかとか、ゴミ捨て場から別のゴミ捨て場に移るべきかどうかといったネガティブな選択の代わりに、彼女たちはものごとを前向きに考えるようになったのです。私は大学に行きたいのだろうか？　どんな仕事に就きたいのだろうか……？と」

クリスの生徒たちのうちずっともがき苦しんでいた何人かは、中絶を受けた後に人生を好転させた。クリスによれば、ポーランド人の家庭に生まれたある少女は、「自分の望みというものがなかったんです。彼女にとって中絶は大変な決断だったけど、その後、彼女は立ち直り、成績も向上し、結局大学に進学しました。そんな決断は、以前の彼女にはできなかったと思います」。生徒たちは岐路に立たされた。彼女たちが下した決断は、自らの未来も決定づけるものになったのだ。

なかにはセリアのように、葛藤しながら〈ジェーン〉を訪れる若い女もいた。そうした女たちの中絶はしばしば困難で痛みを伴った。セリアの場合は、〈ジェーン〉とつながったことで、個人的な成長がもたらされた。

「中絶を受けてから、精神的な痛みに打ちひしがれていました」とセリアは語る。「彼氏とも別れたし。私の味方をしてくれなかったので、彼に突き落とされたようなものです。彼はいつも『結婚しよう』と言っていたのに、私が妊娠したとたんに『結婚できない』と言い出したんです。私が『わかった。結婚しなくていい。私はこの子を産むからね』と言ったら、彼は『ぼくの家族は何と言うだろう？　きみの家族は何と言うだろう？』と言い出したのです」

セリアはカトリック系大学の二年生で、ラテン系カトリックの厳格な家庭で育っていた。妊娠を知った時、彼女は信じられなかった。恋人のエディは、彼女の中で射精してなかったし、完全に挿入すらしてもいなかった。エディに妊娠を告げたら、「大丈夫だよ。この子を産んで、結婚の日を早めよう」と言ってくれるものだと彼女は思っていた。ところが彼はそうは言わなかった。彼女は産むべきあらゆる理由を並べ立てたが、彼はそのすべてに反論してきた。

セリアとエディは、結婚資金を準備しようと学期中も夏休み中も働いていたが、たいした額はたまっていなかった。学校の友人が〈ジェーン〉の電話番号を教えてくれた時、セリアは中絶できるようなお金はないと思った。友人は彼女に請け合った。「お金のことなら大丈夫。それは彼女たちの目的ではないから。三〇ドルでも三〇〇ドルでも大丈夫。もっと余裕がある人には、もっと要求してくる。それであまり払えない人の分を補っているんだって」。セリアは、このグループの動機が利益ではないというところがいいと思った。

ジュリアの家で行われたセリアのカウンセリングに、エディは付いてきた。「ジュリアは、子どもたちを寝かしつけておくために、七時過ぎに来るようにと言っていた」と、セリアは回想する。「彼女の子どもたちの一人、ドクター・デントンのパジャマを着た小さな男の子が階下に降りてきて、本を探していたの。あんなふうに暮らしている人たちがいるなんて、私は知らなかった。家族で大きな家に住んでいて、本があちこちに置いてあった」。ジュリアは二人にお茶を出した。電話がひっきりなしに鳴り、他に二人ほどふらりと訪ねてきた。そのおかげで、すべての経験が当たり前のことのように思えた。

ジュリアは尋ねた。「あなたの望みは確かなの？　土壇場で辞めることにした人もいたし、それはそれで構わないのだけど」。セリアは、エディに何か言ってほしいと思い続けていた。

セリアは、学校の友人とエディ以外は誰にも話していなかった。母親が敬虔なカトリック信者だったので、彼女は母親にも家族の誰にも相談できないと思っていた。でもジュリアにはわかっていた。セリアはこう感じていたのだ。「教会に怒られる、両親に怒られる。誰もが怒るに決まってるけど、この女の人は動揺もせず、私を支えてくれる」。セリアは自分の身に起こることを理解してもらえたと安堵して、ジュリアの家を後にしたが、まだおびえていた。

中絶の当日、セリアは車で一緒にフロントへ向かう途中でエディに言った。「まだ間に合うわ。私たちの気持ちはまだ変えられる」。エディは何も言わなかった。二人はラジオを聞きながら、無言でハイドパークへ向かった。フロントは混雑していた。ささやくような会話を除けば、誰もが静かだった。

プレイスに向かう車の中ではずっと無言だったのに、到着したとたんに二人は話しはじめた。「緊張してる？」

「ああ」

「私も本当に怖い」

「初めてですか？」

中絶経験のある女が一人か二人いて、心強かった。「入ったと思ったら、すぐに終わるわよ」

セリアの番が来て、ジュリアの待つ寝室に入った。ジュリアが目隠しをするとセリアががたがた震え出したので、代わりにジュリアが枕を顔の前に掲げることにした。妊娠期間を一カ月近くも短く見積もっていたためもあり、中絶は予想以上に時間がかかり、痛みも伴った。

悲鳴を上げないように、彼女は枕をかみ、ジュリアの手を思い切り握った。ジュリアは励ましの言葉をかけ続けた。「がんばっているわね。もうすぐ終わるからね」

その後、セリアは両親の家に戻り、インフルエンザのふりをしてソファで丸くなって下腹部痛に耐えた。まるで「引き裂かれ、何かを奪われたような」気分だった。学期が終わると、セリアは大学を中退し、街に引っ越して仕事を見つけた。

セリアはジュリアからもらった「女たちとそのからだ」と「避妊ハンドブック」を読んだ。中絶から六カ月後、彼女はジュリアとミリアムに、この本を元にした講座をうちで開いてほしいと依頼した。その後、近所のコミュニティー・センターで、セリアとジュリアは他の女たちを対象に同様の講座を開いた。ある講座がきっかけとなり、また別の講座が始まった。やがてセリアは地元の病院で患者たちの世話をする仕事を得た。そこで彼女は、他のラテン系の女たちに避妊、育児、栄養について教える講座も開いた。

「女には選択肢があるべきです」とセリアは言う。「当時もそう信じていたし、今も信じています。でも私自身は、もうあんなことは二度とできない。自分のしたことを後悔している自分がいるんです。中絶そのものを後悔しているわけではなくて、本当は選びたかったことを選ぶ勇気がなかったこと、しないことを選べなかった自分を後悔しています。それは別のことなのです」。しかし、その経験を通じて、セリアはミリアムとジュリアに出会った。彼女たちはチーズとパンを持ってセリアを訪ねてきて（ワインはセリアが用意した）、何時間も一緒に話をしたり音楽を聴いたりして過ごした。セリアにとっては試練だったが、中絶は変化のきっかけをもたらした。「あの経験をするまでは、自分が学んだことを他の女たちに教えようなんて思ったことはなかった。あの経験は、未知の方向に私を成長させてくれたのです」

彼女は中絶を必要とする知り合いの女たちに、〈ジェーン〉の電話番号を教えた。当時も今も、セリアはプロ・チョイスである。「自分自身のパーソナルな感情と、女が自分で決める権利が必要だという考えは、切り離しておくことが重要だと思います」

＊1　『からだ・私たち自身』は一九七三年にサイモン&シュースター社から発売された。

第14章

たいていの女にとって、有能な中絶医を見つけることは、運と金と適切な人脈があるかどうかの問題だった。何週間も、あるいは何カ月も、こっそり尋ねまわることもあった。時には、この人なら殺されることはないだろうと思える中絶医を見つけるまでに、妊娠が進行し、掻爬を行える段階を過ぎてしまうこともあった。〈ジェーン〉のメンバーの一人で、シカゴ大学で人類学を専攻していた大学院生のナンは、まさにそのような状況にあった。医学生の恋人が知り合いの医者に片っ端から尋ねてくれたにもかかわらず、有能な医者を見つけるのに時間がかかり、ナンは流産を誘発するしかないところまできていた。〈ジェーン〉にも、サービスを始めたとたんにナンと同様の女たちからの問い合わせが殺到していた。当初、このグループでは、海外渡航するか、一〇〇〇ドルの料金を払うしか選択肢がなかった。中期中絶を必要として電話をかけてきた女たちのほとんどは、どちらも選べないほど金がなかった。電話を受けたグループのメンバーは、女たちの絶望的な声に耳を傾け、無力さを感じた。それほど絶望し、必死になっている女たちは、いかに危険であろうとも、自分でできることであれば何でも試してみようとすることを、メンバーたちは知っていた。

一九六九年の暮れに、〈ジェーン〉に電話をかけてきた〈ネイサン・デトロイト〉は、電話を受けたロレインに、デトロイトで掻爬とは別の手法を提供できると申し入れてきた。妊婦の子宮に挿入すると四八時間以内に陣痛を誘発するロイバッハペースト［一九三一年にコペンハーゲンの婦人科医ロイバッハが、子宮口から注入することで一〇〇名の治療的流産に成功したと発表した「過脂肪石鹸」をベースにした中絶用ペースト。各地で有用性が試されたが、正規の医療にはほとんど採用されなかった］という化合物が手に入ったというのだ。彼は成分名を並べ立て、このペーストは胎盤を子宮壁からはく離させる作用をもたらすと説明した。このペーストを使えば、妊娠六カ月までの中絶が可能なのだという。もし〈ジェーン〉の側に進んで受けてみたいと思う女性がいるならば、実演するためにシカゴまで行ってもよいとの話だった。

次のミーティングで、ロレインはネイサンの申し出を伝えた。グループの反応は上々だった。やってみる価値はある。これまで断っていた女たちを助けられるかもしれない。流産を誘発するペーストというのは、ほとんど魔法のように聞こえた。掻爬による中絶に五〇〇ドルも払わねばならなかったのに対し、ネイサンはこれなら一回わずか一〇〇ドルと言ってきた。

ミリアムは初期に知り合った医者の一人からロイバッハペーストの話を聞いたことがあった。それから数週間にわたって、グループはロイバッハペーストについて調べてみた。その結果、ヨーロッパでロイバッハペーストが使われていることと、準備や塗布がずさんだと危険であることがわかった。ジェニーはニックにも相談してみた。ニックは〈ジェーン〉と知り合うずっと前にそのペーストを使って成功していたが、ペーストの供給源を失ってしまったのだという。ジェニーの友人の医者はこのペーストを知らなかったし、調べることもできなかった。合法でも認可されているわけでもないので、通常の薬理学の文献にこのペーストの情報はなかった。中絶について調べようとするたびに、メンバーたちはあまりにも情報が少ないことにいら立った。

一方で、ロレインはこのペーストを試してみたいという女たちを集めた。カウンセラーはそれぞれの女に、この薬のことはよく知らないし、使ったこともないと説明した。メンバーが知っているのは、ネイサンに言われたことだけだった。ペーストを挿入し、その後、普通の流産が起こるという話だった。

ペーストを試したいという女が四人集まった時、ロレインはネイサンに電話した。空港でネイサンを出迎え、車でそれぞれの女の家に向かった。子宮口からペーストを注入した後、ネイサンは女たちのそれぞれに、陣痛が五分間隔になるまで待ち、早産を装って病院に行くように勧めた。彼は女たちに、何が起こっているのかわからないととぼけるように勧めた。そうすれば、誰も何が起きているのか見抜くことはできない、とネイサンは請け合った。流産の場合の陣痛は、胎児が小さいため正期産よりもつらいことが多いと彼は説明した。つらい陣痛が何時間も続くこともあるという。ネイサンはアパートメントに入ったかと思うと数分で出てきた。カウンセラーは女たちと連絡を取り続け、四人の女は何事もなく流産した。

次のミーティングで、ロレインはペーストでの中絶は成功したと報告をした。ペーストを注入するためのチューブとアプリケーター以外に特別な器具も不要だった。しかもすぐに効果が現れた。ロレインにとってこの処置がつらかったとすれば、それはネイサンと一緒に過ごさねばならないことだった。ネイサンは女たちには礼儀正しく接したが、それ以外、家から家へと移動する車の中では慇懃無礼で傲慢だった。「バカな女たちが孕んで、そんな女たちの命を救わねばならんとはね」。ロレインはできるだけ彼と関わりたくなかった。次にネイサンがペーストを持ってやってきた時、彼は数人の女たちが人工流産を必要として待っているあるカウンセラーのアパートメントを訪ねた。またしても、女たちは病院に行って流産に成功した。

流産するために病院に行くことは数々の問題を引き起こした。女たちが中絶を試みたと疑われた場合、病院の職員が警察に通報する可能性があることはよく知られていた。一九世紀後半に中絶が禁止されて以来、医療機関は合併症の治療を求めにくる女がいたら、その事例を報告することを義務づけられていた。女たちは、時には治療を受ける前に、誰が中絶を施したのかを白状しろと威嚇された。女たちが重篤な状態に陥ると、警察や医者は中絶を行った人物を摘発する証拠として提出するための「臨終の証言」［キリスト教徒は神に召される時に正直であろうとするために、死に際に真実を語るとかつては考えられており、裁判の証拠にも使われていた］を得ようと試みた。救急治療室で疑惑を晴らしてくれるかかりつけ医がいなければ、中絶を疑われた女は警察に尋問され、刑事処分を受ける恐れがあった。さらに経済的な問題もあった。医療保険に加入していない女には、緊急治療室で治療を受ける金がなかった。自分のしていることを家族に内緒にしようとしている女にとって、入院は現実的な問題だった。グループが自分たちで人工流産できるようになれば、女たちは緊急治療室でのいざこざと費用を回避できるようになる。

次にネイサンがペーストを持ってきた時、メンバーは流産用のアパートメントを借りた。それから三日間、ロレインと他の二名のカウンセラーは交代で、ネイサンの誘発処理を受けた女たちが陣痛と流産を経験するあいだ共に過ごした。

ネイサンがペーストで流産を誘発した女の一人は四〇代半ばの中年で、成人した子どもたちがいた。流産を待っていた他の三人の女たちは全員一〇代だった。その場にいたカウンセラーは誰も子どもを産んだことがなかった。そこにいた中ではただ一人、中年の女だけが出産を経験していた。

この時に借りた場所は、あまりきれいだとは言えない学生用のアパートメントだった。待っているあいだ、女たちは一緒にアパートメントを掃除し、汚れた皿を洗った。共に過ごすうちに仲間意識が芽生えた。ロレインはこう述懐している。「私たちはいっぱいおしゃべりした。ちょっとした意識高揚グループが進行していて、どうやって妊娠したのか、なぜ妊娠してしまったのか、今後再び妊娠するつもりがあるかどうかなどの話をした。もちろん、その時点では、誰も二度と妊娠するつもりはなかったけど」

ロレインは若い女たちが流産するのを手伝った。年配の女の陣痛は最後に始まった。彼女は大量に出血しはじめ、通常の流産と異なることは少しでも知識があれば明らかだった。ロレインたちは彼女をクック・カウンティ病院の緊急治療室に急行させた。ロレインは病院の関係者を通じて、その女が以前に帝王切開を受けており、それが流産に影響している可能性があることを知った。それは彼女が隠していたあまりにも重要な情報だった。

このように、グループが把握しておくべきことをカウンセラーに言わなかったり、誤った情報を伝えたりしたのはこの女が初めてではなかった。重要な医療情報を隠蔽することで、自分自身ばかりかグループまでも危険にさらす人々は他にもいた。彼女たちは命を危険にさらすことよりも、中絶を断られることのほうを恐れていた。

〈ジェーン〉は通常の医療の外で活動していたため、得られる医学知識には限りがあった。新しい手法やアイデアが提示された時、彼女たちの反応はこうだった。それについて調べてみよう。慎重に試してみてどうなるか見てみよう。もし、メンバーたちが許容可能だと感じる範囲にとどめていたら、女たちの選択肢の幅は大幅に制限されていたはずだ。学ぶために彼女たちはやってみるしかなく、うまくいかないことは捨て、うまくいくことを積み重ねていった。中絶を行うたびに新たな問題が生じる可能性はあった。より熟達したいと思うのであれば、先に進む唯一の道は、問題が発生したら対処するというやり方しかなかった。「私たちはただただ緊急事態への対処法を学んでいった」とロレインは振り返る。「時にはうまく対応できないこともあった。私たちは一歩ずつ進んでいたのです」

その流産誘発後の次のミーティングで、ロレインはグループに報告した。メンバーは、あの状況をどう扱えばよかったのか、どのような医療情報がさらに必要だったのか、そして〈サービス〉を改善するために何ができるかを話し合った。掻爬を行える段階を過ぎて妊娠が進行してしまった女たちを助ける方法は確かに存在していたが、それを使うべきかどうかが問題だった。女たちは、妊娠四カ月目でも八週目と同じくらい中絶を必要としていた。

流産を誘発した女の数は、助けを求めて電話をかけてきた女たち全体から見ればほんの一握りだった。そのうち、金や保険、メディケイドのある人には、流産を完了するために病院に行くことを勧めた。母親や友人の助けを借りて自分自身で流産した人もいた。グループはその選択をした女たちを支援したし、そうした場合のほとんどが、若い女か、助けてくれる人もいなければ金もない人だった。

人工流産を選んだ人を進んで支えようとするカウンセラーは若干名しかいなかった。自分の人工流産がきっかけで〈ジェーン〉に入ったナンは、何度か手伝ったが、決して心地よい体験ではなかった。ナンは自分自身の経験から、これはカウンセラーが提供すべきサービスだと主張した。しかし、女たちの陣痛に付き合うたびに、感染症で緊急入院して三日間も病院にいなければならなかった記憶がよみがえった。「流産する人のことをずっと心配していた。自分でやるのはちょっとためらいがあったので、引っ込んでいた」

個人的なためらいや不快感から人工流産に加担したがらないかどうかは別にして、カウンセラーたちは、必要とされる責任と時間的な負担が増すためにやりたくないのだと言い訳した。人工流産の女たちを担当したカウンセラーは、長期妊娠を略して「長期」と呼んでいたが、それは流産の経過中ずっと長時間付き添っていなければならないことも意味していた。いったん陣痛が始まれば、もし問題が生じても、カウンセラーが自分一人で対処しなければならなかった。「彼女をひとりきりにはさせられないので、ずっとそばについていなければならなかった」と、ナンは述懐する。「あまり長引くようだと、誰かに交代してもらわなければならないのに、その誰かがなかなか見つからなかった」。子どもを持つメンバーにとって、それほど長く家族から離れていることは難しかった。少数のカウンセラーたちが人工流産する女たちの責任を引き受けたのは、決してやりたかったためではなく、誰もやらなかったためだった。

パムも長期中絶の支援を引き受けた一人だった。彼女の動機も個人的な体験に基づいていた。一〇代で養子に出される前、幼少期のパムは母方の祖母から身体的虐待を受けていた。パムは「望まれない子どもは地獄で暮らしている」と信じていた。彼女は、親がめったに訪れない少年院で働いたこともあった。そこで彼女は、「たくさんの悲しい顔、望まれない子どもたちの顔」を見ていた。

出産経験のあるグループの女たちは、陣痛について知っていることをパムに教えた。一人はラマーズ法と呼ばれる呼吸法のトレーニングを教えてくれた。それ以外は、パムは独力でやっていた。彼女は試行錯誤しながら、何をすべきかを学んだ。問題が起これぱジェニーに電話し、知り合いの医者に聞いてもらった。親切な薬剤師がパムに緊急用の薬と情報をくれたこともあった。時おり、ニックの仲間が子宮収縮を促すピトシンのアンプルを届けてくれ、パムはそれを出産後の異常出血を抑えるために使った。

パムは助けを必要としている人々を支えるために、街中を飛び回った。時には、助けを必要としている女を訪ねていったパムを、家の中に入れまいとする親や夫と玄関先で口論になることもあった。ある晩は、ウエストサイドのスラム街のアパートメントで、流産した若い女と一緒に過ごす一方で、その女の母親と一緒に台所の床を走り回るネズミをほうきで追いかけた。グレート・レイクス海軍基地近くのモーテルで流産に立ち会った時には、部屋にはけんか腰の酔っぱらいの水兵が二人いた。

危機的な状態になったら、カウンセラーは女を最寄りの緊急治療室まで連れて行ったが、自己防衛のため通常は一緒に中には入らなかった。もしカウンセラーが中に入れば、特に女同士の人種が異なる場合には、病院のスタッフに不審に思われる可能性があった。たまにはカウンセラーが友人を装って同行することもあった。ナンはある女についていったが、ストレッチャーに横たわった彼女は目に見えて動揺していた。その女は、誰がやったのか名前を言わない限り助けられないと病院から言われていたのだった。ナンは、いったん入院させた限り、彼らには法的に治療する義務があるから大丈夫だと言って安心させた。その女はほっとして言った。「そうね、入院させてくれたのだもの、治療してくれなかったら変ですよね」。数分もしないうちに、彼女は治療のために車いすに乗せられ連れていかれた。

〈ジェーン〉に入る数年前、キャロルは友人の流産を手伝ったことがあった。今や彼女は、何人かの流産に立ち会っていた。彼女の場合も積極的に選んだわけではなかったが、他に誰もいなかったので引き受けた。キャロルが最もよく覚えているのは、アパートメントで見知らぬ人たちと一緒に待っていた時のことだ。「私たちはいっぱい話をしました。貴重で親密な体験を分かち合ったという実感があり、奇妙だけど、人生が肯定されるように感じたものです」

キャロルは、人工流産を手伝っているメンバーとそれ以外のメンバーとのあいだに距離を感じた。「流産を手伝った人たちは、グループの中では継子のようなもので、家族の秘密みたいに扱われていました。その一派と〈ジェーン〉の関係は、あたかも〈ジェーン〉と医療機関の関係のようだった。あなたがここにいられてよかったとは思うけど、あなたがここにいることを、私たちは承認したわけじゃないですからね、といった関係です」

ニーズがあることは否定できなかった。〈コールバックジェーン〉を担当したことのある人は誰でも、妊娠三カ月を超えて涙ながらに助けを求める女たちと話をしていた。女たちはカウンセラーに、爪磨きやかぎ針、誰かからもらった謎の薬で中絶を試みたことを打ち明けた。ここで断ると絶望的になった女たちが何をするかわからないので、ノーと言うことはほとんど無理だった。それ以上に、哲学的にも道徳的にも、妊娠のどの段階であっても中絶できる女の権利を〈ジェーン〉は重視していた。それでも、人工流産に直接関わりたいと思うメンバーはほとんどいなかった。ミーティングでは、彼女たちが信じていることと、それぞれが引き受けることのあいだにある緊張から、攻撃的な言葉が飛び出しかねなかった。「そんなに固い信念がありながら、あなたはいったいどこにいるわけ？」何かをすべきだと信じているカウンセラーは、それを自ら進んで実行すべきだった。この問題が生じるたびに、「誰もやらないのなら、私がやる」と、メンバーの誰かが手を挙げた。しかし、もし誰も志願してこなければ、グループは自分たちにできることには限界があるのだと受け入れざるを得なかったのかもしれない。中絶を望むすべての妊婦に彼女たちは責任があったのだろうか？　人工流産を行うたびに、これが自分たちの扱う最後の流産であってほしいと彼女たちは願った。

一〇代の少女の場合、状況はさらに痛ましいものになった。[*1] 若さゆえに、妊娠したことが否定できなくなるほどおなかが大きくなるまで、自分の妊娠を否定することが多かったためだ。彼女たちは、毎晩、妊娠が消えてなくなることを祈ったが、消えてくれはしなかった。流産にかかる時間が長引き、合併症の発生率が高くなり、そしてすべてが終わるまでに必要な支援も増えるため、カウンセラーは親に知られることを恐れている少女たちに、打ち明けてみることを勧めた。「ご両親の助けが必要です。意外と助けになってくれるかもしれませんよ」。どのみち、一六歳の子どもが病院に入院しなければならなくなった場合、彼女の両親には連絡が行くことになる。先に両親に話しておいたほうがいいのだ。

人工流産を行うことで、女たちはそれまで抽象的にしか考えていなかった問題に直面することになった。どの段階の女でも、どんなに妊娠が進んだ女でも、人工流産を行うのか？　ある程度妊娠が進むと、人工流産した結果、未熟児が生まれてくるかもしれなかった。障がいを負った子が生まれても、責任を負うつもりか？　妊娠している女自身は、自分の状況について何がしかの責任を持たねばならなかった。グループは、そこを超えたら人工流産を行わない限界を定めておく必要があった。

しかし、たとえ限界を定めることには合意できたとしても、子宮の大きさを外から推定する以外に、妊娠週数を確定できる手段はなかった。基本的には女たちの話に頼るしかなかったが、それは必ずしも正確ではなかった。生理があったと勘違いして、妊娠週数を間違えることもあった。医者の見立てでさえも、時には一カ月もずれることがあった。追い返されるのを恐れて、グループにうそをつく女もいた。

また、たとえ妊娠期間を正確に判断できたとしても、グループには妊娠のどの段階にあろうとも中絶を決断するのは女自身にかかっているとの信念があった。それは彼女にしかできない道徳的な決断だった。グループは彼女の意志の道具として行動した。自分自身、人工流産を経験していたナンは、「母親としての決断なら、それが彼女の決断だ」と感じていた。「子どもが障がいを持って生き延びる可能性がある場合、母親になる女にどうしたいかを聞くべきでしょう。障がいを持つ子どもでも望むのか？　それは最終的には彼女が決めることです」。しかし、人工流産を行うことに同意すれば、メンバーは単なる道具ではなくなり、女自身と同じように行為者であり、関係者になるのだ。メンバーには、限界を定めるような権限と責任があっただろうか？　女の差し迫ったニーズとグループの責任とが衝突すれば両者の関係にはひびが入り、それが全面的に解決されることはなかった。議論は途切れ途切れに表面に現れた。中絶が違法である限り、女たちが裏社会で解決法を探るしかない限り、グループは常にやっかいな状況に直面してしまう立場にあった。

ミリアムは、妊娠が進んでいると疑われる女たちのカウンセリングを引き受けた。ミリアムは、女にはどの段階でも中絶する権利があると信じていたにも関わらず、彼女たちに中絶を思いとどまらせようとした。ミリアムには重度の知的障がいの子どもがあり、その障がいは早産によってもたらされたわけではなかったが、どうしても中絶しようとした場合に何が起こりうるかの一つの例として、自分の娘の話をした。相手を説得することに長けているミリアムは、たいていこの手で成功を収めた。

ネイサンはペーストを試してみせるために数回シカゴに来ただけだった。それから数カ月間、ネイサンはグループにこの薬を提供し続け、ニックが挿入を行った。ジェニーは、どうしてもっと広く使われないのだろう、どうしてもっと詳しいことがわからないのだろうと思った。一九七〇年の冬になると、ニックはこの薬を使うのをやめた。流産を誘発する別の方法を使うことにしたのだ。彼は小さな鉗子で羊膜を破り、女の腹部を外から押して羊水を排出させた。陣痛が始まるのは一日後から二週間後までのあいだになるため、女たちを監視下に置いておくのはより困難になった。羊膜を破ると感染の危険が高まる。女たちには風呂に入らないこと、性交しないこと、膣内に何も入れないことを厳重に注意した。

ニックは人工流産には抵抗があった。時間がかかるし、合併症の可能性もあるため、摘発される恐れが高まると彼は感じていた。それでも、もしグループで流産の処置ができるというのなら、彼は誘発だけを行えばすむのだ。カウンセラーたちは、女たちと毎日連絡を取り合い、体温を測らせ、感染症を引き起こす可能性のあるものを避けるように注意しなければならなかった。病院以外の場所で流産した女たちには、子宮内に残留した組織による問題を防ぐため、流産後できるだけ早くニックの元で掻爬を受けさせるようにした。パムの記憶によれば、「ほぼ全員が後処置の掻爬を受けに来たものです。感染症、感染症と、私たちはカウンセリングで、流産後の感染症の危険性を強調しました」

一九七一年の春までに、ジェニーは技術的に最も簡単な人工流産の処置を一人でこなせると思えるようになっていた。彼女は週にもう一日、木曜日を中絶の作業日にした。木曜日には、ニックもそれ以外の雇われ中絶医もいなかった。そうなれば誰かに支払うために十分なお金を集める心配もいらない。誰かの自意識を刺激することもなく、誰の身元を守る必要もない。ニックが要求する目隠しも必要なかった。木曜日はメンバーたちの支配下にあった。

デボラは訓練の一環として、木曜日にジェニーが行う流産の誘発処置を手伝った。ジェニーは女の子宮に鉗子を入れて、羊膜を破った。羊膜が破れると、彼女は女の腹部を押して羊水を排出した。肩越しに振り返ってデボラを見て、彼女は押しながら「押して吸って、押して吐いて」と声をかけた。女自身にも「あなたも押してみて。子宮の上から押すのよ」と言った。三人で一緒に押して、できるだけ多くの体液を排出させた、

その春の終わり、ニックのいない木曜日に、ジェニーは人工流産を行った。その日最後に流産したのは、妊娠一四週目の一九歳の若い女だった。ジェニーは彼女の子宮に鉗子を入れて羊膜を破ったが、鉗子を取り出すと、とても小さな半透明の脚が引っかかっていた。それを見つめながら、彼女の心はざわついてきた。彼女は、むきだしになった骨が陣痛中に子宮に穴を開ける可能性があることを知っていた。中絶を終わらせなければ、今、すぐに。

スタッフたちのあいだであわただしい会話が交わされた。「ここに骨があるのに、どうやって彼女を帰すのよ。掻爬するしかないわ」とジェニーが言った。

他の女たちは、「できると思う?」と尋ねた。

「うん、大丈夫。他に選択肢はないもの」とジェニーは答えた。

ベッドの上の若い女は、「どうかしましたか?」と尋ねた。彼女たちがこれからすることを告げると、女はその日じゅうに中絶が完了することを喜んだ。手伝っていたカウンセラーの一人が、彼女に掻爬の説明を始めた。

これはジェニーにとって、ニックが待機していない状態で初めての単独の掻爬だったし、簡単に終わるものでもなさそうだった。妊娠が進むにつれて、子宮の筋肉壁は引き伸ばされて徐々に薄くなり、中絶の際に過剰出血したり穴を開けたりしてしまう可能性が高くなる。ニックはこれくらいの週数であれば常に問題な

く掻爬を行っていた。ジェニーは細心の注意を払わなければならないことを知っていた。処置が進むにつれて、彼女は無言で自分に言い聞かせた。大丈夫、冷静に。鉗子を入れ、子宮壁を探ってつまみ、そっとねじってはがれているのを確認したら、鉗子を子宮頸管から引き抜いていく。子宮頸管を四分の三ほど抜いたところで、少量の出血があった。彼女はキュレットを手に取った。さあ、今度は胎盤を子宮壁から掻き取るのよ。そうすれば出血は止まる。出血が収まっていくと、ジェニーは再び鉗子に切り替え、続いて壁がきれいになっていることを確認するためにキュレットに戻った。女の子宮が収縮して固くなっていくのをジェニーは感じた。彼女がスペキュラムを外し、「これで終わりです」と言うと、部屋は興奮の渦に包まれた。

中絶に集中するジェニーの目には輝きがあった。一人で複雑な中絶をやりこなせるのなら、もうどんな中絶でもやれるだろう。もうじき、彼女たちは自分たち以外の誰にも頼らなくてよくなるのだ。しかし、彼女の高揚感には鋭い痛みも伴っていた。自立するということは、中絶を行った結果から自分たちを守ってくれるものが何もなくなるということだった。しかし、スキルを手に入れたからには、それを使うつもりだった。その日から、ニックには自分たちが何をしているのかを言わずに、毎週木曜日に数件の掻爬を行い、流産を誘発した。〈サービス〉は、厳密な意味で女のための、女による、女の意思に基づいたプロジェクトに取り組むという〈ジェーン〉の当初の夢を実現する地点に急速に近づきつつあった。

わずか数カ月前、グループは、彼女たちが「ドクター」と呼んでいたニックが〈正規の医師〉ではないという知らせを受け入れなければならなかった。そして今、〈ジェーン〉で中絶を行っているのは医者ではないどころか、グループの女たちであるという事実を受け入れなければならなくなった。

〈ジェーン〉のオリジナル・メンバーの一人であるロレインは、ジェニーが〈サービス〉のミーティングで、自分たちは中絶方法を学んでいると発表した時、懸念を覚えた。彼女はニックと一緒に働くことが十分な訓練になるとは思えなかったし、そう発言した。しかし、ロレインとは違って、中絶を手伝ったり、中絶医としての訓練を受けたりしている数名のメンバーたちは、これはまさに正しい方向だと主張した。メンバーたちとニックの唯一の違いは、ニックが男で、メンバーは女だということだけだった。ロレインは彼女たちの反応に圧倒された。ジェニーはこの知らせを「既成事実」としてグループに発表した。ひとたび何かが決まっただけではなく、実行に移されてしまっていては、ロレインや他のメンバーは、それに反論したり、取り消したりすることはほとんど不可能だと思わざるを得なかった。

この最新の発表を受け入れられないと感じた数名のメンバーは、グループを去っていった。グループが進化していく各段階で、〈サービス〉が進んでいく方向を受け入れられないと感じて離れていく女たちがいた。それまで〈ジェーン〉のメンバーは、カウンセラー、アシスタント、看護婦など、女に伝統的に認められてきた役割、すなわち介助役の範疇の役割を担ってきた。今やジェニーの手腕によって、メンバーたちは劇的であるほどまったく新しい視点で自分たちを見つめ直すことになった。デボラはこう回想する。「だから上を下への大混乱が起きたわけ。一群の女たちは、ニックが医者でないと知って、つまり従うべき正しい男ではなかったと知って去っていった。また別の一群の女たちは、それが誰であろうとも、今後は自分たち自身でやろうと決めた時に去っていった。女が自分たちの手で権力を握ることを、彼女たちは受け入れられなかったのです」

＊1　〈サービス〉は年齢制限を設けず、保護者の同伴も必要としなかったが、一〇代の若者のほとんどは両親と一緒に来たが、一〇代後半の場合に一人でやって来たのは驚くことではない。

第15章

その二年前の一九六九年、グループを組織した一握りの女たちは、仕事を分担していたとはいえ、メンバーは対等な立場で一緒に働いていた。無から有を生み出す過程だったので、何かを決めようとするたびに議論が行われた。しかし、もはやそうではなくなった。〈サービス〉は自らを「リーダー不在の民主主義」と称していたが、実際には、誰も表立っては言わなかったものの、その構造は一種の同心円状になっていた。外円（アウターサークル）にはカウンセリングに限定された女たちがいて、中央にはミリアムとジェニーが占めている内円（インナーサークル）があった。彼女たちはグループ全体の意見を聞くことなく、〈ジェーン〉で行われる中絶に関する決定を下した。一九七一年の冬の終わりには、このインナーサークルにデボラ、ジュリア、その他数名が加わった。彼女たちは〈サービス〉のミーティングの前や、ジュリアのキッチンのテーブルを囲んで午後のコーヒーを飲みに集まった。

ある非公式なミーティングで、インナーサークルはこれ以上、外部の中絶医に女たちを斡旋しないことに決めた。それ以来、ニックのように自分たちのために働いてくれる中絶医を使うか、あるいはまったく利用しないかのどちらかになった。

それ以外の議論は、彼女たちの処置に関する話題を中心に展開された。おのおのの女にどれだけのエルゴトレートを投与していて、それで十分なのか。あるいは、グループのメンバーに焦点が当てられた。誰々さんはいい仕事をしている？　より信頼されるポジションに移動させるメンバーを常に探しているジェニーは、「あの人はどう？」などと聞いた。最終的にジェニーかミリアムが決断を下すまで、話し合いは続いた。ミリアムは通常、人事に関する最終決定権を持ち、ジェニーは処置に関する決定権を握っていた。

インナーサークルのメンバーは午後に集まっていたが、フルメンバーの定例ミーティングは週に一回、夜間に開かれた。定例ミーティングでは、管理係の〈ビッグジェーン〉が電話をかけてきた女たちの情報がそれぞれ記載された三×五インチのインデックスカードを配り、メンバーは自分がカウンセリングする相手を選んだ。フロントの仕事や運転手のボランティアを募るあいだも、カードの山は部屋中のメンバーに回された。毎週、カードの量は増えていった。少なくとも六人のメンバーが中絶に立ち会っていたので、カウンセラーが「マーシャ・アダムスについていたのは誰で、どうだった？」と尋ねたりするようになった。しかし、それは話し合いが始まる前のおしゃべりにすぎず、正式な議題の一部ではなかった。

デボラは教職への復帰に関する公聴会が続いていたため、権力の問題にはとりわけ敏感だった。ジュリアは排他的な態度には本能的に反発した。インナーサークルの会議中、この二人はミリアムとジェニーに対して、「この小さなミーティングで話し合っていることは、大きなミーティングでも話し合うべきだ」と、プロセスをもっとオープンにするよう働きかけた。

「でも、何もかも全員で議論するのがいいことかしら？」とミリアムは答える。「みんなの危険が増すだけかもしれないし、こういうことは知りたくないんじゃないかな。彼女たちはたぶん、自分のしていることをやり遂げたいだけで、細かいことに煩わされたくないのだと思う」

「みんなには何が起きているのか知る権利があるし、とにかく、私は彼女たちに話すつもりですからね」とデボラは答えた。

〈サービス〉のミーティングで、デボラとジュリアはインナーサークルで話し合われたことを持ち出して、ミリアムとジェニーにそれを認めさせた。しかし、独裁を揺るがすほどの効果はなかった。実際、彼女たち自身もまた特権的な地位にあり、体制の維持に寄与していたからだ。「私たちは輝く鎧をまとった騎士ではなかった」とデボラは指摘する。「私たちは女王に仕える王女の役割を受け入れていたので、改革することはできても、革命は起こせなかった。与えられた権力を行使しようとしても、結局、そういう結果になってしまう」

カウンセリングしか行っていないメンバーは、グループの機能についてほとんど不満を持っていなかった。彼女たちは責任、知識、権力の同心円の周縁に位置しており、限られた役割にしか興味がなかった。しかし、シンシアのように中間に位置する人々は不満をもらした。彼女は、他のメンバーがニックを補佐できるほど信頼された地位に移されていくのを見ていた。そのほとんどが、自分より後に入った人たちだったので、彼女はそれを悔しがっていた。平等主義的な政治を支持するグループでありながら、それは矛盾だった。明らかに内と外があり、シンシアは外に置かれていた。彼女は、重要な情報や決定が自分に知らされないことにいら立っていた。「私は、知る必要のある情報しか提供されないことに納得がいかなかった。とても腹が立った。直接的であろうと、間接的であろうと、ある決定が自分に影響を及ぼして、自分の命が危険にさらされるようなことになるのなら、その決定に口を出せるほうがいいに決まってる」

インナーサークルのメンバーは流動的だった。友情、性格、日中の都合しだいで変化した。みんなが集まっていることを知っている人であれば、誰でも参加できた。誰が誰と話すかは地理的な要素も関連していた。ミリアムやジェニーのようにハイドパークで暮らす女たちにとって、コーヒーを飲みにジュリアの家に立ち寄るのは、ほとんど労力を必要としなかった。ノースサイドに住むカウンセラーたちは、ミーティングや仕事のためにハイドパークまで三〇分間、車で相乗りをして来たので、互いにしょっちゅう話すようになった。はるか南の郊外に住む学校の教師たちは、郊外でのライフスタイル、物理的な距離、フルタイムの仕事といった障壁だけではなく、政治的な信念についても距離を感じていた。シンシア同様に、彼女たちはNOW（全米女性機構）のメンバーだった。シンシアに言わせれば、グループのリーダーたちはNOWを見下し、CWLU（シカゴ女性解放同盟）から〈ジェーン〉に入ったメンバーたちを優遇する傾向があった。しかし、それではジュリアとデボラがインナーサークルに入ったことへの説明がつかない。二人ともCWLUのメンバーではなく、いかなるイデオロギーへのこだわりもなかったが、リーダーになるべく育てられてきた人々だった。そこには、ささやかだが共通の力が働いていた。つまり〈ジェーン〉のメンバーたちは、自分たちと似たような人々、好きな人々に引き寄せられたのだ。シンシアが排除されたのは、彼女の政治的な信念の問題ではなく、多くのメンバーが嫌っていた彼女の性格によるところが大きかった。

カトリック系のオルタナティブ・ハイスクールで教えていたクリスは、ジュリアに誘われてインナーサークルの集まりに出るようになった。クリスはインナーサークルが存在していることへの不満をかわすために、他のメンバーたちにこう言った。「あの人たちはより多くの責任を進んで引き受けてくれている。彼女たちが適切なふるまいをしていないと感じたら、その時に行動を起こせばいい」。しかし、クリスの弁解は、排除されている人々には自主的に行動するために必要となる情報を得られないという事実を無視していた。

グループの秘密主義の一部はニックから受け継いだものだった。ジェニーはしばしば、彼のニーズとグループのニーズのあいだでバランスを取らねばならない立場に置かれた。パムは情報の流れにふたをするよう努めていた。かつて急進的なグループとつながりのあった彼女は、危険に直面することには敏感だった。だから彼女は、あまりにも自由に発言しすぎる他のメンバーに文句を言った。「みんなは夢の国に住んでいる。

現実には密告者もいるし、電話盗聴もあるし、尾行もされている。私たち全員が刑務所に行くことになりかねないんだからね」

薬がどこから来ているのか、備品をどうやって購入しているかを、誰もが知っておく必要があっただろうか？　インナーサークルの支配力が増すにつれ、日々複数の重罪を犯していることを考えれば、受け継がれてきた被害妄想をどれだけ捨て去れただろう？　ジュリアに衝撃を与えたのは、「どこまでが秘密にしておくべきことなのか、どこからが秘密組織にありがちな一種の不気味さのために秘密にされているのかが、あまりにも不明瞭だった。そのために、多くのことがまったく議論されなかった。グループの目的が情報を広めることだったのを思えば、それはちょっと奇妙だった」

ほとんどの場合、メンバーたちは意志決定の内容ではなく、意志決定のプロセス——どのように意志決定が行われ、それを誰が行ったのか——に疑問を呈した。リーダーたちの答えはいつも同じだった。「いいこと、そんなことを議論している時間はないの。何百人もの女たちが中絶を待っている。彼女たちの命がかかっているんです」。それはつまり、そんなことを提起してくるなら、あなたのほうこそ問題だということだ。ジェニーにはカリスマ性があり、批判など受けつけなかった。誰もが彼女の知識、技術、責任を取ろうとする姿勢を尊敬していた。彼女は明快で単刀直入だったので、威圧的に感じられることもあった。彼女が気にかけていたのは、毎週のように増えていく仕事を効率的かつ効果的に成し遂げることだけだった。ミリアムは、より融和的なスタイルではあったが、自分が支配権を握ることにはこだわっていた。彼女とジェニーは手ごわいコンビだった。

なおもホジキン病と闘っていたジェニーは、体調が悪化していくのを感じていた。グループ全体の重圧が彼女にのしかかり、その責任に押しつぶされそうだった。完全な訓練を受けた唯一の中絶医として、辞めるわけにはいかないと彼女は感じていた。自分を守るために、彼女は全体グループとの交流を制限した。〈ジェーン〉の定例ミーティングへの出席は減り、カウンセリングもやめた。ジェニーと対決することがさらに難しくなったので、デボラのフラストレーションはますます募った。「ジェニーはほとんどミーティングに来ないし、ミリアムは相手にしてくれない」

グループ内の権力の不平等の問題を取り上げるのが困難だった理由の一つは、権力を有する側がそれを認めようとしなかったからだ。ほとんどのメンバーは現状を受け入れていた。また、リーダーと対立すると自分の責任が増すと思って、対立しないことを選んだ者もいた。一方でジュリアは、「一部の人たちがあまりにも支配的なので、自分にも責任があるなどと考えたことのない人たちもいた」と指摘している。

グループ全体にはインナーサークルの活動がわからない一方で、個々のカウンセラーが個人セッションで女に何を話しているのかも他の誰にもわからなかった。当初、トレーニングとして経験豊富なカウンセラーと同席する以外、カウンセラー同士が監視し合うことはなかった。セッションで何が行われたのかを知る唯一の手がかりは、中絶の際に女たちがどのように反応したのかだけだった。十分な準備ができていない女たちがまじっているのは、担当したメンバーたちには明らかだった。十分な情報を与えられていなかった女は、中絶処置への対処が難しくなりがちだった。その場合、中絶後に女は「あんなことが行われるなんて何も聞いていなかった」と言い出しかねなかった。

メンバーたちは、トレーニングの一環として模擬カウンセリングを行うことで、こうした問題に対処することにした。新メンバーを対象とした二回目のオリエンテーションで、トレーナーは、誰かに実際にカウンセリングを行っているかのようにプロセスを説明した——「フロントから他の人たちと一緒に車に乗って、別のアパートメントや家に行きます……ご自分の番が来たら、寝室に入ってください……」——そこで中絶についての説明も行い、アフターケアと避妊についての情報で締めくくった。研修時にこのような詳細を付け加えることで、少なくとも新しいカウンセラーたちは誰もが同じ情報提供から始められるようになった。

それでも、一部のカウンセラーはなおも十分な仕事をしていなかった。何人かのカウンセラーたちは、カウンセリング・セッションで自分自身の感情的な問題を爆発させてしまった。グループは、そのような問題にオープンに対処するしくみを作っていなかった。たいていの場合、それに耐えられなくなったメンバーたちは、自ら気づいて、去っていった。そうならなかった場合、結局は別のカウンセラーが、「たぶんあなたはやめておいたほうがいいと思う」と提案せざるを得なかった。

明文化された権力構造がなかったため、個人の主導権が発揮されたりされなかったりした。問題を解決するためにインナーサークルを頼る人もいた。対照的に、シンシアは〈ビッグジェーン〉を務めていた時に、タイムリーに仕事をしてくれないという理由で、ある〈コールバックジェーン〉をクビにした。シンシアが彼女に辞めるよう告げた時に、別の女がこう言った。「あなたにはそんなことができる権限はない」

シンシアは、「賭けてみる?」と応じた。

権限の線引きが明確でなかったので、シンシアは自分が正しいと思うことをできたのだ。彼女は、誰かがやらなければならないことなんだし、私が中絶のスケジュールを立てていて、直接的な影響を受けているのだから、私がやるべきだ、と感じていた。

誰もが認める権力構造がないために、効率を上げる必要性とグループの参加を最大化する必要性とのあいだで常に緊張が生じていた。その緊張感は、摘発の恐れによってさらに高まった。グループを守るためにどれだけの情報を秘密にしておく必要があるのか、明確な境界線はなかった。法的責任を問われるようなことがあったら、たとえ自分が決断した内容ではなかったとしても、全員が責任を問われるだろうということを疑う者はいなかった。

それは矛盾に満ちたグループのダイナミズムだった。〈ジェーン〉の使命は、中絶を提供するだけでなく、女たち一人ひとりに自分の人生をコントロールする力を与えることだった。なのに、グループそのものは一握りの女たちに厳重に支配されていた。〈サービス〉の場における権力は責任を負うことから生じていたのに、より多くの責任を誰に与えるのかを少数のメンバーが決めていた。哲学的には、彼女たちは手段こそが目的だと信じていたが、その目的は時に手段を破壊した。電話をかけてくる絶望的になった女たちは、それぞれ最大限の敬意を持って扱われたが、グループ内では陰口やゴシップが後を絶たなかった。互いに誠実に向き合うすべがなかったため、公に対処すべきものごとの多くがくすぶり、壊滅的に爆発するのを待っていた。

〈ジェーン〉のメンバーにとって、第一に忠誠を尽くすべき対象はグループそのものだった。メンバーたちの〈ジェーン〉に対する忠誠心は、戦闘員が部隊に対して感じる忠誠心に似ていた。メンバーは互いに頼り合っていた。もしあるメンバーが責任を持って自分の役割を果たさなかったら、グループ全体が医学的および法的な問題に直面する可能性が生じ、仕事がうまく進まなくなっただろう。そして仕事は、彼女たちの内的な力関係よりも優先された。バランスを取っていくことに何百人もの女たちの命がかかっていた。女たちは絶望的なまでに〈ジェーン〉を頼っていた。〈サービス〉で働くメンバーにとって、その責任が第一だった。結果が目に見えるので、メンバーの個人的な満足度は非常に高かった。ある女が問題——望まない妊娠という問題——を抱えてやってきて、〈ジェーン〉はその問題を解決した。〈ジェーン〉のメンバーは、自分たちが有能であること、責任を持って行動していること、そして成すべきことをしているという確信に喜びを感じていた。メンバーのグループに対する忠誠心は緊張を和らげてくれたが、それを消し去ることはできなかった。

ミリアムとジェニーは作業日に新しいメンバーを加えるようニックに圧力をかけ続けていた。しかし、週に一日、ニックのいない木曜日も作業日になったので、その日なら誰でもアシスタントとして訓練を行えるようになった。アシスタントになることは中絶を担当できるようになるための前提条件だったが、アシスタントの全員に中絶を行うための訓練を施していたわけではなかった。春先のミーティングで、ジェニーはアシスタントの仕事を学びたい人を募った。数カ月前に入ったリディアが手を挙げた。

リディアはスウェーデン移民の鉄鋼労働者一家の養子になり、シカゴの肉体労働者の多い地区で育っていた。大学時代、彼女は万能であるはずの避妊ピルを飲んでいたのに、妊娠してしまった。どの医者も中絶をしてくれなかったので、彼女は図書館に足を向けた。そこで彼女は、キニーネ錠剤の服用によって中絶が誘発されるという文献を見つけた。[*1] 切羽詰まっていた彼女は、大量服用は命に関わるという警告を無視してキニーネを服用した。「家中あちこちで出血し、がんがん耳鳴りがした」ことを彼女は覚えている。流産が起こり、出血は止まったが、耳鳴りは二年間も続いた。

リディアは一九七一年初めにグループに入った時に、夫と子どもたち二人と暮らしていた。〈ジェーン〉の運転手になった彼女は、中絶を終えてフロントに戻る途中、「多くの女たちがエンパワーされている」ことに気づいた。「それは、彼女たちにとって自分で行った初めての大人の決断だったからだ。〈ジェーン〉では、彼女たちは横たわる必要もなければ、自分の力をドアの外に置いてくる必要もなかった。彼女たちは、自分が幸せであることに驚き、自分が幸せであってよいのかどうか戸惑いながらも、いかにも幸せそうに見えたのを覚えています」

だからジェニーが「誰かアシスタントをやってみる?」と尋ねた時、リディアはさっと手を挙げたのだ。

数週間後、彼女は運転手をしていた時に中絶を見学することになった。その夜、彼女は自宅で泣いた。二人の子どもを産んでいたにもかかわらず、自分の子宮頸部を見たことすらなかったのに気づいたからだ。

リディアはからだではなく心で生きていた。「洗礼者ヨハネの首のように、自分は大皿に盛られた首にすぎないといつも思っていた」。中絶に参加するようになって、彼女は自分自身の身体性と折り合いをつけられるようになっていった。最初は他の女のからだに触れることに抵抗があったが、やがてそれが普通に感じられるようになった。「いつのまにか、手をなでるのと変わらずに、性的な意味合いはなく女の太ももをなでている自分に気がつきました」

〈ジェーン〉のメンバーは、女のからだ、中絶、セクシュアリティのことなど親密な会話を見知らぬ人と交わすことに慣れていた。カウンセラーたちは、中絶を手伝ううちに、彼女たちもリディア同様に、身体的な接触に慣れていった。性的な意味合いでからだに触れることはなかったが、女たちのセクシュアリティは意識していた。つまるところ、彼女たちの妊娠はその結果だったのだ。女のセクシュアリティは、聖女か娼婦かという二項対立の道徳観と、避妊や中絶を禁止する法律によって管理されてきた。「彼女は楽しんだのだから、その代償を払わせなさい」と、妊娠は性行為に対する罰として扱われてきたのだ。〈ジェーン〉のメンバーは、他のフェミニストたちと同様に、女には性的快楽を得る権利があることを理解していた。それは彼女たちの解放に不可欠なものだった。

＊1　キニーネの大量摂取はまさに危険であり、致命的でさえあり、その副作用が流産である。

第16章

ミリアムの夫ディビッドは、最近グループを辞めた知り合いの女性にばったり会った時、なぜ辞めたのかと尋ねてみた。「私には厳しすぎたのよ。あれを続けられる彼女たちってすごいわ」

彼は首をすくめた。「連中は皆、とりつかれてるんだよ」

ディビッドはミリアムの仕事をサポートしていたが、理解あるパートナーにも限界はあった。電話は絶えず鳴り響き、〈サービス〉は家族の時間に割り込んできた。〈ジェーン〉は、グループの女たちの誰もが予想していなかったほどの献身が求められる活動になっていた。ほとんどのメンバーの夫や恋人は、ディビッドのように、できることは何でもしてくれたが、なかには真っ向から敵視してくる人もいた。リビングルームでミーティングが行われている最中に、酔っぱらって騒ぎ立てた夫もいた。

男たちはバスターミナルや駅まで女たちを送った。緊急の薬を届け、フロントとして自宅が使われる時にも社交的にふるまった。彼ら自身のプロジェクトではなかったが、ごくわずかではあろうと彼らも何がしかの役割を果たしていた。しかし、夫婦関係以外のところに相当な時間と感情的エネルギーが費やされることは、じくじたる思いを育てる土壌にもなった。ディビッドとジュリアの夫ハーブは、ジミーズ・ウッドローン・タップでビールを飲みながら、冗談半分にこう言い合った。「ウーマンリブのたわごとにはうんざりだ」

クリスと同じカトリック系のオルタナティブ・ハイスクールで教師をしていた夫のビルは、「〈ジェーン〉はスリリングでも何でもなく、ただただ大変な仕事だ」と感じていたという。「会ったこともない、そして今後も二度と会うことのない他人のために、自分を危険にさらすのは合理的な決断ではない。エンジニアのぼくとしては、そういう計算になるな」

ある夜、クリスがケーキにクリームを塗りつけているところに、ビルが近づいてきた。「女性たちを助けるのと、ぼくといるのとどっちがいい？」

クリスは困ったように彼を見上げて、こう言った。「私はやらなければならないし、あなたはそれを受け入れるしかない。どうして〈サービス〉とはりあおうとするの？」

クリスはヘラを置き、犬を連れてアパートメントを出ていった。駆けていく犬を追って通りをぐんぐん進んでいく彼女に、ビルが追いついた。ビルは彼女の腕を取り懇願した。「行かないでくれ。ぼくが受け入れるから」

一方、ジュリアの夫ハーブにとって、この〈サービス〉は「まさにロマンをそそるもの」だった。「これほどエキゾチックで、これほど重要なことに携わっている人々が、この街に、この国に、他にどれだけいるだろうか？」ハーブは女たちと一緒にいるのが好きだった。「家に帰って、彼女たちがいるのを見ると、幸せな気分になったものだ」

〈サービス〉では異性愛者であることが前提とされていたため、メンバーのパートナーが女である可能性を誰も考えなかった。カウンセラーの誰かがレズビアンではないかと疑って、恐怖と無知のために拒絶反応を起こした人も若干いた。ある日の仕事が終わり、アシスタントたちがくつろいでいた時に、そのうちの一人が、「もしロザンヌがレズビアンなら、アシスタントにしないほうがいいんじゃない」と言った。もちろん、ニックが異性愛者であることは誰も疑わなかったし、その彼が中絶を行うことが適切かどうかについて、疑問に思う人はいなかった。ロザンヌはかつてジュリアに、レズビアンとしての自分は透明人間のように感じているけど、〈サービス〉がカミングアウトするのに安全な場所だとは感じていないと打ち明けたことがある。

その後一年半のうちに女性解放運動と〈ジェーン〉の態度は大きく進展し、一九七二年にレズビアンであることを公言しているグレースがグループに加わった時は、喜んで迎え入れられた。一九七一年から一九七二年にかけてグレースは個人的に成長を遂げていたが、それは他の多くの女たちが女性運動との接触を通じて経験したことと似通っていた。

一九七一年、グレースはシカゴ大学の大学院生だった夫と二人の小さな子どもと暮らしていた。「小さな赤ん坊たちがいたし、運転もできなかった。カートで子どもたちと食料品や洗濯物をあちこちに運んでいた」。その年、彼女は隣に住むもう一人の若い母親と一緒に、地元の共同体組織が主催した女性問題に関する講演会に参加した。全八回のセッションが終わった時、グレースと他の数人の女たちは、講座の主催者の提案に従って、意識高揚のためのラップ・グループ(rap group)［共通のテーマに基づき批判的に吟味する活動］を結成することに決めた。ニューイングランド出身のグレースは、個人的なこと、とりわけセックスについてオープンに話したことがなかった。ラップ・グループは「すごく刺激的だった。私たちはすぐにみだらな話を始めた。それまで口にしたこともなかったし、そんなことを口に出せるようになるとも思っていなかったことを口にするのは、信じられないほど強烈な体験だった」

当時、妊娠検査薬は診療所や医者を通してしか入手できなかったため、女性解放同盟はグレースの意識高揚のためのラップ・グループにハイドパークで妊娠検査サービスを開くことを依頼した。週に数回、近くのルター派の教会で検査を行った。グレースは、あまりの忙しさに驚いた。「今ではドラッグストアで買えるようなお粗末な妊娠検査薬を求めて、郊外から、あちこちから女たちが集まってきた。みんな緊張して動揺していた。彼女たちにじっと見守られる中で、検査をしたものです」

一方で、グレースの結婚生活は崩壊していった。彼女が講座に参加した頃から始まっていた口げんかが激しさを増していった。家事のことや育児のこと、やがてグレースがそれまでの自分がいかに落ち込んでいて、孤独であったのかに気づいてからは、あらゆることで口論になった。ついに夫は家を出ていった。

結婚生活が終わってから、グレースはレズビアンであることをカミングアウトした。ここ数年間で初めて彼女は孤独を感じなかった。女たちのコミュニティーで、彼女は「自分の人生をこれほど劇的に変えるために、絶対的に必要なサポート」を見つけた。グレースは〈サービス〉に入った時にも、自分のセクシュアリティを隠さなかった。運動の中で、レズビアンたちは異性愛者の女たちと向き合い、彼女たちの思い込みや偏見を検証させた。グレースが〈サービス〉で疎外感を感じることは一度もなかった。〈ジェーン〉での仕事は、彼女が自分の人生を切り開くもう一つの方法だった。「自分のパワフルさを感じたし、これまですっかりパワーを奪われていたことがわかったんです」

一九七一年の冬から春にかけて、シカゴ周辺の中流階級の女たちの多くが、中絶のためにニューヨークへ飛んだ。彼女たちは、飛行機に乗る時間と資力があっただけでなく、飛行機に乗って見知らぬ都市に旅行することへの抵抗もなかった。一方、家族に中絶のことを秘密にしなければならなかったり、夫に金を厳しく管理されたりしていたために、シカゴを離れられなかった女たちもいた。他には、ティーンエージャーやヤングアダルトもいたし、もっと年上の労働者階級の女たちも多かった。春から夏にかけて、〈ジェーン〉を頼る女たちには、ベティのような有色人種の女が増えていった。

ベティはずっと大家族を望んでいた。三〇歳になる頃には、夫とのあいだに五人の子どもがいた。一番下の子どもが一九七〇年末に車にひかれて死んだ時、ベティは避妊薬を飲むのをやめた。しかし、妊娠してみると、これは意味がないと思った。神様が奪い去ってしまった子どもの代理を私はこしらえようとしている。神様がその気になれば、私の子どもたち全員を奪い去ることもできるのに。

キニーネの錠剤は流産を引き起こすと聞いていたので、彼女はそれを服用したが流産はしなかった。次に彼女は、キニーネが胎児にダメージを与えたのではないかと心配しはじめて、がくぜんとした。妊娠したのは間違いだったが、キニーネはさらに間違いだった。

ある友人がベティに、中絶できなければ自殺すると主治医に告げて、合法的な中絶を受けられた話をしてくれた。彼女はベティにも同じ方法を試すよう勧めたので、ベティは自分の主治医であり、信頼している近所の黒人の医者に予約を入れた。彼女が友人の忠告どおりに告げると、彼はこう答えた。「何でそんなことを言うんだい？　一生ついてまわるよ」。医者は中絶に反対したわけではなかった。いくつか斡旋先を教えてくれ、その中の一つの〈ジェーン〉をやけに高く評価していたので、ベティはこの医者自身が〈ジェーン〉で中絶を行っているんじゃないかと疑ったほどだった。彼がジェニーの友人であり、中絶のアフターケアを引き受けていたことを彼女は知らなかった。

ベティのカウンセラーは、その先に起こりうる問題やその対処法など、すべてを説明した。「誰が黒幕なのかよくわからなかったけど、ウーマンリブだということはわかった。私を助けようとしてくれる人たちがいるなんて、特別な人間にでもなったように感じた」

中絶の予定が決まった時、ベティの夫は「なぁ、俺はここにいないほうがいいだろ。俺が選んだことじゃないんだから」と言って市外に出かけていった。

ベティはフロントで、中絶を待つ他の女たちと話をした。叔母に付き添われた一〇代の少女もいたし、社長秘書もいた。ある人は夫と別れるところだった。別の人はもう一人の子どもを養えなかった。

ニックの中絶を受けながら、ベティは自分の「息子の死」について話したが、「そのことばかりにこだわり続けてはいられなくなった」と彼女は言う。「自分が笑っていたのを覚えています。彼は男の子ばかり産んだことについて冗談を言っていました」

その夜、ベティはひどい腹痛と発熱でベッドに横たわっていた。彼女は祈った。子どもたちがいるのに、夫が留守なのに、どうか私を死なせないでください。朝になり、カウンセラーは遺残があるのではないかと疑い、〈ジェーン〉で二回目の掻爬を手配して、問題は解決した。ベティは何が起こっていたのかを想像した。「カウンセラーは、荒い音がしたら、すべて取り除かれたのがわかると言っていました。中絶のあいだ、私たちはあまりにもたくさんおしゃべりしていたので、音がしたのかどうか聞き取れなかったのでしょうね」

ベティはかかりつけ医から〈ジェーン〉のパンフレットを手渡されていた。彼女はそれを保管しておき、中絶が必要になった知り合いの女たち全員に電話番号を教えた。

一九七一年の夏までに、ニックが行う〈ジェーン〉の中絶は半分以下になっていた。ジェニーは完全に独り立ちし、パムとジュリアもかなり成長していた。ニックはまだ金曜日と土曜日にはカリフォルニアから飛んできて〈ジェーン〉のために働いてはいたが、彼への依存度は下がりつつあった。週に三日の作業日のうちの一日は、ニックはシカゴにいなかった。ジェニーは日当を下げるようニックを説得した。彼が承知すると、グループは中絶の料金を一回につき一〇〇ドルに値下げしたが、女たちには払える分だけ払えばいいとしたので、平均すると一回五〇ドルくらいになった。まったく払わない女もいれば、一〇〇ドル満額を支払い終えるまで、定期的にカウンセラー宛てに分割払いで郵送してくる女もいた。もし女がたった七ドルしか払えなければ、それはそれでよしとされた。

価格の引き下げは、前年から徐々に起きていた人口動態の変化を加速化させた。夏までに、〈ジェーン〉の番号はシカゴのサウスサイドとウェストサイドの貧しい黒人コミュニティーに広まっていた。もはや料金が障害にはならなかったので、〈ジェーン〉は急速に貧しい人々のためのサービスに変わっていった。当初、〈ジェーン〉のグループの誰も、貧困層の人々に主にサービスを提供するつもりではなかったが、結果的に、グループを最も必要としていたのはこの人々だったと判明した。彼女たちには選択肢がほとんどなく、最低限の医療しか受けていなかった。シカゴの貧しい有色人種の女たちの多くにとって、〈ジェーン〉は女性解放運動の中で唯一、彼女たちの生活に直接影響を与えるものになった。

〈ジェーン〉のメンバー二五～三〇人のうち、圧倒的多数は白人だった。一九七〇年以降、有色人種の女たちもグループに加わったが、一度に数人以上いるようなことはなかった。〈ジェーン〉を利用する有色人種の女たち、特に黒人女の数が増えていったので、グループは一緒に働く黒人の女たちを見つける必要性について何度も話し合った。ただ、そのような女たちをどうやって集めればいいのか、彼女たちにはわからなかった。有色人種の女で、女性運動に参加している人はほとんどいなかったし、当時はまだ黒人の女たち自身の運動もなかった。急進派のグループに頼るという選択肢はなかった。一九六九年末に、パンサーを壊滅させるための全国的キャンペーンの一環として、警察がブラック・パンサー本部を襲撃し、フレッド・ハンプトンとマーク・クラークが殺害されて以来、シカゴの黒人急進派は四面楚歌の状態にあった。彼らは女性解放を黒人の連帯を弱体化させる試みと位置づけて、中絶を自分たちのコミュニティーに対する潜在的な武器とみなしていた。

〈ジェーン〉は、有色人種のカウンセラーを見つけるために、自分たちの知り合いやカウンセリングしている女たちに頼らざるを得なかった。しかし、有色人種の女たちは生活を維持することだけで手いっぱいだったのか、あるいは〈サービス〉を利用する女たちの大多数にとって白人のグループは魅力がなかったのか、グループはせいぜい数人の有色人種の女たちをひきつけることしかできなかった。貧しい黒人の女のために中絶を行う白人の女たちは、大量虐殺や人種差別といった非難を受けがちだった。しかし、それは人種の違いだけでなく、階級の問題でもあった。〈ジェーン〉のメンバーのほとんどは大卒で中流階級だった。そんな彼女たちに、最低賃金の収入やわずかな生活保護で家族を養おうとする女たちの問題を理解できただろうか？　しかし、まさにメンバーたちは特権を有していたからこそ、今、自分たちが行っていることを実現できるだけの自由が与えられていたのだ。数カ月に一度、グループは定期ミーティングでメンバーの幅を広げる必要性について話し合ったが、その構成員は基本的に変わらなかった。

ニックは〈ジェーン〉を頼る女たちの変化に気づいていた。通常、彼から改善策を持ち出してくることはなかったが、ある日の仕事が終わり、仕事仲間がくつろいでいる時に、彼はジェニーに言った。「このレディーたちは医療ケアをほとんど受けていないようだね」。そして彼は、自分の妻が最近治療を受けた子宮頸がんを見つけるための細胞診を始めることを提案した。ある週末にシカゴに来た時には、グループの女たちが細胞診の判読法を学べるようにと教育用の顕微鏡まで持ってきた。ニックは「顕微鏡を手に入れることは正しいことだ」と感じていた。「結局のところ、ぼくの仕事には影響しないし、細胞診があればここの事業全体がより正当化される」。ニックはアシスタントに標本の採取方法を教え、以後、〈ジェーン〉を訪れるすべての女が無料で細胞診を受けられるようになった。

かつて〈ジェーン〉にいたことのある細胞学者が、シンシアともう一人のメンバーに塗抹標本の見方を教えてくれた。彼女たちはスライドを染色したが、細胞構造の違いを見分ける専門知識がなかったので、その細胞学者が分析を行った。その後、ジェニーの友人の医者が自分の標本と一緒に分析に出してくれるようになり、やがて〈サービス〉はある研究所と特別な連携関係を結べた。グループにかかる検査薬や検査料金を合わせた一回の細胞診の料金は四ドル未満だった。この検査を提供することは、〈ジェーン〉にとってはサービスの拡大になり、女たちは他の誰からも与えてもらえなかった基本的な婦人科ケアを提供されるようになった。

一九七一年の夏を通じて、〈ジェーン〉は週に三日間、警察に邪魔されることもなく中絶を行った。パトカーが数分おきにプレイスを通りかかったり、ドアの近くに駐車したりすることもあった。警察に密告されたのではないかと慌てたカウンセラーからフロントやプレイスに電話が入り、スタッフが裏口から抜け出して、仕事を続ける場所を変えざるを得なくなることもあった。運転手たちは、自分たちを尾行しているかもしれない車に気を配った。電話の奇妙なクリック音に気づくたびに、盗聴されたのではないかという疑念がグループ全体にさざ波のように広がった。ジェニーがドアベルに応じると警官が待ち構えていて、病院から苦情があったとして事情聴取されたことも何度かあった。警察とコネのある隣人の一人は、ジェニーの夫に家が監視されているぞと警告してくれた。パムは反戦デモに参加した時に、警察官から「やあ、ジェーン」と声をかけられた。グループは、常に警察が女を送り込んでくる可能性があること、あるいはメンバーの誰かが垂れ込むかもしれないことを承知していた。警察がなぜ彼女たちを逮捕しなかったのかは謎だった。

〈ジェーン〉は地域社会の安全弁として機能しているサービスだと思われていたのかだろうか？　グループのメンバーは、いつでも逮捕される可能性があることを知っていたが、警察が何カ月も彼女たちを無視することもあり、そんな期間には、逮捕の恐怖は鈍い背景音のようにかすんでいった。

彼女たちが最も摘発の対象になりやすいのは、中絶した人を病院に送らなければならない時だった。それでも、女の命を危険にさらすようなまねはしなかった。病院に行かねばならない人が出た時は、カウンセラーが心構えを伝えた。治療を受ける権利、治療を拒否する権利、十分な説明を受ける権利があることを当人に知らせておく必要があった。病院関係者に脅されたり、警察に尋問されたりしても、何も言う必要はないのだと。医療の側は女たちが無知であることを前提としていたため、救急治療室での最善の策は何もわからないふりをすることだった。それは、医療関係者の偏見を女の側に有利に使う方法だった。

過去二年間にわたって、病院に行かなければならなかった女たちから不穏な報告があった。保険に加入していないかメディケイドを利用している貧しい女たちが、違法な中絶による合併症で救急病院に行った時、特に有色人種の女の場合には、不必要な子宮摘出手術をされる可能性があるというのだ。ジェニーは、たとえ子宮に穴が開いたとしても、必ずしも子宮摘出手術が必要ではないことを知っていた。ある高名な婦人科医は、少なくとも九回手術室で子宮に穴を開けたことがあり、そのどれもが自然治癒したと彼女に打ち明けていた。〈ジェーン〉のメンバーは、病院に行かなければならないすべての女に、子宮を守るために闘いなさいと警告するようになった。

夏の終わり頃までに、グループは日に二〇～三〇件の中絶を週に三日行うようになっていた。その仕事量はメンバーたちを疲弊させた。毎日、中絶提供者二名、アシスタント二～四名、運転手一名、そしてフロントにカウンセラー二名が必要だった。二五人から三〇人のメンバーのうち、中絶に直接関わろうとする人は半数にも満たなかった。他にも関心のあるメンバーがいたのかもしれないが、別の仕事を持っていたために〈サービス〉に割ける時間は限られていた。

ジェニー、パム、ジュリアの訓練が終わったことで、もはやグループはニックに依存しなくなった。彼は時おり飛んできたが、実際にはあまり必要はなかった。時々、メンバーは黒人のカイロプラクターをニックと同じように日当ベースで雇った。その男は別の種類の拡張器や低温殺菌器、子宮頸管を固定する鉗子の一種であるテナキュラムをもたらしてくれた。

スライド制を導入し、中絶一回あたりの最高料金を一〇〇ドルに設定しても、今や〈サービス〉は初めて十分な資金をもつようになった。〈ビッグジェーン〉と〈コールバックジェーン〉に加え、他の女たちにも給料を支払えるようになったことで、無給で働ける余裕のある女たちの仕事量は減り、研修を受ける女たちの数は増えていった。メンバーたちは常に、自分たちの仕事は価値があり、報酬を得るべきだと考えていた。しかし、より多くのメンバーに報酬を支払える可能性が出てきたことで、様々な問題が生じてきた。

キュレットを使う訓練を受けていようといまいと、カウンセラーは皆、自分自身も中絶を提供しているのだと認識していたし、同じリスクを抱えているという意味ではまさにそうだった。中絶提供者とアシスタントの区別を曖昧にするために、彼女たちはスキルに基づく階層を意識的に排除して、救急医療隊員《パラメディック》と名乗ることにした。そして今、メンバーたちは給与に基づく別の階層構造を作ってしまうのではないかと懸念しはじめた。より大きな社会では、人の価値はその人がいくら稼げるかで測られる。彼女たちはそのシステムを再現したくなかった。〈サービス〉におけるすべての仕事は等しく重要だとされたが、カウンセリングだけは違っていて、何よりも高く評価されていた。

たとえすべての仕事が平等であったとしても、家族を養う必要がある一部の人々の給料を上げるべきかどうかをメンバーたちは検討した。〈ジェーン〉は社会医療的革命のモデルであって、自分たちのやっていることは「革命後」であれば正しいはずだと信じていた。

最終的にグループは、全会一致で決断した。中絶提供者かアシスタントかに関わらず、パラメディックと〈コールバックジェーン〉、〈ビッグジェーン〉の給与は同等とする。これらの仕事には一貫した注意が必要だからである。一方、組織のボランティア的な性格を維持するために、カウンセラー、運転手、フロントのスタッフは無給のままにして、メンバー全員が行うことにした。

手持ちの現金は街のあちこちに暮らすメンバーたちが保管することにした。あるカウンセラーはベッドの下のピクルスの瓶に入れていた。ミリアムは、強盗に入られてニックの金を一〇〇〇ドル以上盗まれるまで、ナイトテーブルの引き出しを使っていた。それ以来、ほとんどのカウンセラーは冷凍庫に保管するようになった――コールド・キャッシュ［「現金」の隠語と文字どおり「冷たい金」の掛け言葉］が〈サービス〉の内輪のジョークになった。誰も現金の保管について記録しておらず、正確に自分がいくら金を持っているのかを誰も知らなかった。金は自主管理制として、給料、消耗品、電話代、交通費などに使われた。また、フロントに食料を蓄えておくためにも使われた。最初はコーヒーと紅茶だけだったのが、食べ放題のチーズ、クラッカー、果物、ジュース、ミルク、クッキーなどに発展した。彼女たちは〈サービス〉との接触が政治的な経験になることを望んでいたが、それと同時に〈ジェーン〉で過ごす一日をできるだけ楽しいものにすることも願っていたので、人々に食べ物をふるまうのはその一環だった。ほとんどのメンバーにとって、おいしい食事は不可欠だった。彼女たちは職場にペストリーを持参し、〈サービス〉の定期ミーティングやインナーサークルの会合、〈ジェーン〉のメンバーが集まる時は常に食事を共にした。まるでおいしく食べることが最高の復讐であるかのように、彼女たちは人生における喜びを表現するために食べ物を用いた。

第17章

〈ジェーン〉が一九六九年に組織された時、グループは〈ジェーン〉の中絶で誰も傷つけまいと誓っていた。医学的タブーを犯し、法律を破るのであれば、完璧でなければならなかった。しかし、この二年間で、いかに良心的で注意深くしていても、深刻な医学的問題を常に回避できるわけではないことも学んできた。何をやっても女の出血が止まらず、病院に駆け込まなければならなかったことも何度かあった。医者の第一の責任は害をなさないことだが、最高の病院における最高の医者であっても、時にものごとがうまく運ばないこともあった。〈ジェーン〉のメンバーは、自分たちの知識には限界があり、最適な環境ではないことを知っていた。中絶が違法であったために、彼女たちはそのような弱い立場に置かれていた。どんな処置にも医学的な不確実性がつきまとううえに、〈ジェーン〉に頼って来る絶望的な状態に置かれた女たちは、既往症や妊娠週数や中絶を受ける妨げになりそうなことについて、うそをついたり、あえて伝えなかったりすることがあった。誰かが死ぬかもしれないという可能性は、彼女たちに重くのしかかっていた。オリエンテーションでは、もしそのようなことが起こったら、どう対応するのか考えておくことを、参加希望者に求めた。当番の日に緊急事態が発生したら、とメンバーたちは自問した。どうする？　どうすればいい？　しかし、現実に対する構えは何もできていなかった。

いつもと変わらない夏のある日、メンバーたちは一人の中絶を終えたところだった。彼女たちが部屋を片づけるあいだ、中絶を受けた女は服を着てリビングルームに行き、フロントまでの送迎車を待っていた。アシスタントが次の若い女を中絶のために寝室に連れてきた時、メンバーたちは彼女がすでに深刻な感染症にかかっていることに気づいた。ここに来るまでに、いったい何をしたの、どこに行ったのと尋ねた。その女は他にもいろいろ試したと言ったが、詳しくは話さなかった。その日、スタッフだったメンバーは彼女に言った。「あなたは深刻な状態です。私たちにできることは何もありません。すぐ病院に行ってください」。その後、彼女が治療を受けたかどうか確認するために連絡を取ろうとしたが、返事はなかった。数日後、カウンセラーがかけた電話に出た親戚は質問に答えてこう言った。「デロレスですか？　亡くなりました」。彼女は病院に行って、そこで亡くなった。助けを求めてきた人が死んだのだ。

ジェニー、ミリアム、ジュリア、デボラ、シンシアなど〈サービス〉の小グループは、リンカーン・パークで緊急会議を開いた。皆、沈痛な面持ちで輪になって座り、何が起こったのかを整理しようと静かに話し合った。彼女たちは、中絶医を名指しする「臨終の証言」を引き出すために警察がデロレスを尋問した可能性が高いことを知っていた。「でも、私たちはその恐ろしい悲劇に見合うほどの恐怖は感じてなかった」とジェニーは振り返る。デロレスが中絶を試みていろんなことをしたのはわかっていた。それは当人が言っていたことだ。自分たちが彼女の死を招いたわけではないことは承知していたが、それでも責任を感じていた。何があったのか突き止めなければならなかった。

グループと関わりのある医者の一人が、デロレスが亡くなった病院に勤めていた。デボラは何があったのかを知る手がかりになる情報を引き出そうと彼に電話した。病院の廊下で医者からデボラに渡された検死報告書のコピーから、デロレスが病院に行くまでに一日以上ぐずぐずしていたことがわかった。医者はもう一つ重要な情報を得ていた。病院じゅうのうわさでは、デロレスは〈ジェーン〉に予約した時より少なくとも一週間も前に感染していたということだった。さらに、警察がデロレスに事情聴取を行った、と彼は付け加えた。

これまでに判明した情報を共有するために、グループ全体による特別ミーティングが招集された。話の詳細が語られるにつれ、会場には無力感が広がっていった。女たちを死から救うために〈サービス〉を立ち上げたのに、まさに防ごうとしていたことが起きてしまったのだ。

カウンセラーは、それぞれの経験や考え方に基づいてこの知らせに反応した。大出血や感染症など、大きな合併症を起こした人を担当したことのあるカウンセラーも何人かいた。しかし、ほとんどのカウンセラーは深刻な問題を扱ったことがなかった。研修でリスクについて何が言われていたとしても、それは机上の空論で、これは現実だった。デロレスが来た日、自分のアパートメントがフロントだったクリスは、次のように記憶している。「本気で腹を立てている女たちもいた。〈サービス〉は信頼できる組織だと思って入ったのに、誰かを死なせてしまうようでは、私たちは路地裏の中絶医たちと何も変わらないではないかと」。デロレスは私たちの手をすり抜けていったのだから、私たちには責任がある。グループを非難しないカウンセラーも、最悪の事態が起きてしまったのだから、〈ジェーン〉の活動はやめるべきだと主張した。彼女たちはこう言った。「私たちは踏み込みすぎた。私たちは捕まる。もうやめよう」と。

しかし、ジェニー、ミリアム、ジュリア、そしてデボラといったグループの中心メンバーは、断固として〈ジェーン〉の存続のために闘った。クリスは感銘を受けた。「中心メンバーは常に奉仕の精神を持ち続けていた。彼女たちは、常に、なすべきことに集中していた」。グループの中心メンバーは力強く訴えた。私たちのところに来る女たちは必死なのだ。他に選択肢がないのだ。私たちがここでやめてしまったら、もっと多くの女たちに似たようなことが起こるばかりだ。何があっても、私たちは続けなければならない。女たちの命がかかっているのだから。今や続ける理由がさらに増えた。口元を引き結んだままジュリアは言った。「すべてうまくいくわ。私たちみんな大丈夫だから」と、まるでそう望めばかなうかのように。しかし、彼女たちの議論の根底にあったのは怒りだった。法が間違っている。法律のために女たちは命をかける方向に追いやられている。中絶が合法だったら、こんなことにはならなかった。デロレスはまだ生きていたはずだ。

その日のフロントはクリスの家だったので、これからどんな展開になろうとも、自分は巻き込まれることになると彼女にはわかっていた。大学時代、急進派のはしくれと関わっていて、友人の家のクローゼットを開けたら銃の隠し場所を見つけてしまった時と同じように、どんどん気持ちが沈んでいった。彼女にはわかっていた。「ここまで関わってしまったら、もはや無傷ですむわけはない」

ミーティングの残りの時間は、戦術的な話し合いになった。二度とこのようなことが起こらないようにするためにはどうすればいいのか。今後は、中絶の前に体温と血圧を測り、具合の悪い人を選別することにした。〈サービス〉そのものを危険にさらすことなく、中絶を必要とする女たちに中絶を提供し続けるにはどうすればいいのか。クリスのアパートメントをフロントとして使うことはできなくなった。運転手はフロントとプレイスを往復するたびに別のルートをたどることにした。メンバーたちは、これまで利用したことのない市街地や郊外にプレイスを設置できるところを見つけなければならなくなった。電話が盗聴された時のために、〈サービス〉の連絡に自宅の電話は決して使わず、公衆電話からかけることにした。警察が誰に連絡してこようとも、何も話してはならない。

次のミーティングはかなり小規模なものになった。この厳しい現実に直面して、グループの三分の一から半分が抜けていった。残ったメンバーは警戒心と猜疑心に駆られていた。そして彼女たちは戦術的な手順を繰り返した。警察が来ても何も言わない。彼らと情報交換しようなんて考えてはダメだ。電話での会話は簡潔にしよう。

数週間、クリスは半狂乱だったので〈ジェーン〉から距離を置いていた。警戒を緩めはじめた頃になって、警察が彼女の家のドアを叩いた。殺人課の刑事二人が身分と名を明かし、クリスは彼らを招き入れた。テレビでフットボールの試合を見ていたビルが座っていたソファの隣に、刑事たちは腰かけた。数分間の世間話の後、刑事の一人が尋ねた。「ここが中絶殺人に使われた家ですか？」

クリスは「何をおっしゃっているのかわかりません」と言った。

ジェニーとジュリアを知っているかと聞かれた。彼女は知らないと否定した。

刑事は分厚いノートを取り出して言った。「いいかね、我々はこのグループを何カ月も調査してきたんだ。きみのことも知っている。どんな車に乗り、どこへ行くのか。きみたちの車を尾行してきたんだ」

クリスは言った。「ずいぶん深刻な話のようですね。これ以上質問があるなら、弁護士に同席してもらわないと」

警官たちはようやく立ち上がり、帰ろうとした。「二週間以内に逮捕状を持って来て、あなたを起訴します。今一度聞きますが、協力してもらえませんか。悪いようにはしないので」

警察が去った後、クリスとビルはパニックに陥った。デボラとその夫で弁護士であるマークに電話をかけ、相談するためにノースサイドに向かった。

マークとデボラに事情を話すと、マークはこう言った。「警察が戻ってきても、弁護士が一緒でない限り何も話さないように」。そして力づけた。しっかりして。何もしないで。何が起こるか待つことだ。クリスは彼に、どんな罪に問われる可能性があるのか、刑期はどれくらいになるのかと尋ねた。彼は答えた。堕胎共謀罪で最長一〇年。

刑事たちはジュリアの家に行ったが留守だった。刑事たちは夫のハーブにいくつか質問してその場を去り、二度と戻ってこなかった。そしてジェニーの家に行った。「この事件について話がある」と彼らは言った。

ジェニーは弁護士の忠告を無視することにした。彼女はこう思った。「どうせ失うものは何もない。もはや不利な状況なんだし、これ以上悪い状況に陥ることはない。だからこの人たちに話そう。今よりもっとやっかいな事になるなんてありえないでしょ？」

「どんな情報を握っているのか先に教えてください」と彼女は言った。「お答えする前に、おっしゃるべきことを伺っておきたいです」。彼女は何も認めず、代わりに刑事たちに質問した。警官たちが包み隠すことなく答えたので、彼女は驚いた。

警官たちの知っていたのはこんな話だった。デロレスの親戚の一人が、彼女が以前、薬を飲んで、どこか知らないところへ行って何かをしてもらい、発熱したと言っていた。彼らはジェニーに記録を読ませた。彼女は言った。「これは相当にひどいですね。自暴自棄になって、かなり思い切った手段に出たようですね。そうでしょう？」

彼らは同意した。「家族とも話したが、彼女は死に物狂いでリスクを冒したようです」

ジェニーは答えた。「それは中絶を合法化するためのいい証拠になりますね」

刑事たちは〈ジェーン〉について説明を始めた。彼らはグループについてすべてを知っていた。ジェニーは、「もしあなたの言っていることが本当なら、そのような組織は命を救っていると思いますね。女たちはどこに行くべきだと思いますか？　もしあなたの一七歳の娘が妊娠したら、あなたならどう感じて、どうしますか？」

刑事たちが去った後、ジェニーは彼らが自分に対してとてもオープンだったことに驚いた。まさか同情的であるとは思っていなかった。彼女の作戦は報われた。医者から聞いていた話を警察が裏付けてくれたのだ。

グループは仕事を続けた。みんなイライラしていた。クリスはカウンセリングをしなくなった。ミーティングで、クリスは寓話のヘニー・ペニー［空が落ちてくるとパニックになって吹聴して回る鶏］のようにヒステリックになった。「私たち、しばらくやめないと。きっとサクラを送り込んでくる。みんな逮捕されてしまう。世界の終わりだ」。ジェニーはクリスのたわごとを聞きながら決意を固め、自分たちを頼りにしている何百人もの女たちに意識を集中した。デボラは冷静に、警察が来た場合、あるいは逮捕された場合に、各自の取るべき行動を繰り返した。ジュリアは歯を食いしばりながら、「すべてうまくいくわ」と言い、「私たちはみんな大丈夫よ」と付け加えた。プレッシャーに耐えかねて、クリスは〈サービス〉から去っていった。

さらなる警戒が必要になったために、メンバーたちは慎重に慎重を重ね、何もかもが複雑になった。プレイスを見つけるだけでも大変だったのに、地理的にも社会的にも中心地から離れたハイドパーク以外の地域で見つけなければならないのは、本当にやっかいなことだった。カウンセラーは、女たちのフォローアップをする際に、より一層、ていねいになり細心の注意を払った。しかしジェニーは、それは賭けと同じで、確率の問題だと考えていた。体温や血圧を測ってもあまり意味がないと彼女は思った。場合によっては、発熱していて血圧が上がっている人こそ、迅速な中絶が必要であることを彼女は知っていた。あの悲劇を避けるために自分たちに何ができたか、彼女は頭の中でぐるぐる考えた。「誰かが彼女の手を引いて、直接病院に連れて行くべきだったけど、そうなると連れて行った人も責任を負わされることになる」

時が過ぎても何も起こらなかった。ジェニーが推測していたように、警察は同情的であり、彼女たちを起訴したりすれば、下手な中絶で命を落とす女が増えるばかりだと気づいたのだろうか？　あるいは、そこに人種差別は働いていないか？　黒人女が一人、また一人と死んでいったくらいでは、警察はそれ以上追及する気にならないのか。もしデロレスが白人で中流階級だったら、警察の対応は変わっていただろうか？

　個々のメンバーが若い女の死をどのように受け止めたかは別として、裏社会で活動し、セーフティーネットもなく、医療のバックアップもない現場で働いてきたことの結果は明らかだった。〈ジェーン〉がしたことをどの公的機関も認めはしないだろう。必然的に生じうる問題が生じた時に、誰も〈ジェーン〉を擁護しようとはすまい。メンバーたちには自分たちしかいなかった。医者や医療関係者には彼らを守る公的機関の権威があったが、メンバーたちには何もなかった。「緩衝材がなかった」とデボラは言う。「警察が私たちにウインクし、時代の空気が私たちに好意的であったとしても、死に対して何の制裁も行われなかった。ニューヨークで中絶が合法化され、最初の年の死亡率が提示されても、医者たちは免責された。私たちだったら許されなかっただろう。私たちは、決して自分たちを許さなかっただろう」

第18章

デロレスの死後、〈ジェーン〉のメンバーは減っていった。自己防衛のために、グループは毎月行っていた新人カウンセラーのためのオリエンテーションを中断していた。デボラとロレインは産休に入った。娘を出産してからロレインは仕事に復帰しなかったが、デボラは赤ちゃんがもう少し大きくなったら仕事に戻ることを楽しみにしていた。デロレスの死後にグループを去った人たちがいたため、普段よりやめる人の比率は高まっていたが、絶望的な状況の女たちからの電話は後を絶たなかったので、残されたメンバーはそれに振り回された。秋の半ばには、一一月のオリエンテーションを企画せざるを得なくなった。

メンバーたちは、オリエンテーションに誰を招くかについて慎重になった。オリエンテーションに招く人には、既存のメンバーが保証人になることにした。春先に〈ジェーン〉でポジティブな中絶体験をしたモリーは、招かれた新しいメンバー候補の一人だった。その中絶以来、モリーとカウンセラーのシャーロットは友だちになっていた。モリーはよくシャーロットのベビーシッターを引き受けた。モリーがベビーシッターをしているあいだに、シャーロットが担当している女たちから電話がくると、モリーは彼女たちの質問に答え、安心させた。シャーロットを通じて、ジュリアとミリアムはモリーのことを知った。彼女はまさに、〈サービス〉が安心して一緒にいられる人だった。

「女たちとそのからだ」という冊子に基づいた「女とそのからだ」の講座を受講したエレンは、講座を指導していたミリアムに誘われて〈ジェーン〉に加わった。この講座は、CWLU（シカゴ女性解放同盟）が市内各地で自動車整備から組織立ち上げの戦略まで様々なコースを開講していた解放学校（Liberation School）［CWLUのごく初期のアウトリーチ・教育プロジェクトのひとつで、「知らないことは学ぶべき。知っていることは教え合うべき」をモットーに開かれた］の一環だった。ミリアムと他の数人のメンバーは、CWLUの「からだ」の講座で指導していた。

その数カ月前、ニューヨークでソーシャルワーカーをしていたエレンは、恋人と一緒にハイドパークに引っ越してきた。ニューヨークでは中絶は合法だったので、シカゴに着いた時、彼女は「ある州では合法なのに、別の州では合法でない」ことに驚いた。「不公平だと思った。それはまさにひらめきで、私が急進派《ラディカル》に変わった瞬間だった」。中絶カウンセリングに興味があるとミリアムに話すと、ミリアムは〈ジェーン〉のことを教えてくれた。

同様に、シカゴ大学時代から友人同士であるリンとゲイルは、オリエンテーションに二人で参加した。リンは大学を中退したばかりだった。友人の一人がこのグループのメンバーで、彼女を誘ってくれたのだ。リンは自分が何をしたいのかわからず、不安定な状態だった。参加の動機は個人的なものだった。「どうすれば大人の女になれるのかを知りたかった。それが女性運動に関心を抱いた本当の理由だった。私のように、女として正々堂々と生きていける方法をどうしても知りたいと思っている若い女は、ものすごく大勢いたのです」

リンは友人のゲイルに、一緒に参加しているオリエンテーションに行かないかと誘った。ゲイルはフェミニズムの本を読んでいたが、リンと一緒に参加している意識高揚グループではまだ何の成果も得られなかった。ゲイルは、「大学生だったら間違いなく持っている現実から切り離されているような感覚」のために、何か確かなものを求めていた。

ゲイルはすでに気づいていた。「女たちは不当に扱われていて、多くの女が自分の人生をコントロールできていない。シカゴのサウスサイドには、本当にどうにもならない状態の暮らしを日々送っている貧しい女たちがたくさんいた。たぶん、私があのような貧しい地域で育っていなかったら、中絶がそれほど重要なことだとは思わなかっただろう。私は女たちをエンパワーするために、何かしたかった」

リンとゲイルが最初のトレーニング・セッションにやって来た時、リビングルームには一〇〇人もの女たちが詰め込まれているように見えた。セッションを率いていたカウンセラーが声を荒立てた。あなたは誰なのとゲイルに迫り、カウンセラーが保証していない人物を誰が招いたのか知りたがった。ゲイルについて熱い議論が戦わされた。その話し合いは、「〈サービス〉で行われるいつものような特殊な形で繰り広げられた。隣の部屋で誰か他の人たちが議論していて、何が起きているのかわからないような感じだった」とリンは回想している。最終的に、「ゲイルはそこにいていいことになったが、友人たち二人にとっては不愉快な始まりだった」。リンは、「部屋中、緊張でピリピリしているのが、まるで目に見えるようだ」と思った。

ゲイルの扱いについて決着がつくと、研修を担当したカウンセラーがグループの歴史を説明した。当初、女たちは見知らぬ人が迎えに来るのを街角で待たなければならなかったが、やがてグループがすべてをコントロールするようになり、そのうちに使っていた医者が本物ではないことがわかった。現在では、中絶は女の救急医療隊員《パラメディック》によって行われていると彼女は説明した。この最初のセッションに参加した人のうち、どの人が実際にメンバーになるかは知るよしもなかった。あまり多くの情報を与えてグループを危険にさらしたくはなかったので、その女のパラメディックが〈ジェーン〉のメンバーであるとは言わなかった。彼女はまた、男が〈ジェーン〉の中絶を執り行う場合があることにも触れなかった。ミーティングが終わりに近づくと、新メンバー候補者たちは、もし誰かが死んだらどう思うか、考えてみるよう促された。彼女たちは殺人罪で逮捕される可能性にも直面しなければならなかった。

ジーンズにピーコート姿のジュリアは、オリエンテーションに遅れてやってきた。混雑した会場で座る場所を探していただけなのに、誰もが手を止めて彼女を出迎えた。あの人がここの中心人物に違いないと、ゲイルは思った。

帰り道、ゲイルとリンはミーティングのことを話しながら一緒に家まで歩いた。最初、ゲイルに向けられた敵意は気に入らなかったが、ミリアムとジュリアには感銘を受けた。彼女たちこそ、リンが求めていたロールモデルにふさわしい女たちではないかと思えた。誰が中絶を行っているのかという重要な情報が隠されていることは、二人とももちろん気づいていた。ハイドパークの静かな通りを家に向かって歩きながら、ゲイルが言った。「あの中で中絶を行っている人がいるとしたら、きっとジュリアだと思うな」

二回目のオリエンテーションは、ノースサイドにあるシャーロットの家で行われた。シャーロットはケイトをオリエンテーションに招いた。シカゴ大学時代のケイトの友人が、最近〈ジェーン〉での中絶を経験したのだ。友人はその体験に興奮し、ケイトをカウンセラーのシャーロットに紹介し、ケイトは参加を決めたのだった。ケイトは一回目のセッションを欠席していたので、シャーロットの家に行った時、ゲイルと同じように不信の目で迎えられた。「彼女は誰?」ケイトは友人の中絶について何やらつぶやき、シャーロットに助けを求めた。

ケイトはシャーロットのリビングルームを見回した。そこには、彼女自身と同じようにワークブーツにジーンズという格好をした、髪の長い白人の女でいっぱいだった。最初の疑惑が消えると、誰もが驚くほど温かく、友好的に見えた。ケイトはその一カ月前にニューヨークからシカゴに戻ったばかりで、ニューヨークの攻撃的な女たちに慣れていた。こんな無法なことをしている優しい女たちはいったいどんな人たちなんだろう？　と、ケイトは思った。

シカゴ大学の学生時代に初めて女性解放について耳にした時、ケイトは何も反応しなかった。卒業後、ニューヨークに移ってから、彼女はフェミニズムに目覚めたが、もはや何がきっかけだったのかも覚えていない。「私にわかっているのは、ある日、『アメイジング・グレイス』のように私の目が開かれたということだけです。以前は見えなかったが、今は見える、と」

ニューヨークで彼女は、女性解放のために何千人もの人々と共に五番街を練り歩いた。集会では、ベティ・フリーダンがスピーチをした。「フリーダンの話の要点は、あなたも、つまり私たち女でも、銀行の頭取になれるということだった」とケイトは回想する。「そんなことのために、私はあそこにいたわけじゃない。私にとって女性解放とは、腐ったパイの一部を女がより多く手に入れることではなかった。男を女に置き換えるだけで、世の中がよくなるなんて考えたこともなかった」。ケイトは意識高揚グループや勉強会に参加したいとは思わなかった。彼女は人々の生活に影響を与えるような何かをしたかったのだ。

ケイトが初めて参加した〈ジェーン〉のトレーニングは三回シリーズの二回目で、トレーナーが模擬カウンセリングを行い、個々のカウンセラーが知っておかなければならない情報を並べてみせた。トレーナーが話しているあいだに、中絶に使われる器具が部屋中に回された。トレーナーは〈ジェーン〉の数少ないルールを説明した。すべてを十分に説明し、決してうそをつかないこと、自分が扱われたいように他の女たちを扱うこと。

数日後の三回目のトレーニングは、人工流産についての話し合いにあてられた。ミーティングの終わりには、〈サービス〉の一般的な手順、インデックスカード、〈ビッグジェーン〉の役割、最初の電話から中絶に至るまで女たちをサポートするためのすべての詳細が説明された。新入りはそれぞれに割り振られた〈ビッグシスター〉のカウンセリング・セッションに同席して、さらにトレーニングを積むことになった。ゲイルは、ジュリアが自分の〈ビッグシスター〉になると知って喜んだ。

ゲイルが初のカウンセリングのためにジュリアの家に着いた時、ジュリアはインフルエンザにかかっていた。「私は散らかった家の中に入っていった。子どもたちがそこらじゅうを走り回り、ジュリアは寝椅子に横たわっていました」。カウンセリングを受ける女が到着すると、ジュリアはしゃんとしたが、カウンセリングが終わると、再び寝椅子に倒れ込んだ。ゲイルはジュリアの「人々を歓迎し、心地よくさせる手腕」に心を打たれた。「だから人々は自分の気持ちについて語り始める。実際、彼女はとても厳格な人なのに、カウンセリングを受けにくる女に対してはとても温かいのです」

ゲイルは、ほどなくジュリアの家を定期的に訪れるようになった。ゲイルはジュリアと一緒に過ごすうちに、他のカウンセラーたちが何か問題を抱えたり、困ったりすると、ジュリアに電話で相談していることに気がついた。初めての夜に、ジュリアの役割について彼女が直感したことが当たっていたのはもはや明らかだった。ジュリアが、中絶を実行しているのは実はグループのメンバーだと打ち明けた時、ゲイルは言った。

「あなたもその一人なんですね」

最初のカウンセリングを何度か行っただけで、ゲイルは自分が〈サービス〉に参加したのは間違っていなかったと確信した。彼女は「本当にギリギリの生活をしている人が多い」ことに驚いた。「わずかな手当で、次の手当までやりくりして生きているんです。生活保護の話じゃなく、勤め人の話です」。彼女が最初にカウンセリングした女は、小さな子どもが二人いて、苦労の末に何とか仕事を見つけ、生活保護から抜け出した。もしも、もう一人子どもを産んだら、育児費用をまかなえないためにまた二〜三年は生活保護を受けることになる。そうなってしまうことを彼女は恐れていた。次にゲイルがカウンセリングしたのはウェイトレスの女で、妊娠のために体調を崩すことが多かったため、上司から次に仕事を休んだらクビにするぞと脅されていた。ゲイルがカウンセリングした人々にとって、妊娠とはまさしく災難なのだった。

ゲイルは当初、カウンセリングを受けにくる女たちと対面するのを居心地悪く感じていた。自分より年上の女が多く、同年代でもたいていすでに子どもがいて、経験していることもまったく違っていた。彼女たちのほとんどはサウスサイドの貧しい黒人の女たちだった。ゲイルは目の前の問題に意識を集中することで、人種や階級の違いを乗り越えようと努めていたが、ほどなく気づいた。「そんなことはどうでもいい人たちもいるんですね。彼女たちはただ、話し相手がほしかっただけなのです」

リンはとても内気で、カウンセリングする相手に電話をかけるのが怖かった。「もしもし、ドリス・カーターさんはいらっしゃいますか……。ああ、いつ帰ってくるかご存じですか？　かけ直します」。彼女はまるで綱渡りをしているような気分だった。女の親族にどこまで打ち明けていいものか、どこまで打ち明けないと話すチャンスをもらえないのか。リンは「カードをもらって家に帰り、カードの上に座っていた。最初の晩は電話をかけなかった」。リンは、カウンセリングを受けにくる女たちがおびえていないかと心配し、彼女たちの不安を和らげられないかと考えていた。リンはいつも「女たちが来ないことを恐れ、来ないことを願っていた。でもいったん彼女たちが来ると、何も問題がなかった」

相談を受けにくる女たちは多様だったので、比較的年齢の若い〈ジェーン〉の新メンバーたちは、女たちに教えるのと同時に、彼女たちから学ぶ機会も与えられていた。若く経験の浅い新人たちは、人々が直面している困難に向き合う準備ができていなかった。一九七〇年代初めの当時、夫から妻への暴力は公に議論されておらず、モリーは何も知らなかった。フロントからプレイスに向かう車をモリーが運転していた時、同乗していた女の一人が恋人に殴られたことを打ち明けた。彼女は他の女たちに、恋人が子どもを虐待するようになって、初めて別れなければならないと気づいたと話していた。誰かが傷つくのを目の当たりにして、そこで初めて、自分も傷つけられるべきではないし、誰も傷つけられてはならないと、ようやく気づいたのだと彼女は語った。関係を解消した後、恋人が追いかけてきたので、彼女は妊娠を隠し通さねばならなかった。

一一月には、五人の新カウンセラーはメンバーのほぼ四分の一を占めるようになり、〈ジェーン〉における過去最大の派閥になった。彼女たちは〈サービス〉を外に開く「くさび」のような存在だった。その時になって、シンシアはようやく中絶提供者としての訓練を始めることを認められた。

ゲイル、リン、モリー、エレン、ケイトの五人が〈ジェーン〉に入ったのは、メンバーが不足していた時期だった。数カ月前に入ったドナなどとも共通点の多い五人は、〈ジェーン〉の性格を変えた。彼女たちは専業主婦ではなく、二五歳以下の独身で子どももいなかった。彼女たちはわずかな生活費で暮らしていくことに慣れており、〈ジェーン〉のために捧げる時間とエネルギーを持ち合わせていた。リン、ゲイル、エレンはハイドパークに住んでいた。モリーとケイトは、ドナ同様にノースサイド組だった。彼女たちは公民権運動が掲げた道徳的要請に触発されて行動し、学生運動や反戦運動のように権威に挑戦することに慣れていた。それまで政治活動に本気で関わったことのある人はいなかったので、イデオロギーの重荷も抱えていなかった。彼女たちはなかばヒッピー、なかば急進派のフェミニストとして〈ジェーン〉の門を叩き、自分たちのフェミニズムの具体的なはけ口を探していた。誰一人として、素人の女が中絶を行うことを問題にはしなかった。彼女たちの考え方は、この〈サービス〉にぴったりだった。

第19章

一九七一年の秋までに、ジェニー、ジュリア、パムの三人は熟練した中絶提供者になっていた。その経験から、彼女たちは特異な相関関係に気づけるようになった。たとえば、一部の中絶では、胎児と胎盤の組織に黒い血の塊が混じっていることがあった。女たちに質問したところ、全員が自己中絶を試みてキニーネ錠を服用していたことが判明した。ただし、いくら三人の腕前が上がっても、医学的知識は限られていた。そのほとんどはニックを情報源にしていた。彼の専門知識は中絶に限られ、しかも彼が熟知している手法に関することだけだった。中絶はごく単純な作業だが、人間のからだは複雑で相互に関連している。安全に仕事をするためには、ニックから教わる以上の知識が必要だった。

その秋、ミリアムは、進歩的な医者として知られる自分の主治医に、婦人科検診の基本である双合診［片手を内診に用い、もう片方の手で腹部を押さえながら行う子宮の検査］を自分たちに伝授してもらえないかと頼んでみた。双合診をマスターすれば、妊娠週数をより正確に判断できるし、他の婦人科系の問題にも気づけるようになる。細胞診と同様に、彼女たちは基本的な婦人科のケアを提供できるようになりたかったのだ。

ミリアムは慎重に主治医にアプローチした。「彼女は私の思いを察してくれました。私が否定的だと、あまり話したがらなくなったものです。自己検診や訓練することに興味を持っているグループがあると言ってましたね」。医者は同情的だった。

この医者は一九四〇年代後半に、シカゴの公立病院であるクック・カウンティ病院でインターンをしていた。インターンシップの課程の一環として、彼は二〇日間、自己誘発による、あるいは誰かに誘発された人工流産で感染症にかかった女たちを入院させている病棟で過ごした。毎日一人から二〇人以上の不全流産の女たちに掻爬を行った。彼は徐々に気づいていった。「これは大きな問題だった。クック・カウンティ病院は概して貧しい人々のための病院でしたが、そこにいるのは貧困層だけではなかった。あらゆる社会階層の女性たちが、失敗した中絶のために来ていたのです。女性たちの苦境に対する意識が高まりました。彼女たちが違法中絶を受けざるを得なかったことだけではなく、様々な事情や、女性たちがその処置の最中に受けた辱めなどに思いをはせれば、それが若い医師にどんな影響を及ぼすか、誰にだってわかるはずです」

ある週末、この医者の診察室に、ジェニー、ミリアム、ジュリア、シンシアに、CWLU（シカゴ女性解放同盟）で働いてから前年秋に〈サービス〉に参加した大学院生のサラを加えた一団が押しかけた。医者はサラをモデルにして子宮の触診を実演した。二本の指を膣から子宮頸部まで挿し入れて、押し上げながら、もう一方の手で腹部を外から押した。内側と外側の手の位置をずらしながら、卵巣の位置を探った。その後、五人の女たちは互いに練習をして、医者は女たちの質問に答えた。そのうちの一人が、卵巣に異常があるかどうかを見分ける方法を尋ねた。「卵巣が肥大していれば、痛みを感じます。そうでなければ、何も感じません」

シンシアは驚いた。「これだけつっついても、何も感じないんですか？　まったく何も？」

「そうですね」と医者。「痛いとしたら、何か問題があるはずです」

「確かに、内診を受けて痛かった覚えはないですね」とシンシアは言う。「指先に目があるのかとは思うけど」。内診には高度な技術も医学の学位も必要なかった。他の女たちに教えることもできる。新たに必要なものは検査用の手袋だけだった。中絶処置で女の体内に入るのは、人の手ではなく器具だけである。ニックは手袋をはめたことがなかったが、それは彼が手袋をはめると手の感度が鈍るとして嫌がったためで、彼女たちもニックの例にならって手袋を使っていなかった。

その年に加わった新しいスキルはそれだけではなかった。九月、シンシアと〈サービス〉の活動に参加していた二人の郊外の高校教師であるエリザベスとアイリーンは、カリフォルニアで開催されたNOW（全米女性機構）の会議に出席した。そこで彼女たちは、カリフォルニアで女の健康運動を展開している人々に出会った。彼女たちは、スペキュラムを使って女が自分のからだを診察するセルフヘルプ・グループを広めようとしていた。カリフォルニアの女たち二人は、セルフヘルプを教えるために全米ツアーに出発しようとしていた。シンシアは、「あら、私たちもあなたたちがやっていることと、よく似たことをやっているのよ」と言った。彼女は〈ジェーン〉のことを話した。

カリフォルニアの女たちは〈ジェーン〉のメンバー三人をジョーダン・ベネットに紹介した。ベネットは、50ccの注射器にカニューレと呼ばれる細いプラスチックのチューブを取りつけて早期中絶を行う方法を考案していた。この器具は、吸引力が弱いことを除けば、合法的なクリニックで一〇週までの中絶に使われている真空吸引機と同じ働きをした。ジョーダンは、〈ジェーン〉にこの新しい技術を伝授するためにシカゴを訪ねましょうかと申し出た。

一九七一年の秋の終わり、パットとモニカというカリフォルニアの女二人が、セルフヘルプ・グループを宣伝する全国ツアーの途中でシカゴに立ち寄った。このグループでは、女が自分でスペキュラムを膣に挿入し、鏡とライトを使って子宮頸部と膣に異常や感染の兆候がないか自己検診する方法を学ぶ。パットとモニカは、月経血を除去するために自分たちで考案した方法も実演してみせた。ジョーダンのカニューレと注射器に、シャント、チューブ、密封式のガラス製の瓶を取り付けた装置を使って、彼女たちが名づけた「月経抽出（Menstrual Extraction 略ME）」を行うのである。女の子宮内に空気が入ると致命的なことになりかねないので、それを防ぐ分流式の装置になっていた。五〜七日間の月経と下腹部痛を経験する代わりに、MEは一度で月経血を取り除けると説明された。〈ジェーン〉のメンバーは、なぜ女が月経を避けるために子宮にわざわざものを入れ、感染のリスクを冒すのかと不思議に思った。しかし、MEには別の目的があった。MEを使えば、妊娠七週までの早期中絶をセルフヘルプ・グループの環境で行えたのである。

〈ジェーン〉のメンバーたちは、共通点の多そうなこの訪問者二人を作業日に招き、見学させた。その場にいた〈サービス〉のメンバーによると、〈ジェーン〉の印象はさほどいいものではなさそうだったという。「彼女たちは私たちのだらしなさにがくぜんとしていた」とジュリアは回想する。「ティッシュペーパーにビニールシート、手袋なしという気軽さだから」。彼女たちは、〈サービス〉が蒸気滅菌器《オートクレーブ》を使っていないことにもショックを受けた。アパートメントからアパートメントへと移動するため、重くてかさばるオートクレーブを持ち運べなかったのだ。その代わり、〈サービス〉は戦時中に前線の医療部隊で使われていた煮沸冷却滅菌法に頼っていた。この二つの女たちのグループは、簡単に結びつくどころか、互いに警戒した。サラは、「私たちは彼女たちより少し重要で、深刻で、難しいことをしている」と感じた。「それが彼女たちの怒りを買った」

その後、〈ジェーン〉の一〇人ほどのメンバーがシンシアの家でパットとモニカに会った。「私たちが何をしたかを話すと彼女たちはがくぜんとし、彼女たちが何をしたかを話すと私たちががくぜんとした」とジュリアは振り返る。「私たちががくぜんとしたのは、ジョーダン・ベネットへの愛着だった。私たちの誰もがニックに対して抱くことのないような敬愛の念を、彼女たちは彼に抱いていた。彼女たちは彼を、男の中の男ではないにしても、女の中の男だと思っていた」

それから、パットとモニカがセルフヘルプのデモンストレーションを行った。鏡とライトを使って女に子宮頸部を見せるという、これまで思いもつかなかったことだった。「彼女たちが示してくれたものは本当に刺激的だった」とサラは振り返る。「医者が女について持っている知識を、自分たちのために使うのだから」

「彼女たちは逮捕されることを待ち望んでいたけど、私たちは、絶対に嫌だ、逮捕なんかされたくないと思っていた」とジュリアは回想する。パットとモニカにとって、逮捕とは一般人が婦人科医療を提供することを禁止している法律を試すための手段だったが、〈ジェーン〉は中絶を提供し続けるために警察と対立するのは避けたかった。ジュリアは、「彼女たちは世界を変えるために私たちとはまったく違うビジョンを持っていた。私たちは――彼女たちも私たちも――自己中心的で、相手のやり方を認められなかった。私たちから見れば、彼女たちがスターになりたがっているということが気に入らなかった。私たち自身も相当に階層構造の問題を抱えていたのに、それを認めようとしなかったのは、そうあるべきでないとわかっていたからです」

〈ジェーン〉の反スター主義への傾倒は、女性解放運動では一般的だった。社会一般も左翼でも、男たちのリーダーシップと階層構造が女を底辺に追いやっていることに反発していたために、急進的な女たちは、権力を共有し、個々人の成長を促進するために、リーダーやスターのいない運動を作ろうとした。

〈ジェーン〉のメンバーは、特権に挑むことを実践に取り入れていた。アシスタントが中絶の準備をしているあいだ、中絶提供者がアシスタントの代わりに女のそばに座って手を握った。そして、アシスタントと提供者のあいだに違いはないかのように、二人は場所を交代した。〈ジェーン〉を利用した女たちが、中絶は訓練さえ積めば誰でもできることだと理解し、スキルを持つ他の誰に対してもひるまずにいられるようになってくれることを〈サービス〉のメンバーたちは望んでいた。

秘密裡に行われる〈サービス〉の性質上、メンバーの誰かが運動のスターになる可能性は最初からなかった。セキュリティー上の理由から、グループ外の人々は、誰が匿名の〈ジェーン〉に該当するのかを正確に知ってはいなかった。その結果、〈サービス〉は匿名性を好む女たちをひきつけた。

ジュリアは本能的に、特別な地位を求める人々には反発したが、誰かが公的な役割を担う必要があることは理解していた。「もし女性運動の中にスターがいなければ、私の娘やその世代の運動の中にもヒーローはいなくなるでしょう。それは私たちの運動が意図的にヒーローを作らないようにしてきた結果なのです。スターになることは重要ではないのだと、娘には理解してほしい。重要なのは人々がエンパワーされて、わくわくすることを経験できるようになることなのだと、娘には理解してほしいのです」

自己検診のデモンストレーションが行われた翌週、メンバーたちは作業場に鏡を持ち込んだ。最初は、中絶を受ける女に子宮頸部を見てみますかと尋ねてみた。ほとんどの女が断ったので、〈ジェーン〉のメンバーは尋ねるのをやめ、「ほら、子宮頸部を見てごらんなさい」と言うことにした。これはすべての女に必要な自己認識だった。女たちは自分のからだや中絶に関する情報提供を拒めないのと同様に、自分のからだがどう見えているのかを知らずにすませることはできなくなった。

シンシアとエリザベスは、MEについてもっと学ぼうと決意した。エリザベスは、学校が休みに入ったクリスマス休暇に、シンシアと一緒にカリフォルニアを訪れた。MEの研修を受けた結果、この方法は〈ジェーン〉にふさわしくないことに二人は気づいた。MEでは吸引量が少なく、中絶を行うのに少なくとも搔爬の二倍にあたる三〇分が必要なので、〈ジェーン〉の多忙な作業場に採用するには時間がかかりすぎたのだ。

カリフォルニアにいるあいだに、シンシアはジョーダン・ベネットに対するパットとモニカの態度の変化にも気がついた。シンシアにはその理由はわからなかったが、秋からクリスマスまでの数カ月のあいだに、二人のベネットへの敬愛は軽蔑に変わっていた。

一九七二年一月、ジョーダン・ベネットがカニューレとシリンジの使い方を〈ジェーン〉に教えるためにシカゴを訪れた。〈サービス〉のメンバーはシンシアの家で彼と会った。シンシアが七面鳥の丸焼きを作ってくれたので、皆でダイニングテーブルを囲んでそれを食べながら話した。

シンシアの回想によれば、「ジョーダンの態度は、『私はこのような素晴らしいものを開発しました。みなさんは特別な存在ですから、それを分かち合ってさしあげましょう』と言わんばかりで、肘でつついたり、ウインクしたりと、やたらと親しげだった。でも、私は彼から学びたかったので、あらん限りの知識を吸収しようとしました」

ジュリアは、彼の自己愛の強さに衝撃を受けた。「すごく変な人で、まさにスター気取りだった」

ジョーダンは女たちにカニューレとシリンジを渡し、さらなるトレーニングを提供するためにまた来ますと約束した。彼の性格をみんながどう評価しようと、そのテクニックは有用だった。ここ数年、彼女たちは他にも気難しい人々と仕事をしてきた。傲慢さは違法の中絶医に共通する特徴だった。中でもニックは一緒に仕事をするのが楽ではない相手だったが、敵対的だった彼との関係を自分たちにとって有利な関係に変えることに成功したのだから、今度もうまくできるはずだった。ミリアムが気づいたのは、「いかに私たちが男たちに対して強かったか」だった。「私たちは彼らから、得られる限りの情報を手に入れた。こんなのは、他のグループでは見たことがないわね」

この新しい手法は、技術的な問題以上に、人柄に関する含意をめぐって、一連の議論を引き起こした。鉗子とキュレットを使うニックの手法に、誰もが満足していた。「今までのやり方を変えるのは間違っていると頑として反対する人たちに対して、私たちはそうした頑固な態度を取ること自体に反発していたのだ」とシンシアは振り返る。「ジョーダンの人柄を抜きにして考えることはとても難しかったので、どちらの側も腰を落ち着けて、『ちょっと見てみましょう。もっと冷静に、人柄の話は置いておいて』とは言えなかったのです」。だが、問題はジョーダンの人柄だけではなかった。ジョーダンと最初に接触し、彼をシカゴに連れてくることに寄与したのはシンシアだったので、グループにおける評価ではカニューレとシンシアは結びついていたのだ。

ジュリアはこの新しい方法を「技術革命のようなもの」と捉えていた。「侵襲性がずっと低いので、もっと多くの人が使い方を学べるようになる。カニューレの直径が小さかったので、拡張器で子宮頸管を開く必要性も少なかった。カニューレは金属ではなくプラスチックだったので、子宮壁を傷つける心配も減った。マニュアル車ではなく、オートマ車の運転を学ぶようなものだった」。MEと違って、カニューレとシリンジを使った中絶は、掻爬よりも時間がかからなかった。カニューレを使った中絶でも、〈ジェーン〉のメンバーは子宮が空っぽであることを確認するために、最後に掻爬を行っていた。カニューレを使う人もいれば、使わない人もいて、それは個人の好みの問題だった。シンシアは、グループ内の他の中絶提供者が、「シンシア？　彼女はカニューレ派でしょ」とさげすむように言っていたことを覚えている。

その冬、〈ジェーン〉の運営には新しい技術が加わったこと以外にも変化があった。ハイドパーク大通りのアパートメントの賃貸契約が年末で切れたので、グループは新しい部屋を二つ借りることにした。一つは流産する女を介助するために使い、もう一つは中絶の作業場に使うためだった。シンシアは中絶の作業場用に三ベッドルームのアパートメントを借りた。ハイドパークから一〇ブロックほど南、サウスショアドライブのミシガン湖を見下ろす高層ビルの一室だった。グループは、流産用としてノースサイドのデイトン通りに二軒目のアパートメントを借りた。

一九七一年の晩秋、〈ジェーン〉は人工流産を受ける女たちに、より組織的なサポートを提供することにした。以前は、流産の誘発処置を受けた人のほとんどが、カウンセラーのアドバイスのみを頼りにして、病院に行って流産するか、親や友人の助けを借りて自分で流産していた。なかには、電話でつながっているカウンセラー以外、誰も助ける者がなく、一人で流産した人もいた。そのような女たちが安全に流産できるようにするためには、常勤の助産婦が欠かせないとメンバーたちは考えた。

メンバーの中から二人が流産の介助を主に行う役割に志願した。一人目は、〈ジェーン〉で中絶を経験した後、一九七一年初めにメンバーになったロビンだった。もう一人は、デボラの高校時代の教え子で、夏に参加したばかりのノラである。二人は〈ジェーン〉の新メンバーの中でも最年少の部類で、ノラは一九歳、ロビンは二三歳だった。

ノラは流産のために使われるノースサイドのアパートメントに引っ越した。カウンセラーは、〈ジェーン〉のところに人工流産を求めてやって来る女たちに、助産婦サービスを利用したければ陣痛が五分間隔になったらノラのアパートメントに行くようにアドバイスした。ノラとロビンは二四時間交代で待機した。ロビンは必要な時はいつでもノラのアパートメントに行った。

ロビンとノラは、経験豊富な他のカウンセラーたちから流産の対処法を教わった。二人は、危険な出血の見分け方、応急処置のやり方、女たちを病院に送る必要があるかどうかの見極め方などを学んだ。おそらく人工流産についてグループの態度が曖昧だったために、ノラとロビンは、中絶処置のアシスタントが経験するような段階的なトレーニングを受けなかった。それまで遭遇したことのない問題が生じた時、二人はグループ内の経験豊富な誰かを呼んだ。

一九七一年末に〈サービス〉がハイドパーク大通りのアパートメントから移転した時に、〈ジェーン〉はニックとの雇用契約を終わりにした。作業場には新しい開放感があふれ、ニックの時とは違って、トレーニングのために毎日多くの女たちがやってくるようになった。

「移転した時に、ぼくの役目は終わった」とニックは振り返る。「好奇心で始めたけど、終わりは本当によかった。あの仕事をするためなら悪魔に魂を売ってもよかったくらいだ。幸運にも、それはぼくの膝の上に落ちてきた。ぼくの手柄でないことは確かだ。何もない子ども時代から抜け出して、素晴らしい経験をさせてもらって、結果的にそれで良かった。運動が起こり、ぼくはその一部になった。そのことに満足している」

第20章

〈ジェーン〉が週に六〇件から九〇件の中絶を行っていた頃、シカゴの牧師のネットワークである聖職者相談サービスは女性たちの相談に乗り、州内外の中絶提供先に斡旋し続けていた。道徳的権威を後ろ盾にした彼らは、女性解放を受け入れないような場でも中絶について話す機会を与えられた。〈ジェーン〉とシカゴの聖職者グループを組織したバプテスト派の牧師ハリス・ウィルソンは、互いに尊敬の念を抱いていた。両グループは一九六九年の同時期に結成され、当初からミリアムとハリスは、定期的に会ってはそれぞれのグループの進捗状況や遭遇した問題、利用している医者について情報を交換していた。ミリアムはハリスに、地元で最も信頼できる中絶医の一人と連絡を取らせていた。聖職者たちは用心のために、できるだけ〈ジェーン〉以外の斡旋先を使うようにしていたが、「とにかくお金がないことだけが問題である人の場合は、何度か〈ジェーン〉に頼った。文句を言われたことは一度もなかった」とハリスは認める。一九七一年末のある非公式な面会で、聖職者たちはネットワークの会員に中絶処置について説明してもらうために、何人かの医者に頼っているという話が出た時に、ミリアムが言った。「彼らは説明するだけじゃなくて、処置の仕方も教えてくれるわ」

ハリスは聞き違えたかと思った。「何だって？」

「私たちには、処置の説明をしてくれるだけでなく、そのやり方を教えてくれる人がいるんです。男性優位の仕事だからといって、女が無力で依存的であるべきだなんて私たちは考えていません。自分のことは自分でできるようになるべきです」

今や彼は理解した。ミリアムに「そうか」とだけ言った。「メッセージは受け取った。それ以上、探りは入れなかった。私が知っておくべき情報だけを彼女は与えてくれたのです」と彼は振り返る。「その頃までに、私も中絶する人が医師である必要はないと確信していました。それでも心の中では、この女性たちはどこまで危険を冒すつもりなのだろうか、もし捕まったら大変な目にあうだろうにとは思いました。それでも、私はこのグループに感嘆し、そのままにしておいたのです」

ハリス・ウィルソン自身も、圧力を受けていた。一九七一年の初め、彼はイリノイ州議会の本会議に招かれ、中絶について話してほしいと依頼を受けた。彼はいつもの通り、中絶を非合法化しても中絶は防げず、女性を危険にさらすだけである、と持論を述べた。彼は女性の死傷数の統計も持ち出した。どれも目新しい話ではなかった。このままではマスコミの注目を集められないと思った彼は、こう言った。「一般論はやめましょう。あなた方にはこの州の法律を制定する重い責任がありますし、みなさんは人道的であるべきです。私は個人的に、州内で中絶を行っている医師を一三人知っています。イリノイ州では、毎年五万から六万件の違法な中絶が行われていると推定しています。そうした実態がありながら、このような禁止法があるのは、まったくナンセンスです」

当時州議会議員だったヘンリー・ハイドは立ち上がり、こう叫んだ。「その医師たちの名前を教えなさい」

「私の牧師としての守秘義務を犯すことになるので、名前は明かせません」とハリスは答えた。

ヘンリー・ハイドは、医師の名前を明かさないことを理由に彼を議会侮辱罪に問おうとした。この試みは失敗に終わったが、この件は州検事に送られ、州検事はハリス・ウィルソンを二つの大陪審に召喚した。その時ハリスは、「誠実でオープンでありたい、この問題を少しでも世間に知ってもらいたいと思って、最大限がんばってみたが、少々ややこしいことになりそうだ」と悟った。

彼は大陪審でも自分の立場を貫き、医師の名前を明かすことは聖職者の守秘義務に反すると繰り返した。「それは一種の駆け引きでしたが、心理的にはうまく働きました」と彼は言う。「シカゴ大学ロックフェラー・チャペルの牧師を、中絶を行った医師の名前を明かさないという理由で刑務所に入れたりすれば、私を殉教者にしてしまうだけだと州検事が考えたからです」。大学関係者の支持を取りつけているとわかっていたことが、ハリスの勇気を後押しした。「背後に強大な基地が控えていると思えなければ、おそらく私はあれほど強気には出られなかったでしょう」。大学の学長はハリスに全幅の信頼を寄せていると言ってくれたし、法学部の教授陣も模擬大陪審を設けてハリスの準備を手伝ってくれた。中絶の権利に対するハリスの決意が揺らぐことはなかった。ミリアムから〈ジェーン〉の行動を聞かされた時、彼が唯一気にかけたのは〈ジェーン〉の無事だった。

一九七二年の初めには、また新しいカウンセラーたちが〈サービス〉に加わろうとしていた。〈ジェーン〉の中で信頼されて責任のあるポジションに移るには、二つのルートがあった。一つはインナーサークルの誰かとの友情を通じて選ばれること、もう一つはグループ内の有償のポジションを確保することだった。ミリアムは、一一月に入ったカウンセラーのうちモリー、ケイト、エレンの三人に、〈コールバックジェーン〉の四つのポジションのうち三つを引き受けてくれるよう頼んだ。それぞれがコールバックを二週間担当したら、二週間休む。一人が四時間メッセージを受け取ってもう一人と交代し、録音は二時間ごとに消去された。春になるまでに、どの新しいカウンセラーも作業日に中絶を見学した。

新しいメンバーたちは、ミーティングで働いている力学を理解しはじめていた。メンバーの半数から三分の二が〈サービス〉の定期ミーティングに出席し、カウンセリングする相手を選んでいた。一一月に入った若いメンバーの一人であるゲイルは、そのプロセスを「バレーボールの選手に選ばれるようなもの」と考えていた。「カードの山が回ってくる。ノースサイドのカードはいつも最初になくなる。ノースサイドに住んでいるカウンセラーは、遠くまで移動する必要がないように、いつもノースサイドの女のカウンセリングを探していた。貧しい黒人居住地の女たちが大半を占めているサウスサイドのカードは何百枚もあり、ウェストサイドのカードは何千枚もあった。そのカードが一周すると、〈ジェーン〉の一人が『今週はカウンセリングが必要な人がもっとたくさんいる』と言って、再びカードの束が回された」

ミーティングで対立することは一般に嫌がられていたので、個々のメンバー同士の問題は練習問題にすり替えられた。ゲイルは当初、「話し合われた問題の多くが、出来事ではなく人の性格に関することだったので、何を議論しているのかさっぱりわからなかった」という。「額面通りに議論を受け止めて意見を言ってしまうと、誰も教えてくれなかった。裏で行われている別の議論の一方に肩入れしてしまっていたりした」。たとえば、表面的に話し合われているのは作業日のスケジューリングに関する話だったとしても、「実のところ問題にされていたのは〈ビッグジェーン〉を担当しているシンシアのことだったりした」

パムは以前のジェニーと同じように、誰のカウンセリングも行わないことにした。自分がカウンセリングをした相手に中絶を施すのは、あまりにも無神経であるように感じたからだ。しかし、ジェニーについては受け入れられていたことでも、パムに対しては受け入れられなかった。パムには、自分ほど急進的でないと思ったメンバーを見下す傾向があった。ミリアムとジュリアは、パムがカウンセリングをしないという選択をしたのは、自分はスキルが高いので免除されるはずだと、グループの他のメンバーより自分を上に見ているためではないかと疑っていた。それでも、ミーティングでパムに直接「あなたがカウンセリングをしないのは気に入らない。それはグループにとっても、あなたにとってもよくないことだと思う」などと言う人はいなかった。

ケイトは何かが起きていることを察したが、それが何なのか正確にはわからなかった。彼女は言った。「今ここで起きていることについてちゃんと話し合って、問題をオープンにしない?」数分間、沈黙が流れた後、ミリアムは母親らしいなだめるような口調で言った。「そうね、私たち、そういうふうにはやらないのよ」。つまり、自分が提案しているのがどんなことかわかってないのね、やめておきなさいということだった。グループの一体感を保ち、軌道に乗せていくために、メンバーはとっくの昔によけいな議論は慎むことに決め込んでいた。しかし、分裂を招くものと価値あるものをどう区別するのかは、判断の分かれ目だった。必然的に、その判断は統制を保ちたいというリーダーの願望に影響されていた。ミーティングでは、「コンセンサスを得て運営しているように装っていたけど、それは私たちが何も話し合わなかったためだ」とジュリアは回想している。


ザ・ループ［シカゴのダウンタウン］で行われた反戦デモで、モリーは大学時代に短期間所属していた急進派グループ革命青年運動IIの面々に偶然出くわした。何をやっているのかと聞かれて、モリーは曖昧に答えた。〈ジェーン〉のことは話さなかった。〈サービス〉の閉ざされた世界以外で、打ち明けられる相手はほとんどいなかった。

モリーのように、〈ジェーン〉を主な活動の場にしていた他のメンバーの多くも、グループ外の知り合いから距離を置いていた。メンバーたちは互いにひかれ合って支え合い、一緒に行動した。法を犯しているために自分たちの仕事について他人に話せなかったわけだが、その必要性以上に、メンバーたちは内向きになっていた。どうしても親に告白しようとしない一六歳の少女のことや、中絶後に一晩中電話でつながりながら下腹部痛に苦しみ、おびえて泣いていた女への心配について、〈ジェーン〉のメンバー以外のいったい誰が共感してくれるだろう？　彼女たちの日常は、ほとんどの人にとって、ぞっとするとまでは言わなくても、理解しがたいものだろう。また、彼女たちが気持ちを支え合うために用いるユーモアを面白がる人もいないだろう。〈ジェーン〉は一種独特な世界だった。

メンバーたちの活動は、他の女性運動とも、〈ジェーン〉が傘下に置かれているCWLU（シカゴ女性解放同盟）からも切り離されていた。CWLUから距離を置いたのは意図的であり、〈ジェーン〉の違法行為から同盟を守るためでもあった。[*1]〈ジェーン〉の誰かがCWLUのミーティングに毎回出席することになっていたが、誰も行きたがらなかった。メンバーたちは〈ジェーン〉のミーティングでさえ耐えられなかったので、政治的な討論や理論的な議論が飛び交う同盟のミーティングにはもっと耐えられなかった。他の〈ジェーン〉のメンバー同様に、ジュリアも「他にどんなことが行われていても、私にはあまり興味がわかなかった。同盟は自分たちのやるべきことをやればいいし、私たちも自分たちのすべきことをする。私たちのしていることが違法だからといって彼女たちが脅威を感じるのなら、かえって言わないほうがいいと思った」。しかし、そうやって離れることで、〈ジェーン〉のメンバーはさらに孤立した。シンシアはNOW（全米女性機構）に関わり続けたが、他のメンバーたちはもはや左翼のはるか彼方にいるように感じていたので、より大きなスケールで捉えるのでない限り、〈運動〉の現場にも、もはや居場所はなかった。

〈ジェーン〉とCWLUのあいだには哲学の違いもあったので、それがなお一層両者の距離を広げていた。〈ジェーン〉に入った当時、同盟で活動をしていたサラは、同盟のメンバーたちが次のように考えているのを感じ取っていた。〈ジェーン〉は個人の問題を解決しているだけだが、私たち同盟は制度そのものを変えようとしている。

そこには視座の違いもあるとジュリアは感じていた。「同盟で活動する女たちは、とても重大な政治的指向性を持ってフェミニストの関心事に臨んでいたので、自分たちのやるべき仕事は、女たちの意識を変革して組織化することだと思っていた。実践的な仕事はもう一段下のレベルで、つまらないものなのだと。私は組織化はよく知らないけど、現状を突きつけても人々の意識が変わらないのなら、何をやっても意識を変えることなんてできないと思う。デモ行進をするのは仕事とは言えません。何であろうと終わらせること、それが仕事なんです」

〈ジェーン〉のメンバーにとって、組織化と〈サービス〉の仕事を分けることに意味はなかった。何をするかだけでなく、どうするのかが重要だった。一年前、彼女たちは、中絶を行っている人物が医者ではないことを女たちに知らせるかどうかについて議論した。今、ジュリアは、「医者ではないと伝えることは、意識を変えるために有効だった」と感じている。それを聞いただけで、自分は何を期待していたのかと見直さざるを得なくなった女たちもいた。ジュリアはこう続ける。「医者でないことを気にしない人たちには、別の伝え方を見つける必要があった。これは実際、私たちがすることではなくて、あなた自身がすることなんですよとね」。メンバーは、女たちが自らの中絶をより大きな文脈の中で捉えることを望んでいた。デイリー市長の近所に住むアイルランド系カトリックの中年の女が、カウンセラーにこう言ったように。「もし彼女たちが中絶についてうそをついているのなら、いったい他にどんなうそをついているというのかしら？」その一歩を踏み出そうとしない女たちは、グループを利用しているだけで有効活用していない。あるカウンセラーが言うように、「怒って立ち上がらない女には、いつも腹が立った」ものだった。

＊1　シカゴのレッド・スクワッドのファイルには、警察の情報提供者による同盟の会議の詳細な報告が含まれている。

第21章

友だちのために〈ジェーン〉に連絡した時、ロイスは若い黒人女には子どもを産むか、中絶で死ぬかという選択肢しかないと思っていた。コートハンガーや大量出血のおぞましい話を彼女は聞いていた。〈ジェーン〉の電話番号を渡してくれた別の友人は、こう言った。「ねえ、ここに電話してみなよ。白人女のグループだけど、お金がなくても心配はいらない。私も五〇ドルしか払ってないから」

友だちは中絶を秘密にしなければならなかったので、ロイスがすべて手配して、彼女と一緒にドナのカウンセリングを受けに行った。ドナの家で、その友だちは「白人の雰囲気がぷんぷんする中で質問されるのが怖くって、どう答えていいかわからなかった」とロイスは振り返る。「すごく居心地が悪そうで、この子でさえそうなら、他の黒人女はどう感じるだろう?」と思わずにいられなかった。

ドナからの電話でフロントの住所を教わった時、ロイスは自分も参加してみたい気持ちがあるけど、なぜ有色人種の女が少ないのかを先に知っておきたいと言った。ロイスの態度は非難めいていて、「あなたたちは誰でも救う白人の天使かもしれないけど、黒人の女はどこにいるの?」と言わんばかりだった。ドナがためらったので、ロイスは声のトーンを和らげてこう言った。「私だったら、黒人女と少しは通じ合えるかもしれないよ」

ドナは「いいわね。いつから始めます？」と言った。

「友だちがどんな経験をするか、様子を見てから電話する」

フロントは人でごった返していた。その大半が黒人だった。何人かが、ロイスをカウンセラーだと思い込んで質問してきた。見ず知らずの黒人の女たちが、肌の色だけを理由に自分に声をかけてくるのは不愉快だった。「だからこそ私は参加することにしたのだ」と彼女は言う。「女たちに私がそこにいるのを見てもらいたかった。私にとって〈ジェーン〉は運動だったけど、当時の黒人女はあの運動に興味がなくて、自分たちの運動は別にあると思っていた。女性運動といえば、ブラジャーを燃やす女の話ばかりだった。私たちがやろうとしていたのは、第一に黒人女であることと闘い、第二に偏見と闘い、第三にシングルペアレントであることや生き延びることなど差別構造と闘うこと。それが私たちの闘いだった」

友だちの中絶後、グループに入ろうと思っているとロイスは打ち明けてみた。友だちはロイスを引き留めようとした。「三人も子どもがいるのに、逮捕されたらどうするの？　白人女ならきっと助かるけど、あなたは助からない。ねえ、刑務所行きになるよ。子どもも取り上げられてしまうよ」

ロイスのほうは、友人や家族に話せない活動に関わることにためらいを感じていた。数カ月後、グループに入るかどうか悩み続けているうちに、妊娠が発覚した。彼女は二二歳で、大学生で、既婚で三人の子どもがいた。この子を産むかどうかを決めなければならなかった。ロイスは、「自分が〈ジェーン〉を知っていて、そこにいるとわかっていることを残念に思う気持ちの一方で、サイコーに幸せな気持ちも交錯していた」という。彼女は〈ジェーン〉に電話した。

一三週目の彼女の子宮は掻爬による中絶には大きすぎ、流産を誘発しなければならなかった。それは予想外ではあったが、「グループの一員になる気で満々だったし、何が起こるのか見てみたかった」。［誘発処置を終えて］着替えをすませてから、ロイスは見学してもいいかと尋ねた。

スタッフの一人が言った。「中絶する人たちの許可を得なければなりません。彼女たちのからだなんですから」。何度か同席しているうちに、ロイスは「自分もくぐり抜けてきたことなのに、すっかり夢中になってしまった。自分のやりたいことはこれだとわかった」

ロイスは〈ジェーン〉の気取らなさ、「のんびりとした雰囲気、一対一の親密さ、無菌で真っ白い壁なんかじゃない環境」が気に入ったと振り返る。「私は医者で、あなたは患者というのは、私の好みじゃなかった。私は一六歳で子どもを産んでいる。あの時に〈ジェーン〉を知っていたら、産んでいなかったかもしれない。そんなことを考えていた。次に来る一六歳の子は、他に選択肢がないからと言って、産むようなはめにはならないだろう」

その二日後、自分のアパートメントで一人で流産を完了した時に、何かしら残っていた曖昧な気持ちは消え去った。ロイスは、「押し寄せて来る感謝の波」を感じた。「それは私にとってしなければならない選択だったし、それを自分でできたんだ。神様、彼女たちに幸いあれ。神様、〈ジェーン〉に幸いあれ」

「人生で経験したことを私は忘れたくない」とロイスは言う。「私はこの出来事と向き合いたかった。この経験から何かを生み出したかった。神様、世の中には私と同じものを必要としている女たちが大勢いるんです。私をここにいさせてほしい。彼女たちの助けになりたい」。ロイスはドナに電話をかけた。「いつから始められますか？」

夫のキースにそのことを話すと、彼は「きっとレズビアンの集団だ」と言い放った。彼女は、何て見当はずれなことをと言わんばかりに、冷たいまなざしを向けた。違法性やリスクについては、忘れているのが一番の対処法だろうと彼女は考えた。

オリエンテーションの夜、ミリアムのリビングルームは、髪を長く伸ばしたジーンズ姿の若い白人女でいっぱいだった。ロイスは彼女たちとは似ても似つかなかった。彼女は黒人であるばかりか、派手な柄の服を着て、それに合わせたマニキュアを塗っていた。しかし、そのような違いにひるまなかったのは、「ヒッピーたちを見てきたからね。CORE（Congress of Racial Equality 人種平等会議）〔公民権運動の統合団体〕で働いていたこともあるので、白人だらけの環境には慣れっこだった。私は偏見を打破したかったし、私たちが教えられてきたのと同様に、彼女たちも信じるように教えられてきたいろんなイメージを破壊したかった。私は白人女の運動に参加すると言ったわけじゃない。私ならサービスを提供できると言っただけだ。グループに入った時、私は彼女たちを白人女として見たわけじゃなく、姉妹《シスター》として見ていた」。経歴や経験は違っても、彼女たちには共通点があった。みんな強い女であり、「黙ってはいない女たちだった」と彼女は言う。「私と同じようにね」

ロイスは女性運動の幅を推し広げたいと考えていた。「有色人種の女たちも、自分たちが何者であり、何のために生きているのかを見つけられるようになるべきだ」とロイスは感じていた。「黒人女はここにいる。私たちも変化の一部なんだ。あなたたちだけの問題じゃない。これは私たちみんなのためなんだ」

社交的で気さくな彼女は、〈ジェーン〉に心地よく溶け込み、グループ内に友だちもできた。ロイスはよく冗談を言ったものだ。「じゃあ、みんな、私がこの場に彩りを添えてあげる」と、肌の色以上に自分のファッションセンスを引き合いに出した。グループ内に有色人種の女はほとんどいなかったにもかかわらず、ロイスはひるみもせず、自分がお飾りだとも思っていなかった。彼女の温かさと有能さは、すぐさまリーダーたちに受け入れられた。

ロイスのような新入りのカウンセラーは、あふれる熱意とエネルギーを抱えて〈ジェーン〉の元にやってきたが、グループの中で最も経験のある中絶提供者たちであるジェニー、ジュリア、パムは、最小限の医療的バックアップだけで社会的制裁を受けないように作業することに困難を感じていた。パムは大学院と〈ジェーン〉を両立させることができなくなって、大学院を中退した。医学について自分の知識が足りないことを気にしていたが、さらに学べるような時間はなかった。

ジェニーがミーティングに出席することはめったになくなっていたので、ジュリアとミリアムがミーティングを取り仕切った。若いカウンセラーたちはジュリアを尊敬し、アドバイスを求めた。ジュリアはいつも穏やかで親しみやすく、皆の自信を奮い立たせた。彼女は、グループの他の人たちがどのように対処しているのか心配でたまらなかった。そのストレスが歯に出てしまった。彼女は生まれて初めて虫歯になった。

しかし実際のところ、中絶の責任のほとんどはジェニーにかかっていた。他の誰かに責任を引き受けてほしくても、それは無理な話だった。彼女は誰よりも経験と技術と知識があった。彼女は他の提供者を育てようとした。「中絶を行うのは特権だと思われていた」とジェニーは振り返る。「権力を独占しているとさえ思われていた。私は決して好きでやっていたわけではないのに。ある作業日に、私は焦ってこう言った。『何てこと、今日はこれ以上教えている暇がない。まだ一五人も中絶が残っているのに、もう四時じゃないの』と。おかげで、私は知識の出し惜しみをしていると思われてしまったけど、それは違います」

冬になると、その負担が彼女にのしかかった。彼女はまだホジキン病を患っており、健康状態は悪化していた。その夏、彼女は肝炎にもかかり、そこから完全に回復していなかった。肉体的にも精神的にも彼女は疲弊しきっていた。彼女はジュリアとミリアムに、血だらけの夢を見たと打ち明けた。彼女の気短さも悪化していた。彼女は食料品店で店員相手にキレた。グループ内で彼女の爆発の標的になったのは、たいていミリアムだった。「うまくいかないことがあると、長年寄り添った夫婦のように何らかの力が働いて、ジェニーは何でもミリアムのせいにした」とジュリアは回想する。「フロントに行く道がわからなくなると、ジェニーはいつもミリアムのせいにした。作業場に着いてシリンジが見当たらなくても、ミリアムのせいにした」。ジェニーに近しい人たちは、彼女が限界に近づいていくのを見守りながら、手を焼いていた。今にも倒れそうなジェニーの姿は、どこか神話めいていた。彼女はタブーを破って神々から火を盗み、その代償を払うことになったのだ。

時には三〇件以上の中絶をこなさなければならない日もあって、作業は夜にまで及んだ。ジェニーにかかるプレッシャーは増すばかりだった。ジェニーは、現実のあるいは想像上の遅れや災難が起こるたびにアシスタントを相手にキレた。ある仕事の日、アシスタントがキッチンに行くと、ジェニーがシンクにもたれかかってむせび泣いていた。

また、あるあわただしい日、CWLU（シカゴ女性解放同盟）を通じて〈ジェーン〉に入って来たサラは、女たちをフロントからプレイスまで車で送っていた。プレイスに向かう途中、運転手は女たちから中絶費用を集めた。ジェニーはサラに、ダウンタウンで医者の予約をしているので、二重駐車ができるようにブロックの警官に目こぼし代を渡さなければならないと説明して、二〇ドルを請求した。サラは相手の気持ちも考えずにこう答えた。「警官に賄賂を渡しているなんて知らなかった。あなたの日当から差し引かれるの？」

ジェニーは爆発した。「このグループの中で、特にお金のことで、私に何か言う権利がある？　あなたはただの運転手。口出ししないで」

別の日には、妊娠一〇週目だと言っていた一〇代の少女が最後の一人になった。掻爬を始めた時、ジェニーは妊娠がもっと進行していることに気づいた。中絶は長引いた。途中で、アシスタントにも少女にも何も言わずに、疲弊しきったジェニーは部屋を出ていった。数分後、彼女は戻り、謝ることもなく、何の説明もせずに、中絶を終わらせた。アシスタントは思った。ジェニーは私たちが望むようなふるまいができなくなっている。

ついにジェニー自身にも、自分に何が起こっているのかがわかった。「私は病んでいた。体調を崩していた。休息が必要だった。色と色の区別がつかなかった。言葉の切れ目がわからなかった」。三月中旬、彼女は自ら精神科病棟に入院した。それが、休息を得る唯一の方法だと思ったからだ。

正式な発表も何もなく、中絶作業のリーダー役はジュリアに引き継がれた。しかし、ジェニーがグループからいなくなっても、その構造は変わらなかった。ジュリアは言う。「私から見ると、ジェニーはあまりにも大きな支配力を持っていたので、彼女がグループを辞めない限り、力の偏りは残っていた。私がジェニーの重荷を引き受けたのは、こう見極めたからだ。私は今、彼女の役割を果たせるし、明らかに気が触れている今の彼女は引き下がっていられる。でも、もし私が彼女と同じ立場についたとしても、何もいいことはないでしょう？　一人の人間が巨大な権力を握っているという意味で、その権力構造の下にいる人にとっても、一番上にいる人にとっても、グループのあり方は以前と変わらない」

春が深まるにつれ、グループの助産婦であるノラとロビンの関係は悪化した。ノラのところで流産を手伝ってから、ロビンはあと片づけもせずに帰ってしまった。シフトが始まろうとする時間になってから、外出先のロビンがノラに交代してほしいと電話をかけてくることもあった。ノラはこう振り返る。「彼女はすごく謝って、『かわいそうな私』という決まり文句を繰り返し、私がひどい人間なのだと思わせるようにしむけたものです」。ノラにとってとどめの一撃は、夜明け前、ある女が流産しそうだと伝えるために、次のシフトに入る予定のロビンに電話した時だった。ロビンはほとんど寝ぼけたまま電話に出て、すぐに駆けつけると言ったが、電話をはずしたまま再び眠りに落ちてしまった。最近、ロビンのやることなすことすべてにチカチカと光る文字がきらめいて見えた。「燃え尽き症候群」と。

ノラの側も、もうごめんだと見切って、自分の後任として別のカウンセラーのトレーニングを開始した。デイトン通りのアパートメントの賃貸契約は五月一日で切れるので、ノラはその日を境に辞めることにした。彼女は五月三日にコロラドに引っ越すことにした。

助産婦としてのノラの仕事は、予想以上にストレスの多いものだった。流産のために誰もアパートメントに来ない日でさえ、緊張の連続だった。個人用のポケットベルなどまだ聞いたこともなかった時代なので、彼女は二四時間家で待機していなければならなかった。四月までに、彼女は常時くたびれ果てていた。

最後の数週間は永遠に続くように思えた。ある女が流産の過程で吐いた時、感情移入してしまったノラもトイレに入ってもどした。最後に助けた女は熱が上がっていった。ノラが「病院に行きましょう」と言った時、その女は泣き出した。中絶したことを夫に秘密にするつもりだったのに、病院に行ってしまうとそれは不可能になるからだ。そこでノラも一緒に泣き出した。「あの時点で私は終わった。仕事と自分を切り分けられなくなっていたからだ」。流産の介助を始めた五カ月前、ノラは恐怖心のために流産する女たちから距離を置いていた自分に気づいていなかった。しかし、学べば学ぶほど、能力がついて安心感が増していった。そのために、恐怖心ゆえに築いていた感情の堤防が決壊してしまい、彼女は傷つきやすくなっていた。医療において、医者と患者、主体と客体を意図的に遠ざけることは、自己防衛のためでもあった。だが、〈ジェーン〉のメンバーは、自分たちを頼る人々を客観視することは、傲慢で無慈悲な扱いを生むばかりだと信じていた。彼女たちは共感とプロフェッショナリズムのはざまで感情の綱渡りをしており、ノラの場合は明らかにバランスを崩してしまっていた。

ノラが〈サービス〉をやめる準備をしているあいだ、昨年の秋に加わった新しいカウンセラーたちは、より深く関与できるようになるために準備を進めていた。春が来て、ジュリアの家で自由な時間を過ごしていた大学生のゲイルが、ジュリアのキッチンのテーブルを囲んでいたインナーサークルの人々に、アシスタントを始めたいと言った。誰も反応しなかった。彼女は数週間待ってから、インナーサークルで話し合ったのだろうと思い、依頼を繰り返した。彼女にはジュリアの友情という強い味方があった。ジュリアは、自分を訪ねてきたり、子どもたちのベビーシッターをしてくれたりする若いメンバーを訓練することに積極的だった。ジュリアは、自分が「好きな人と信頼している人を区別するのは苦手だ」と気づいていた。「それが間違っているのはわかっている。でも、人としての魅力という要素が割り込んできてしまう」。彼女はゲイルに、五月三日の水曜日からアシスタントとしての訓練を始めましょうと言った。

第22章

一九七二年五月三日水曜日、ゲイルのアシスタン見習いとしての研修一日目に、〈サービス〉はミシガン湖を見渡せるサウスショアドライブの高層アパートメントで作業をしていた。デボラは秋に出産し、一、二カ月前にグループに復帰していた。彼女はその日、運転手としてハイドパークのフロントとサウスショアドライブのアパートメントを行き来して女たちを運んでいた。その日の中絶提供者はジュリアとシンシアで、ドナとサラがアシスタントをしていた。ゲイルの友だちのリンはフロントにいて、午後には別のカウンセラーに交代する予定だった。

その日のスタッフの一人が、中絶後の女の一人ひとりにご褒美として渡すいろいろな菓子パンを買ってきた。シンシアは昼食用に豚のローストを作りながら、いっぱい働かなければならないのだから、しっかり食べなくちゃね、と考えていた。正午までに十数件の中絶が終わった。本当に久しぶりにまともな時間に帰れそうだった。シンシアは、やれやれ、子どもたちを学校に迎えに行って、夕飯までには帰宅できそうだと思った。

中絶のさなかに大量出血した女が腹部に氷を当てて予備の寝室で休んでおり、出血は収まっていた。一時三〇分を少し過ぎた頃、サラとゲイルは別の女を寝室の一つに連れて行き、中絶の準備を始めた。三番目の寝室では、シンシアがドナにアシスタントになってもらいながら流産の誘発処置を行っていた。

デボラがフロントからさらに五人の女たちを連れてやってきた。中絶が完了した女の一人は急いで帰らなければならなかったので、すぐに車を運転して戻ることにした。彼女の息子はその日に手術を受ける予定で、病院にいる夫と早く合流したかったのだ。彼女とデボラはアパートメントを出てホールを歩き、エレベーターを呼んだ。女は気分が悪そうだった。「吐きそう」と彼女は言った。

「下に降りるまで我慢できる？」

「無理みたい」

その瞬間、エレベーターのドアが開いた。そこにはトレンチコートにピカピカの靴を履いた五人の巨漢の白人男性が立っていた。まるで［刑事ドラマの］ドラッグネットから出てきた刑事のようだ、とデボラは思った。

デボラは脇に寄り、男たちはその横を通り過ぎようとした。そこでデボラによれば、「彼らは立ち止まり、文字どおり私たちに腕を回してきた。一緒にいた女はパニックになった。私もとても怖かった」

男たちは「どのアパートメントから出てきたんだ？」

「誰なんです？」デボラは言い返した。

彼らは殺人課の刑事だと名乗り、バッジを見せた。「きみたちが何者で、何をしているのかはわかっている。きみの名前は？」

デボラと一緒にいた女はわっと泣き崩れた。吐き気がしていて、息子は手術中で、夫が待っていた。刑事たちは彼女をホールの反対側に連れて行き、尋問した。

デボラは「答えなくていい。何も答えなくていいのよ」と声をかけたが、刑事たちに囲まれた女は恐怖と動揺のあまり、アパートメントの部屋番号をうっかり口走った。

デボラはアパートメントに向かって「ドアを開けないで」と叫んだが、誰にも聞こえないことはわかっていた。

一人の刑事がすぐに二人の女をエレベーターで一階まで降ろし、ロビーの長椅子に連れて行った。女はまだ泣いていた。デボラに「ごめんなさい、ごめんなさい」と繰り返した。

デボラは彼女をなぐさめた。「大丈夫よ、もう何も言わないで。大丈夫だから。心配しないで」。デボラは大きな重りがのしかかってくるのを感じた。もし逮捕されたらどうするか、どう行動するかは話し合っていたが、気力はすっかり失われていた。

一方、一一階では刑事がアパートメントのドアベルを鳴らした。シンシアはドナに、「いいわよ。ほとんど終わったから、出てちょうだい」と言った。

ドナは扉を少し開け、誰だか気づいてすぐに閉めようとしたが、刑事たちは彼女を押しのけてアパートメントの中に踏み込んできた。ドナは叫んだ。「警察！　警察よ！」

ジュリアは騒ぎを聞きつけた。刑事たちを見るなり、彼女は押しとどめようとした。「捜索令状がないんでしょう。入ってこられないはずよ」。彼女は心の中で叫んでいた。心配していたことが、今、起きている。いったい誰が子どもたちの面倒をみてくれるの？

ジュリアが刑事と口論しているあいだに、ドナはリビングルームに行き、中絶を待つ女たちにこう言った。「警察が来たけど、あなたたちは何も悪いことをしていないし、何も言わなくていい。あなたたちがしたことは何も法律に反していないのだから」

シンシアはジュリアの怒鳴り声を聞いた。用務員が来るはずだったので、なぜ用務員に捜索令状の話をしているのか一瞬わからなかった。だが、すぐに誰が外にいるのかに気づいた。彼女はベッドの上の女が服を着るのを手伝い、部屋を出た。刑事を見た時、シンシアは気絶しかけた。「大丈夫か？　きみは客か、それともメンバーか？」彼女が何も答えないので、彼は「いいから座れ」と言った。

ドナとジュリアがしきりに邪魔立てしてくるので、刑事たちは彼女たちが首謀者だろうとあたりをつけ、二人をキッチンに連れて行って手錠をかけた。内気で自信のないドナにとって、目をつけられたのはショックだった。刑事たちは「やつはどこだ？　医者はどこだ？」としつこく尋ねた。

そのうちの一人が、オーブンに何が入っているのかとドナに質問した。彼女は不機嫌そうに「豚《ピッグ》」［スラングで「ポリ公」］と答えた。もはや食事の楽しみは失われてしまった。

もう一つの寝室にいたサラとゲイルは、サラが言うところの「耳の中でとどろくような大きな音」を聞いた。ドナとジュリアが「入っちゃダメ」と叫んでいた。サラとゲイルはすぐに寝室のドアに鍵をかけ、ベッドの上の若い女に服を着せ、道具を隠した。サラは恐怖に襲われて、心臓が破裂しそうだった。三人はベッドに座って身構えていた。ドアを開けろと要求する男の声が聞こえた。やがて男はドアを蹴破り、彼女たちをリビングルームに追いやった。刑事たちは「男はどこだ？　医者はどこだ？」と言い続けた。

刑事たちは全員に名前を聞き、〈ジェーン〉のメンバーだけが答えを拒否したので警察には誰が何者なのか見分けがついた。アパートメントには五人のメンバー以外に少なくとも八人の女たちがいた。部屋を多くの人々が行き交い、刑事は女たち一人ひとりに尋問した。ゲイルは自分の人生全体が流転していくのを感じた。彼女は目の前で起こっていることから距離を置きたかったので、たまたま転がっていた『火星年代記』を手に取り、座って読み始めた。時は流れた。中絶を受けた三人の女は病院に運ばれ、診察を受けて釈放された。それ以外は全員、警察署に行くことになった。

ジュリア、ドナ、デボラの三人は、駅に向かう護送車の壁に鎖でつながれた。運転手として一日中女たちから集金していたデボラのポケットには、札束が詰まっていた。三人はそれを手分けして持つことにした。ジュリアは、その日に中絶を予定している女たちのリストを持っていて、それぞれのカウンセラーの名前も記されていた。彼女たちはその紙を細かく破り、護送車の後方の道路にばらまいた。

シンシア、ゲイル、サラはチェーンで数珠つなぎにされ、別の護送車に乗せられていた。シンシアのハンドバッグには、〈ジェーン〉に接触した女たちのための三×五インチのインデックスカードが三〇枚以上も入っていた。ゲイルは、「もし警察がこれを手に入れたら、女たちを困らせることになるかも」と言った。メンバーたちは名前、住所、電話番号の書いてある片隅をちぎって口に入れた。91番通りとコテージ・グローブ街の交差点にある警察署に着くまでに、彼女たちはカードの個人情報の書いてあった部分をすべてのみ込んでいた。昼食にポークローストを期待していた三人の腹ペコの女たちにとって、インデックスカードはあまりにもお粗末な代用品だった。

警察署でシンシア、ゲイル、サラは一室に通され、放置された。机の上に電話があったので、彼女たちは思いつく限りすべての人に電話をかけ始めた。デボラは刑事たちに一人で部屋に入れられ、壁のリングに手錠をかけられた。ジュリアとドナは一緒だったが、別の部屋でやはり壁のチェーンにつながれた。

警察がサウスショアドライブのアパートメントに踏み込んだのと同じ頃、ミリアムはフロントに到着した。その日の早朝、ジュリアはひどく落ち込んで出勤前にミリアムの家に立ち寄った。ジュリアが行ってしまうと、ミリアムは病院にいるジェニーを見舞いに行った。ジェニーは元気で、もうすぐ退院できそうだと言った。ミリアムはその知らせでジュリアを励まそうと思ったが、アパートメントに電話しても応答がなかった。彼女は少し心配になり、フロントに行った。

ミリアムが到着した時、リンは手いっぱいの状態だった。彼女がカウンセリングした女の一人で、一八歳で四人の子持ちの女が子どもを三人も連れてきて、中絶に行くあいだ、リンに預けていったのだ。リンはミリアムに、ついさっきデボラが追加の五人を連れて行ったところだから、自分の知る限り、何も問題はないと言った。ミリアムは安心し、リンに交代を予定していた人がキャンセルになったことを告げ、フロントに持ってきたスナック菓子を置いて立ち去った。

ミリアムが建物の廊下へ向かうと、二人の大男が隣のアパートメントの入り口に立って神経質そうな小男と話しているのが見えた。彼女は、この人を助けるべきだろうかとまず思い、次に、帰ったほうがいいかもしれないと思った。彼女が建物の外に出た後、刑事たちは訪ねるアパートメントを間違えたことに気づき、ミリアムが数分前に出ていったドアをノックした。ノックを聞いたリンは、ミリアムが戻ってきたのだと思った。彼女がドアを開けると、巨大な男の大きな手が見えた。

リンは二一歳になったばかりで、ブロンドの髪を長く伸ばしているのでさらに若く見えた。身長一五〇センチ少々の彼女は、大柄の刑事たちに圧倒されたが、平静を装って、女たちとその支援者でごった返すリビングルームに入り、こう告げた。「警察の方々です。何も答える必要はありません」。リン自身を含む誰もが震え上がって沈黙した。刑事たちはリンに尋ねた。「みなさん、ここで何をしているんですか」

リンは「聞いてみれば」と答え、自分は名前を明かすことを拒絶した。刑事たちは他の全員に質問を続けた。リンは繰り返した。「何も言わなくていいのよ。名前以外何も教える理由はありません。みなさんは何も悪いことはしていないのですから」。刑事たちはフロントにいた全員を警察署に連れて行き、リン一人だけを離れた部屋に入れた。

フロントとサウスショアのアパートメントから引っ張って来た少なくとも四〇名もの人々――女たち、

男たち、子どもたち――が警察署の周りに群がっていた。〈ジェーン〉の七人は、明らかに警察はこのような一群を予想していなかったのだという印象を受けた。彼らはしきりに、男はどこにいるのかと尋ねた。刑事たちは困惑し、本領を発揮できずにおり、デボラいわく「あまりに賢く、あまりに白人で、あまりに中流階級で、多くの口答えをした」〈ジェーン〉のメンバーをどう扱えばいいのかうろたえていた。何時間も何時間も待たされた――誰もが一様に空腹と退屈と恐怖にむしばまれていた。

デボラは一時間以上、一人で部屋の壁に鎖でつながれていた。誰も私がここにいることを知らない。誰もここにはやって来ないと思った。ようやく警官が彼女の鎖を解きに来て、二つのアパートメントから押収した器具や薬や何もかもを保管している部屋に連れて行った。数人いた警官のうち半袖のシャツを着た若い一人が、さりげなく彼女に尋ねた。

「前は何をしていた？」

「何の前に？」

「おいおい」

「私があなたとそんな会話をするとでも？」と言い返したが、心の中で、どうにでもなれと思った。「ええと、私は高校で英語の教師をしてたわ」。男は生物学の元教師だったので、二人は教職について数分間話をした。その後、彼はこう尋ねた。「どうして道を踏み外したんだ？」

デボラは耳を疑った。「今、何て言った？　あのね、メロドラマみたいに聞こえるかもしれないけど、あなたにお話しすることなんてありません。まだ電話もかけていないし。弁護士を呼べるはずでしょう」

デボラは弁護士である夫のマークの職場に電話をかけた。夫の同僚のダンは、マークはニューヨークへ打ち合わせに出かけたと告げた。まさにそれは、デボラがやめてほしいと言っていたことだった。「赤ちゃんはモリーに見てもらっているから、何か起こった時にすぐに迎えに行けなくなるじゃない」と言ったのに対し、マークは「ああ、何も起こらないさ」と答えていた。だが、マークは間違っていた。その何かが起こったのだ。

デボラはダンに言った。「今、どこにいると思う？」

「今日は何をしていたんだい？」

「仕事をしていた」

「逮捕されたんだ」

「そう、ご名答」

彼は説教口調で「だから言ったじゃないか……」と言いかけた。

「ねえ」と彼女は口を挟んだ。「今はやめて。私は今、警察署にいるの。モリーに電話してほしいの」

ダンはニューヨークのマークに電話した。彼はシカゴに戻れる最初の便を手配した。そして彼からモリーに電話をかけた。「少しだけ……少しだけ長めに、赤ん坊と一緒にいてくれないか？」

一方、ドナとジュリアは別の部屋で壁に手錠でつながれたままだった。ジュリアは生理中で、タンポンを切らしていた。おなかがすいて、イライラしていたし、誰もタンポンを持っていなかった。電話をかける番が回ってくると、彼女は自宅に電話をかけて、ベビーシッターに、職場にいる夫のハーブに連絡するよう頼んだ。

壁につながれていた鎖から解放されて、デボラの恐怖は和らいだ。ある時点でドナとトイレで鉢合わせした。彼女はドナに、手分けした現金をどうすべきか尋ねた。ドナは怒りに満ちた声で言った。「一つだけはっきりしているのは、やつらに渡すつもりはないということよ」。二人は紙幣を破り、トイレに流した。

シンシアとサラが電話で連絡した人の中に労働問題が専門の女の弁護士がいて、警察署に来てくれた。サラの夫はパンとバナナを持ってやってきた。シンシアの父親から電話があった。金が必要か？　大丈夫か？　やがて、彼女たちが電話を使っていることに刑事の一人が気づき、電話を取り上げた。ゲイルはこう回想する。「シンシアは延々とおしゃべりを続けていた。サラはビクビクして、すごく緊張して押し黙っていた。誰もが時々『シンシア、黙って』って言ったのだけど、そのうちに警官が来て、さすがのシンシアも口を閉じて、静かになった」

ゲイルにとって、この出来事には「何もかも、ある種、陳腐」だった。「やつらの手に落ちて、何もできない自分に気づく。そして延々と待たされる」。退屈しのぎにオフィスの机の引き出しを開けると、ほとんど空っぽの引き出しの中に、縛られた女がムチで打たれている写真が載っているSM雑誌があった。次に警官が入ってきた時、彼女はそれを見せて言った。「あんたたちは素晴らしいものを読んでいるんだね」。警官は明らかにうろたえて、ゲイルから雑誌を奪い取った。

刑事たちはフロントとサウスショアのアパートメントにいた人々への取り調べを続けた。ある時、刑事の一人が困惑した表情でリンに尋ねた。「いくら請求していたのかね？」

「何のために？」

「おいおい、値段は？」

「あの人たちに聞かなかったの？」リンは尋ねた。

「聞いたが、皆違う金額を答えた」

「ふうん」。彼女は言った。「それが払った額なんでしょう」

刑事たちは、見分けがつけられるように〈ジェーン〉の七人それぞれの写真を撮った。彼女たちは警察に、集合写真を撮ることを要求した。〈ジェーン〉の七人が、コーラスラインのように互いの首に腕を回して一列に並んでいる写真がどこかに残っているはずだ。

彼女たちがシカゴの11番通りとステイト通りの十字路にある警察本部〔一九九三年に移転〕の女子留置所に車で運ばれた時には、手入れが始まってから九時間後の真夜中になろうとしていた。彼女たちは顔写真を撮られたばかりか、指紋もとられ、記録され、夜に連れて来られた女たちと一緒に留置所に入れられた。彼女たちは疲れ、めまいがし、おびえ、ミリアムの決まり文句の一つを皮肉った。「私たちは善良で、いい仕事をしている」。ミリアムはかつて言っていた。「決して逮捕されることなんてない」

デボラは留置所の他の女たちと会話を始めた。彼女たちのほとんどは売春や麻薬、窃盗で逮捕されていた。〈ジェーン〉という名前が飛び出すと、彼女たちは聞いたことがあると言った。そのうちの一人には、〈サービス〉を利用した友だちがいた。ほとんどの売春婦は自分たちの秘密を明かさなかったが、ゲイルによれば一人だけ、「売春していて最高の瞬間の話をしてくれた」。その女は、前歯がないためにフェラチオが得意な知り合いの娼婦の話もした。おかげでリンは夜通し楽しめた。「彼女たちの経験は私たちにはわからないけど、私たちの経験も彼女たちにはわからない」とリンは思った。

七人の女たちが刑務所に移されると、もはや冗談事ではすまなくなった。彼女たちが署で受けていたような特別扱いは、ここではまったくなかった。彼女たちはただの七人の犯罪者だった。鉄の扉が音を立てて閉まった。

リンのいる監房にデボラを率いてきた女看守は言った。「仲間を連れてきてやったよ」。リンはデボラが広げた腕の中に飛び込んだ。デボラは辺りを見回した。彼女の回想によれば、その部屋は「金属の壁に長さ三メートルほどの木の板が突き出ていた。三面が金属製の壁、一面が格子の壁で、天井はすべて金網で覆われていた。床はぬれてはいなかったが、冷たい湿った風が吹き抜けて、まるで地下牢のようだった（実際は一階だった）。小さな三角形のシンクとトイレがあったが、水は飲めなかった。私たちが最初に聞いたのは、やむことのないどんどん叩く音とうめき声と悲鳴だった」。デボラは思った。何てこと、これを見て。何というところに来てしまったんだ。彼女はまだ子どもに授乳していたので、胸が張ってきて痛かった。デボラはシンクに行き、乳房を絞って母乳を流した。

ドナとジュリアは一緒の監房に入れられていた。ジュリアはこわごわ周囲を見回した。即座に彼女は、「私たちの自由がいかに薄っぺらなものか」を理解した。「急進派は、誰もが刑務所で一晩過ごしてみるべきだ。ものの見方が広がる経験だからと言う。そうかもしれないけど、恐怖のレベルは信じがたいほどだ。この社会で一人の人間が得られる保護がはぎとられ、素っ裸にされた気分だった。やつらがすべてを握っていて、それを与えるかどうかもやつらしだいだったし、食事が与えられなかったことがその証拠だ」

ゲイルとシンシアはすぐ隣の監房にいた。シンシアは「枕か、せめてコーヒーがほしかった。牢屋でもコーヒーは飲めると聞いていた。でももらえなかった。食事が出ないことに腹を立てるなんてバカみたいだけど、私たちには出なかった」。ゲイルはその夜、床に座って女たちの悲鳴を聞いていた。

サラは独房に入れられていた。両親はどう言うだろう。彼女はビクビクしていた。音がするたびに、あれは何？　私に関係ある？　いろんな疑問が頭をよぎった。水をもらえるかな？　下の法廷ではいったい何があって、どんなことをされるのだろうか？　何時に起こされるの？　朝食は出るの？　女子刑務所でも、彼女たちの主な関心事は食事だった。

早朝三時頃、女看守がデボラに牢から出ろと言った。デボラとリンは苦悩に満ちた目を見かわした。どういうこと？　デボラは廊下でみんなに叫んだ。「私は外に連れ出されようとしてるわ」

女看守はデボラとサラを弁護士用の部屋に連れて行った。そこにはデボラの夫マークとそのパートナーのダン、そしてサラの友人の弁護士が待っていた。弁護士の一人が言った。「よし、こういうことだ。今夜きみたち全員を保釈する時間はない。一度に一人ずつ手続きをするが、デボラ、きみは赤ん坊を育てているし、夫も来ている。しかも夫は弁護士だし、階下の裁判官も法律家だから、きみから始めたい。どう思う？」

デボラは「取り引きはしない。みんなから離れないわ」と答えた。

「いいかい、我々はこの裁判官を知っている。きみは、この裁判官がこれまで出した保釈金の中で最も低い金額で出られることになる。今夜そうやって出ていけば、明日の朝、他の裁判官がきみの仲間に高い保釈金を設定しようとしても、それができなくなる。今夜出ていけば、彼女たちを助けることになるんだ」

サラの友人である弁護士は、友を厳しい目で見つめた。「それだけの価値があった？　女たちはみんな、あなたのしたことを喜んでくれていると思う？　彼女たちはあなたを助けに来ると思う？」サラは独房に戻り、コートを枕にして眠ろうと努めた。彼女は、高校で「逮捕されたらどうするか」という授業をやるべきだと思った。

デボラは監房に戻ると、弁護士の計画を廊下に向かって叫んだ。仲間たちは「行って、行くべきだ、グループのために」と叫び返した。

デボラは泣き出した。「とても心が痛かった」と彼女は言う。「最悪の状況であっても、仲間がいると思うと、離れたくないものなのよ」

女看守はデボラを、酔いの回った一〇代の少女二人と一緒に狭い檻のような鉄格子のある部屋に入れた。二人はテレビを盗んで逮捕されたのだ。少女の一人は、ハイヒールを履いてめかしこんでいた。もう一人はジーンズ姿で、妊娠五カ月くらいだった。彼女の腕には、麻薬の注射針の跡や自殺未遂で切りつけた傷跡がいくつもあった。何時間にも思えるほど長いあいだ、三人の女たちは檻の中で話をしながら待ち続けた。

やがて彼女たちは、鉄のエレベーターで夜の法廷に連れて行かれた。デボラが法廷に入ると、マークとダンがささやいた。「きみは＊＊＊＊夫人、弁護士の妻だからね。赤ちゃんのいる家に帰るんだ。お行儀よくしていれば、この男は赤ちゃんが待っている家に帰してくれる」。彼女は、何年も前から知っているこの二人の男が、まるで彼女を二歳児であるかのように話しかけてくることが信じられなかった。

裁判官は「＊＊＊＊夫人、お元気ですか」と言った。

「あまり具合がよくありません。上の階に監禁されていたので、とても疲れています。警察署にも長いこといました。あなたはお元気ですか？」

「そうだね」と裁判官は言った。「夜の法廷は嫌なものです」

何て奇妙なの、とデボラは思った。まるでいとこのソフィーの結婚式で同じテーブルに座っているみたいに話しかけてくる。

「ここからすぐに出られると思いますよ。あなたはお子さんが待っている家に帰れます」。そして弁護士の予想通り、低い保釈金を告げた。

デボラが椅子に座ると、裁判官は次の事件、二人のティーンエージャーの裁判を始めた。裁判官は二人に向かって険しい声で言った。「さて、きみたちの番だが」。そこで裁判官はデボラがまだ座っていることに気づいて、再び親切な叔父の声に戻った。「＊＊＊＊夫人、あなたはもう終わりました。行っていいですよ」

背後でドアが閉まると、デボラはある種のショックを受けた。「一〇代の少女は脅して、私は解放してくれたということが、とても興味深い教訓になった。あの子は本当に小さくて、安っぽい服を着ていて、南部なまりがあった。何てこと、あの子はまだ子どもなのに、妊娠していた。あの子を助けてくれる人は誰もいなくて、私には弁護士たちがついていて、赤ん坊の母として敬ってくれた。とても恥ずかしかった。そんな扱いをする裁判官が憎かった」

その日の午後、サラが警察署からミリアムに電話をかけてきた時に、ミリアムは突然孤独を感じた。だが、そんなことをぐずぐず考えている暇はなかった。彼女は、〈ジェーン〉の金を管理している〈サービス〉のメンバーたちと、お金を集められそうだと思うすべての人に電話をかけ始めた。郊外の学校の教師の一人、エリザベスにも電話をかけた。「お金ある？」

「冷凍庫に二〇〇〇ドルある」

「今すぐ持ってきて」

ミリアムからそれだけ聞けば十分だった。エリザベスは、ミリアムがなぜそれを必要としているのか、正しく理解していた。エリザベスは、サウスショアドライブのアパートメントの賃貸契約書に自分の名前が記されていることも知っていた。その後数日間、彼女は警察が学校にやってきて逮捕されると思っていたが、それは起こらなかった。

数時間、電話をかけまくって、ミリアムはどうにか一万ドルを集められた。彼女は〈コールバックジェーン〉の当番にあたっている二人に連絡し、〈ジェーン〉にメッセージを残した女たちに電話をかけさせた。〈コールバックジェーン〉は、金をかき集められそうな人は皆ニューヨークへ行くように勧めた。他に頼れるところがない女たちには、一週間後に電話をかけてほしい、と告げた。〈コールバックジェーン〉の一人で、デボラのベビーシッターをしていたモリーは、惨めな気持ちを振り払わなければならなかった。彼女が電話をかけることを自分に強要したのは、「ただひたすらやり続けなければならないことがあったからだ。

やるべきことをやる力があった。何があろうとやり遂げた」

逮捕のニュースがメンバーからメンバーへと広まる中、グループの二名の助産婦のうちの一人、一九歳のノラは、目の前に開けていく人生にわくわくする気持ちとほっとした気持ちを抱えて、オヘア空港でデンバー行きの飛行機に乗ろうとしていた。彼女は完璧なタイミングで旅立とうとしていた。彼女は失敗することなく、自分の責任をきちんと果たした。空港で待っていると、自分の名前がアナウンスされたのに気がついた。もう一人の助産婦であるロビンからの連絡だった。手入れがあったことを知らせてきたのだ。晴れやかな気持ちは吹き飛び、ノラは、もう少しで何も知らずに旅立っていたところだったと思いながら、飛行機に乗り込んだ。


刑務所での一日の始まりは早かった。残された六人の〈ジェーン〉たちはたたき起こされ、他の女たち——全員が恋人の男絡みの理由で拘束されていた——と共に留置所に入れられた。

ジュリアが気づいたのは、「その多くが、シカゴでブタ箱に入れられた黒人の典型的な物語だった」ということだ。「ある女は、恋人と車で出かけていて、彼が信号無視をして免許証を携帯していなかったので牢にぶち込まれ、ついでに彼女もぶち込まれた」。別の女は麻薬絡みの発砲事件に巻き込まれた経験をしており、パートナーより先に身分証明書を出したほうがいいよと他の女たちに忠告していた。別の一人は安心させるようにこう言った。「刑務所に入るのも悪くないよ。三度のメシにありつけるし、街にいる時みたいに気張らなくてもいいんだから」。ゲイルは思った。刑務所のほうが外にいるよりマシだと考えている人がここにいる。彼女の人生はどんなものだろう?

26番通りとカリフォルニア街の角に立つ裁判所は、〈ジェーン〉のメンバーと支援者で埋め尽くされていた。ミリアムはかき集めた保釈金を持参した。ジュリアは夫のハーブを見て泣き出した。弁護士の予想通り、裁判官は高額の保釈金を要求し、被告人のうち四人は州外の生まれなので逃亡の危険性があると州は見ていると指摘した。ボランティアとして支援を申し出た若い黒人でフェミニストの弁護士が異議を唱えた。「それはばかげています。彼女たちには家族があり、ローンもある。どこにも行くわけがない」。デボラの夫マークは、予定通りに、デボラの保釈金が低かったことを引き合いに出す作戦を使った。保釈金は一人二五〇〇ドルになった。六人の女たちは裁判所を出て、これ以上ないほど甘美な五月の朝を迎えた。

第23章

裁判所から帰宅したミリアムは、病院にいるジェニーに電話をかけた。「どう、もう十分休んだでしょう」

ジェニーは同意した。〈サービス〉は彼女を必要としていた。ジェニーは精神科医にこう言った。

「そろそろ出たいんですけど。もう大丈夫です」

「そうだね」と医者は答えた。「来週あたりに、退院しますか？」

「いえ、今日、出たいんです」

「それって、ニュースで聞いた話とは関係ないだろうね？」

逮捕劇はメディアでも報道されていた。「シカゴ・トリビューン」紙は、「中絶で結ばれたリブ・グループ」という見出しの記事で、殺人課の刑事の言葉を引用していた。「他にもシカゴで中絶クリニックを運営している同様の女性解放運動のグループがあると我々は考えています……私は彼女たちを廃業に追い込んだとは思いません。おそらく他のどこかにまた現れるでしょう」

手入れがあったのは水曜日で、現在〈ジェーン〉が作業日にしている週三日の初日だった。その週に予定されていた五〇～六〇人のほかに、さらに二〇〇人もの女たちが予約を待っていた。〈ジェーン〉には、その一人ひとりに対して責任があった。

ミリアムは、自分も「逮捕されていたらよかった」と思った。「そのほうが、私ははるかに気が楽だっただろう。仲間と一緒にいられたはずだったのに。二五〇人もの女たちが待っていたので、彼女たちの面倒をみなければならなかった。電話をかけて、『すみません。もう〈サービス〉はやめたので、あなたの面倒をみることはできません』と言うわけにはいかなかった。女たちが中絶を受けられるように、私がやらなければならない、私がグループをまとめなければならないと思った。崩壊させるわけにはいかなかった」。望まない妊娠は、ものごとが落ち着くまで待っていてはくれなかった。時間こそが重要だった。ジェニーにとって、それは「あまりにも切実で、他のすべてに影を落としていた」

その夜、ジェニーとミリアムは緊急ミーティングを招集した。その結果、驚いたことに、数カ月間活動していなかったメンバーたちまで集まってきた。ジェニーとミリアムは、乏しい情報のうち知っている限りのことを話した。その時点の彼女たちには、答えよりも疑問のほうが多かった。〈ジェーン〉を捕まえる計画があったのか？　警察はどうやって居場所を知ったのか？　グループの中に密告者がいたのか？　誰かが尾行されていたのか？　誰の電話が盗聴されていたのか？　メンバーたちはもはや否定できなかった。自分たちは法を犯しており、その結果、刑務所行きになることがありうるのだ。ミリアムの黄金律は間違っていた

──「私たちは善良すぎる。私たちは優しすぎる。決して逮捕されることなんてない」

ミーティングの途中で、逮捕された七人の女たちがそろって到着した。彼女たちは沈黙で迎えられた。拍手する人もいなければ、駆け寄って抱きしめようとする人もいなかった。他の誰もがそれぞれに苦悩を抱えていて、彼女たちを支えることなどできなかったのだ。七人は今後の手順について皆に説明した。逮捕された女たちの一部は、〈ジェーン〉を数週間閉鎖することを主張した。彼女たちは、警察は全員を逮捕するまで、このグループの手入れを続けるだろうと考えていた。警察が押しかけてきた瞬間に人生がひっくり返っ

たような気分になったゲイルは、「ほとぼりがさめるまで、今はおとなしくしているべきだ」と言った。ジェニーは怒りを爆発させた。「でも、中絶を必要としている女たちがたくさんいるのよ。彼女たちはどうするの?」ジェニーにそう言われると、まるで絶望した女たちの列が無限に伸びていくのが目に見えるようで、ゲイルは衝撃を受けた。

七人は警察が自分たちを監視していると思っていたので、「私たちはみんなと関わらないほうがいい」と言った。

その話し合いの締めくくりとして、ジェニーはこう宣言した。「私たちは仕事を続けます。そうするつもりのない人は今すぐ帰ってほしい」

逮捕された女たち――ジュリア、ドナ、シンシア、サラ、デボラ、リン、ゲイルは立ち上がり、その場を去った。「出ていってほしいと言われたようなものだった」と、リンは感じた。「私たちは尾行される可能性があったので、みんなは私たちの前で話をしたがらなかった。私たちはハグやキスや、何らかの連帯感を示してもらえるものと期待していた。ところが私たちは、ちょうど私が初めてミーティングに来た時と同じような被害妄想的な雰囲気で迎えられたのだ」

残された〈ジェーン〉のメンバーは険しい表情でおびえていたが、やらねばならない仕事があった。ミリアムはシカゴ聖職者相談サービスのハリス・ウィルソンに連絡し、聖職者のネットワークを通じて数人の女たちに中絶を斡旋した。彼女はまた、〈ジェーン〉のことを知っているニューヨークとワシントンDCの中絶クリニックにも連絡を取った。いくつかのクリニックは即座に、「そちらの女性たちが私たちのところに来られるなら、無料で中絶してあげますよ」と言ってくれた。〈サービス〉は、中絶を待つ何百人もの女たちに電話をかけ、代替案を提示し、誰もがどこかに頼れるようにするシステムを構築した。〈ジェーン〉は女たちのカウンセリングを行い、予約を取った。

手入れのあった週に中絶を予定していた女の一人はマリアだった。予約の前夜、カウンセラーから電話がかかってきた。「手入れが入りました。DCまでの航空券を買うだけのお金を用意できますか？」と言われた。マリアはパニックになった。彼女の女友だちは、〈ジェーン〉の中絶費用として一〇〇ドルをかき集めるのがやっとだった。

妊娠が発覚した時、マリアは大学二年生だった。絆が強い黒人の大家族の長女で、教育が何より第一だとされていた。大学に通ういい子の彼女は、弟や妹たちの見本だった。彼女が成長した六〇年代、黒人社会は若い黒人の女を「良い子」か「悪い子」のどちらかに決めつけた。良い子は大学に行って教師になったり、牧師と結婚したりするが、悪い子は一五歳で子どもを産んで、さげすまれた。家族の顔に泥を塗ることは、彼女にとって耐えがたいことだった。

友人からカブリーニ・グリーン・ハウジング・プロジェクトの医者に行くよう勧められた。「あそこには悪徳医者がいるから、きっと何かしてくれるよ」と彼女は言った。カブリーニ・グリーンは悪名高かった。荒廃し、危険で、都市における貧困の最悪の側面を象徴していた。マリアは中絶を受けることを決意して医者のところに行った。医者が妊娠を確認した時、彼女はこう訴えた。「何か生理を元に戻す手はありませんか？」

「いいや、その男を捕まえて、赤ん坊を産むといいなさい。きっと喜んで誇りに思うだろう。そういうやつらが、自分の女が子どもを産むことをどう考えているか、私は承知している」

医者の元を立ち去ってから、彼女は自暴自棄になった。この子は産めない。編み針やキニーネはどうやって使うのだろう。「そんなに進んでなければ」ひまし油と下剤を飲めば生理が来ると言った人もいた。マリアが自殺を覚悟した時、友人が〈ジェーン〉の電話番号を教えてくれた。

手入れの前の週、マリアが会ったカウンセラーは、「もし私と連絡が取れなくて、病院に行くことになったら、何があったかは話していいですが、どこで起きたのかは言わないでください。あなたのからだのことなんだから、ちゃんと言ってくださいね」と心の準備をさせ、一般的な中絶後の問題について教えてくれた。

マリアは、「この人は私に正直に話してくれるので、信頼できる」と感じたと言う。「彼女は、中絶を受けることの教育的な側面をまさに強調していました。私に中絶の両側面を見せてくれ、状況を整理し、自分の決断に私が満足していられるかどうかを確認してくれたのです」

中絶を予定していた前夜の五月四日にカウンセラーから電話があり、DCに行くことを勧められたマリアは、航空券を買うお金がないと伝えた。カウンセラーはこう答えた。「手持ちの資金を航空券にあててくれれば、残りはこちらで払います。必要な航空券とクリニックへの行き方をお知らせします。彼女たちはあなたを待っています」

マリアは一人でワシントンに飛び、バスでクリニックに向かった。他の乗客も同じバス停で降りた。みんな〈ジェーン〉から送り込まれた人たちだった。中絶後、彼女たちは〈ジェーン〉が手配したジョージタウンの民家で一夜を過ごした。

一緒に過ごした女たちは、マリアが抱いていた良い子、悪い子という固定観念を打ち砕いた。既婚者もいれば独身もいたし、黒人も白人も、貧乏人もいれば中流階級もいた。ある人はマリアの母親と同じ年だった。もう一人はマリアと同年代で、マリアとまったく同じように、「これが終わったから、私は自分の人生をやり直せる」と思っていた。マリアは、「新聞で中絶に関する記事を読んだり、統計を見たりするよりも、数名の女たちと一緒にいて、『ねえ、私たちはみんな一緒だよ。私はあなたをサポートするからね』と互いに語り合うことのほうがはるかに有効だ」と気づいた。

〈ジェーン〉でのふれあいはマリアにとって、「すべてのものごとを見直すのに役立った。中絶のことを超えて、〈ジェーン〉は本当に私を救ってくれていると感じました。私は自分が両親を失望させているとは感じなくなりました。〈ジェーン〉は私が自分の将来に目をやり、恋愛や出産や避妊の重大さを理解するように、助けてくれているのだと感じたのです。それは刹那的なものではなく、本当に確かな決断をすることなんです。この決断をするのは私であって、他の誰でもないのです」

ミリアムがあちこちのクリニックへの斡旋を手配しているあいだ、ジェニーは〈サービス〉を再開させる仕事に取りかかった。ジェニーとパムはできるだけ早く中絶を開始することに同意していたが、器具、機材、薬品はすべて警察に没収されていた。それからの数日間、ジェニーは医療器具を売る店を回り、薬剤師のコネを使って薬を補充した。

手入れによって、グループは再編成を余儀なくされた。最も信頼できるアシスタントの何人かが逮捕され、もう一人のカウンセラーが研修課程に進んではいたものの、今、残されている経験豊富な提供者はパムとジェニーの二人だけだった。一つはっきりしていたことは、より多くのメンバーに、しかも迅速に、訓練を開始しなければならないということだった。また、作業日の扱い方も変えなければならなかった。彼女たちはフロントの設置をやめた。一日に二五～三〇件の中絶を行うことなど論外だった。その代わり、一度に行う中絶は五件に制限した。カウンセラーが街角など公共の場所で女たちを拾ってその日のアパートメントまで車で連れて行くか、あるいはそれぞれの家で拾って直接作業場まで連れていった。カウンセリングは中絶の直前に行うことにした。

ジェニーが予定を組んだことと、ミリアムが外部に斡旋したことで、手入れ前に連絡してきた二五〇人の女たちと、手入れ後に〈ジェーン〉に電話をかけ続けてきた女たちのほとんどに中絶を提供できた。しかし、さらに大きな問題を抱えてやってくる女たちもいた。お金がなく、通常、クリニックで掻爬や真空吸引が行われる妊娠週数を過ぎた女たちだ。妊娠二四週までの中絶が合法とされたニューヨークでも、当時、医学的により望ましいとされていた人工流産の方法——すなわち生理食塩水を羊膜内に注入するサリン法——で中絶を行っているところはほとんどなかった。もし提供していても、かなり高額に設定されていた。人工流産の誘発は、時間がかかり、合併症の可能性が高まるため、当面、〈ジェーン〉にとってはリスクが高すぎるとメンバーたちは感じていた。

その四カ月前の一月、カニューレ法を教えにシカゴに来てくれたカリフォルニアの中絶医ジョーダン・ベネットは、流産を誘発するために開発した別の技術も披露した。彼はスーパーコイルと呼ばれる大型のIUDのような器具を取り出し、それを子宮に挿入すると二四時間以内に陣痛が始まった。いったん陣痛が始まると、彼はIUDを抜去するのと同じ方法でコイルを取り除いた。陣痛とお産は正常に進んだ。彼は、バングラデシュの内戦中にレイプされた女たちにこの技術を使っていた。正式な医療行為ではないため、スーパーコイル法の有効性や安全性に関するデータはなかった。ミリアムと連絡を取り合っていたニューヨークの中絶権活動家シェリルは、ニューヨークの病院でスーパーコイルによる中絶を手配することを申し出た。ジョーダンはカリフォルニアから飛んできて、無料で実施することに同意した。

〈サービス〉のメンバーたちは、ジョーダン・ベネットとその絶え間ない自己顕示欲にうんざりしていたけれども、彼のカニューレは日常的に使用していた。メンバーは、女たちを助ける方法を考え出すのに必死だった。女たちを見捨てるよりも、スーパーコイルを使うほうがマシであるはずだった。

カウンセラーは女たちに連絡を取り、自分たちの計画していることを知らせた。その方法について説明し、きわめて実験的なものであること、〈ジェーン〉には実績がないこと、そのため起こりうる問題について確かなことは言えないことも説明した。彼女たち一人ひとりに完全に正直に話し、持てるだけの情報をすべて伝えれば、後は女自身が決断できるはずだというのがグループの考えだった。

約二〇人の女たちが、この実験的な処置のためにニューヨークへ行くことに同意した。〈サービス〉は、女たちを連れて行くためにバスを借りた。直前になってシェリルからミリアムに電話があり、ニューヨークの病院から断られたけれども、フィラデルフィアに代わりの場所が見つかったと知らせてきた。一九七一年、裁判官は制限の厳しかったペンシルベニア州［中絶の］法を破棄したが、州はその判決を不服とする控訴を行わなかった。それ以来、ペンシルベニア州では中絶の位置づけは曖昧になり、数人の医者が公然と中絶を行っていた。ミリアムは、シェリルが見つけたのは病院だと思い込んでいたので、特に確認はしなかった。しかし、病院ではなかった。それは真空吸引器による中絶を行っている医者の個人クリニックで、その医者がスーパーコイルを実演するイベントを開くことに同意したのだった。ミリアムは、すべてを考え直すには遅すぎると感じた。シェリルとジョーダンを信じるしかなかった。

手入れから一週間半後、全員が貧しく、半数以上が非白人である約二〇人の妊婦がフィラデルフィア行きのチャーターバスに乗り込んだ。ミリアムとロビンの他、〈ジェーン〉のメンバーで流産を介助している助産婦ともう一人別のカウンセラーが同行した。カウンセラーたちは旅のあいだ、女たちとテクニックの復習をした。ロビンには、「道中、みんなとても元気で熱心だった」ように思えたという。

その夜遅く、彼女たちがフィラデルフィアのクリニックに到着すると、テレビカメラが待ち構えていた。ニューヨークの活動家シェリルは、ジョーダンとこの中絶方法の両方の宣伝のためにマスコミを呼んでいたのだが、シカゴの女たちには何も伝えていなかった。シカゴから来た女たち、つまりカウンセラーたちと中絶を受けに来た女たちは、日中ずっとと夜の大半にわたってバスに揺られて来たので、公の場に出るつもりはなかった。〈ジェーン〉のカウンセラーたちは、女たち一人ひとりにこう言った。「誰もメディアに話をしなくて構わないけど、もし進んで話したい人がいるようでしたら、お気兼ねなくどうぞ」

ジョーダンはこの機会を使って、カリフォルニアから同行した婦人科医とクリニックの医者にスーパーコイル法を教えた。診察の結果、ジョーダンと医者たちは数名の女は当人が推定していたより妊娠が進行していないと判断し、彼女たちには掻爬を行った。午前零時を回っても、ジョーダンは二人の医者に教えながら、残りの女たちにスーパーコイルを挿入していた。ミリアムはジョーダンが医者たちに教えるのを見て驚いた。「ジョーダンは、女である私たちには自分に頼らせるために決して与えようとしなかった情報を、男の医者たちに現に与えていた。その違いを説明するのも、書き記すことも私にはできなかったけど、その様子を動画にでもしていたら、関わり方がまるで違うことが見て取れただろう」

ジョーダンについて本を書いている北欧系のカップルも、同行していた。二人はジョーダンをおだて、妊婦たちを相手に彼の美点をほめちぎった。〈ジェーン〉のカウンセラーたちは、二人の態度はとんでもないと思ったし、ジョーダンに注目が集まっていることも許しがたかった。注目されるべきはシカゴからはるばるやって来た妊娠している女たちだった。

午前二時か三時、コイルを挿入された女たちは休むために民家に移動した。翌朝、彼女たちがクリニックに戻ると、デモが始まっていた。スーパーコイルを用いた中絶が行われていることを聞きつけた中絶の権利を訴える団体が抗議のためにやって来て、クリニックの閉鎖を求めていた。人々は、何も知らない女たちが実験台にされていると信じ込んでいたのだ。警察沙汰にするぞという脅迫電話が鳴りやまなかった。ニューヨークの活動家のシェリルはますます焦りを募らせながらデモ隊に話をしようと努めていたが、一方ではジョーダンを支持するカップルが彼をほめちぎっていた。クリニックの外で起こっていることと、中で起こっていることに挟まれて、ミリアムにはその光景全体が、「サルバドール・ダリの絵のように不条理に感じられた」

デモ隊は地方検事を呼ぶと脅した。彼らはクリニックのドアをどんどんと叩いた。シカゴの女たち、クリニックのスタッフ、医者たち、そしてジョーダン一行はクリニックの中に閉じこもり、ドアをバリケードでふさぎ、もはや外に出ようとはしなかった。〈ジェーン〉のカウンセラーたちは、抗議活動に対するシカゴの女たちの反応を心配していたが、どの女も「あの人たちを中に入れないのなら、私は大丈夫です。私のことは心配しないで」と言った。女たちは皆、自分をチームの一員と見ていた。ロビンは、「彼女たちは、自分がしていることへの参加意識と選択意識がとても強い」と感銘を受けた。中絶を受けるためにはるばるシカゴからやってきた女たちは、ひどく憤慨していた。フィラデルフィアが彼女たちの唯一の希望だったからだ。外にいる人々はいったい何者で、なぜ邪魔立てをするの？　彼女たちは助けを求めてはいなかった。

事態をさらにややこしいことにしたのは、ジョーダンが失敗したことだった。数人の女の流産が完了しなかった。全員の妊娠を終わらせてシカゴに送り届けなければならないというプレッシャーは、時間を追うごとに高まっていった。デモ隊は容赦なかった。今にも警察がやってくるかもしれなかった。誰かがバスのタイヤの空気を抜いた。緊張が高まっていった。クリニックは包囲された。ジョーダンは陣痛促進剤を用い、何度か遅めの掻爬も行った。せっかく好意的に始まったイベントのすべてが悪夢と化した。女の一人はフィラデルフィアで入院し、子宮摘出手術を受けることになった。もう一人は流産によって腰痛が悪化し、飛行機でシカゴに戻らなければならなくなった。それ以外の女たちは、無言のままバスに乗ってシカゴに帰った。

〈サービス〉にとって、フィラデルフィアの話はそれで終わりにはならなかった。女たちの一人が搬送されたフィラデルフィアの病院がCDC（Center for Disease Control 疾病対策センター）に連絡した。CDCはフィラデルフィアで行われたスーパーコイル中絶の調査を開始した。コイルに関する研究データがなかったため、どのような人に問題が生じ、それはなぜなのかを調べようとしたのだ。翌週、CDCの研究者たちは、フィラデルフィアに行った女たちにシカゴで中絶後の検診を受けさせるように〈ジェーン〉を介して手配した。二人を除く全員が事後検診のためにクック・カウンティ病院へ行った。ミリアムも同行した。CDCは合併症率が異常に高い（六〇％の女性に軽症または重症の何らかの合併症があった）と判断したが、「産科婦人科ジャーナル」誌に掲載された報告では、方法そのもの以外の要因、すなわちその場の雰囲気や摘発の恐れなども高合併症率につながった可能性が高いと指摘されている。ジョーダンは結局、フィラデルフィアで違法な中絶を行った罪――と、無免許で医療行為を行った罪――で起訴された。ジョーダンは裁判にかけられ、二つの訴因で有罪判決を受け、五〇〇ドルの罰金を科された。

その一年後、「フィラデルフィア物語　女性に対するもう一つの実験」（The Philadelphia Story: Another Experiment on Women）と題された文書が全米各地の女性の会議で広められた。ジョーダンは詐欺師であり、〈ジェーン〉は彼のカモであり、中絶を求める人々は無知で貧しい有色人種の女たちであり、何の知識も同意もなく実験されたモルモットだったと描かれたのである。

この文書を執筆した人々は、執筆の前に〈ジェーン〉のカウンセラーやフィラデルフィアまで中絶を受けに行った女たちに接触していなかった。〈ジェーン〉のメンバーがこの文書の存在を知ったのは、メンバーたちが参加したいくつかの会議でこの文書が配布されていたためだ。彼女たちはがくぜんとした。フィラデルフィアで中絶を受けた女たちは、そうでなくてもクリニックのデモ隊に憤慨していた。この文書に描かれた自分たちの姿を知って、彼女たちはますます激怒した。貧しい有色人種の女だからといって無知な犠牲者だと決めつけるのは、人種差別の臭いがした。ここでまたしても、女たちに何の助けも与えようとしなかった人々が、女たちを助けた人々を攻撃することが繰り返されていた。スーパーコイルを使った中絶を受けたシカゴの女たちのうち、二人がフィラデルフィアまで出向いて、ジョーダンの裁判で彼を弁護する証言をした。他の一人は〈サービス〉のメンバーになり、何人かは〈ジェーン〉に親戚を送り込んできた。

「フィラデルフィア物語」は、フェミニストのメディアに一連の告発と反論を巻き起こした。〈ジェーン〉は、セルフヘルプを教えようとシカゴにやってきたカリフォルニアの女たちが新聞の背後にいて、宿敵でありかつての盟友であったジョーダンを攻撃しているのではないかと疑った。[*1]だが、この議論はさらに大きな問題も提起した。一九七二年五月の彼女たちがまさにそうであったように、れっきとした医療行為へのアクセスを禁じられている人々にとって、実験とインフォームド・コンセントはいったい何を意味するのか？そしていったい誰がそれを判断できるのか？

＊1　「フィラデルフィア物語」については、ルゼック『女の健康運動』*The Women's Health Movement*（日本語版は未刊）を参照。

第24章

ジェニーから警察の手入れのことを知らされた時、ニックは「自分も捕まると思って、腕の毛が逆立った。名前が挙げられ、大陪審が開かれる。ぼくにとっても、やっかいなことになるだろうと思った」。ところが、ジェニーから仕事に戻ったと聞いて、彼は衝撃を受けた。「密かに続けるのも一つの手だが……やめるべき時が来ても……グループが散り散りにならなかったことに、ただただ驚いた。彼女たちはラスコーリニコフ［ドストエフスキーの小説『罪と罰』の主人公］のようだった。法律などまったく気にしていなかった」

ニックは〈サービス〉と密接に関わった二年間が終わっても、自分を犯罪者のように考えていたが、〈ジェーン〉の女たちは自分たちを犯罪者だとは思っていなかった。中絶の提供は「天職」だと彼女たちは信じていた。それに、逮捕された女たちにとって、ニックは問題ではなかった。彼は目的を果たし、もはやいなくなった人だ。ニックを当局に「引き渡す」ということを、彼女たちは思いつきもしなかった。

逮捕された七人の女たちは、それ以上のことを考えていた。内気な赤毛のドナは、ノラの仕事だった人工流産の介助を引き継ぐつもりで、そのためのアパートメントを借りていた。今や仕事はなくなったが、住むところだけが残された。逮捕当日がアシスタント見習いの初日だったシカゴ大学の学生ゲイルは、保釈中の刑事事件が大学での自分の立場に悪影響を及ぼすことを心配していた。春学期末、恋人がシカゴからオレゴンへ移転することになったので、彼女は一緒に行くことにした。結婚生活が何年間も悪化していたシンシアは、逮捕後すぐに離婚を申し立てた。サラと彼女の夫は養子を迎えるのを待っていた。手入れの一週間後、養子縁組の業者から女の赤ん坊に関する連絡が入った。サラと夫はどうすべきか悩んだ。サラの将来は不確かだった――何年も刑務所で過ごすかもしれなかった――ので二人は養子縁組を断った。一方、ジュリアにとって、法的な空白期間は仕事のプレッシャーから解放される期間になった。〈サービス〉は彼女の人生を支配し、家庭生活にも支障をきたしていた。ジュリアの家で過ごしたゲイルは、「おかしなことに、彼女が信じられないほど自由な時間を持てたのは、もはや週六〇時間も働く必要がなかったからだ」と気がついた。「ジュリアは子どもたちと過ごしていて、裁判に関する緊張を別にすれば、以前よりずっとリラックスしていた」

七人はすぐにも団結しなければと思っていたが、結束すべき理由はほとんどなかった。ゲイルとリンは学生時代の友人同士で、〈サービス〉に一緒に参加した。デボラは二人が入った時に産休中だったので、二人のことをほとんど知らなかった。デボラとジュリアは親しかった。ドナ、リン、ゲイルはジュリアの子分で、彼女を尊敬していた。一方シンシアは、ジュリアが〈サービス〉内で権力を握り、自分が排除されることにいつも憤慨していたし、彼女の憤りは手に取るようにわかった。

サラの両親もあつれきの元だった。両親は娘の逮捕後すぐにシカゴへ飛んできて、七人の打ち合わせにもやってきた。ドナは、サラの母親が「あらいざらい保守的な持論を投げつけてきた」のを覚えている。ジュリアは、サラの両親が彼女を支援するのはいいことだと思ったが、親たちの態度には腹を立てていた。「私たちはあなたに他の弁護士をつけたいのよ。あなただって、こんな人たちと一緒に牢屋にぶち込まれたくはないでしょう。あなたにひどいことをしたこんな人たちと」と、あたかも無垢なサラが他の女たちに感化されたかのように言うのだ。サラは両親に引っ込んでいてと言うべきだと、ジュリアは思った。

自分たちが取るべきアプローチについて七人の意見は分かれた。ドナの目には明らかに、「何人かは記者と話すのも、何をするのも嫌がって、放っておいてほしいと願っていた。私は報道陣と話してもいいと思ったけど、私たちは仲間だったから、グループの意向に反することはしなかった」

ミリアムも、緊張をもたらす一因だった。逮捕された女たちは結束しなければならないと感じていたのに、ミリアムは七人の打ち合わせに顔を出し続けた。しかし、七人はあくまでも七人だった。七人は自分たちの未来に直接影響する決断をしなければならないが、ミリアムはそうではなかった。中でもシンシアは、ミリアムが自分たちのグループに入り込んでくることに腹を立てていた。シンシアは、自分がインナーサークルからずっと排除されていたのは、ミリアムが自分のことを嫌っているためだとずっと考えていた。ミリアムはシンシアを自分のグループから締め出してきたのだから、今、シンシアはミリアムをこのグループから締め出そうと決意していた。

七人は、すべての主要な問題についてはコンセンサスを得ることに同意した。どの程度まで公にすべきか、自分たちの逮捕を活用して人々に中絶に関する啓もう活動をするのか、この件で裁判を起こすのかどうかを議論した。ゲイルの見立てによれば、「サラは絶対に人に知られたくないと思っていたので、おそらく全員を注意深く監視していた」

CWLU（シカゴ女性解放同盟）は「アボーション・セブン弁護基金」「CWLUが逮捕されたジェーンの七人のメンバーを擁護するために立ち上げ弁護費用の基金も募ったグループ」を設立し、これがまた争いの元になった。この基金について意見の相違があった。ゲイルがオレゴンからシカゴに来るための旅費を払うべきか？ 警察署や刑務所、保釈審問に来た弁護士たちへの贈り物に金を使うべきか？ これらはコンセンサスを得る必要のないささいな問題であったにもかかわらず、シンシアは、ジュリアとデボラが、時には弁護基金の小切手の連帯保証人であるミリアムとも相談しながら、彼女たちだけで決めていると腹を立てた。〈サービス〉についてもそうだったように、シンシアが異議を唱えたのは決定された内容そのものではなく、その決定方法だった。

弁護士を雇うことになった時、彼女たちはデボラの夫のアドバイスを受けた。「できる限り最高の刑事専門の弁護士を探して、自分たちの大義を振りかざそうとするのはやめなさい」。彼女たちは、政治的な事件を取り扱うシカゴで最も尊敬されている刑事専門の弁護士に面会予約を入れた。

毎日毎日、カットオフのジーンズとTシャツに身を包んだ彼女たちは、重厚な木製《マホガニー》の壁の弁護士事務所に通い詰めた。弁護士のほとんどは男で、彼女たちのことを女の子と呼び続けた。彼らは低俗でずる賢く、彼女たちがなぜ中絶を提供したのか誰一人として理解していなかった。警察と同じように、弁護士たちも男の医者の居所を知りたがった。女たちが単独で行動することなど考えられなかったのだ。リンはある弁護士のことをこう回想している。「私たちは大義にされ、彼は目の前で血を流して倒れている私たちのために闘おうとしていたんです。でも私たちは皆、そんな図式から抜け出して、同じことを考えていたんです。大義なんかにされたくない。私たちは解放されたいだけなのだ、と」

そして七人はバーバラと面談した。彼女はシカゴでもトップクラスの刑事専門の弁護士で、ジェニーがかつて相談したことのあった人物だった。彼女は他の急進派を弁護した経験があり、その立場は明確だった。「みなさんの誰一人も刑務所に入る理由などありません。私の仕事は、中絶の問題と闘うことではなく、みなさんを刑務所に入れないことです。

七人がバーバラを選んだのは、彼女が率直で、女であり、どの弁護士よりもグループの動機を少しはわかってくれたからである。特にデボラは、「彼女のまごうことなきパワーに完全にノックアウトされた」。「彼女が裁判所に行く時の格好は決して忘れられない。カナリアイエローのパンツにカナリアイエローのノースリーブのセーターを着て、カナリアイエローのエナメル加工した革のブリーフケースを持っていた。腕を上下させるたびに大きな銀のブレスレットをガチャガチャ鳴らし、特大のイヤリングもつけていた。髪も化粧も完璧で並外れていたし、鋼鉄のわなのような心の持ち主だった。彼女があのような格好で法廷に立ち、ゲームに参加して、勝利するというのが気に入った」

〈ジェーン〉のメンバーには、全米で中絶に関して起きている出来事に関心を持っていた人はほとんどいなかった。バーバラから話して聞かされるまで、彼女たちは連邦最高裁でロー対ウェイド裁判が係争中であることを知らなかった。この裁判は、もともと中絶を受けられなかった女性ジェーン・ローの代理人によって起こされたもので、中絶を禁止するテキサス州法の合憲性が争われていた。この訴訟は一九七〇年にテキサス州連邦地裁に提訴された。三人の裁判官で構成された連邦地裁は、テキサス州法は不明瞭で違憲であると認めたが、法律の執行差し止めの請求は棄却した。執行差し止め命令が出なかったことを不服として、ジェーン・ローの弁護士は最高裁に上告した。この訴訟の判決は、全米の中絶法に影響を与える可能性があった。一九七一年一二月の口頭弁論以来、最高裁は審議を続けていた。バーバラは、裁判所が中絶を合法化する可能性は十分にあり、それは彼女たちの裁判に好影響を与えるだろうと伝えた。

七人の女たちは、一緒に過ごすことで親密感が高まることを願って、ウィスコンシン州ドア郡にある友人の農場へ週末の息抜きに出かけることにした。リンに言わせれば、それは「グループ活動で二度目の大失敗」だった（一度目は大学時代のラップ・グループだ）。「私たちは何も話すことがなかった。滑稽だった。私たちの多くは、互いへの敬意が足りず、聞く耳を持たなかった。サラは基本的にすべてを消し去りたがっていた。彼女はグループの中でヒッピーのようなゲイル、ドナ、そして私を軽蔑していた」

彼女たちの誰一人も、攻撃することなく人と向き合うすべを知らなかった。サラは、自分たちの「主張を通す唯一の方法は誰かを傷つけることだったので、かなり不快なことが起きた」のだと気がついた。既婚だが子どものいないサラは、三人の子持ちの女と若い独身女三人の板挟みになっているように感じていた。彼女の視点は他の女たちよりも保守的だった。

デボラは、全員が「神経質でおびえていた」と記憶している。「シンシアとジュリアは派手なけんかを繰り広げた。奇妙な小グループだったけれど、そんな中でも〈サービス〉と同じように、私たちはやるべきことはやった」。彼女たちの個人的な問題はさておき、法廷における弁護が目下の課題だった。

逮捕は、ニックから受け継いだ〈ジェーン〉の問題を浮き彫りにした。彼は自分を特定できる人間をできるだけ減らしたかったので、より多くのメンバーを訓練することに抵抗したものだった。ニックが〈ジェーン〉で働かなくなった後も、グループ全体で決めるのではなく、提供者たちは自分が訓練したい相手を選んでいた。誰かを気に入ることと、その人を信頼することの違いは常に曖昧だった。〈ジェーン〉のメンバーは、中絶を行うための訓練を受けることは一種の昇進だとみなしていたが、中絶提供者になることと、グループ内で権力を持つことは同義ではなかった。訓練を受けたある提供者には何の権限もなく、一方で中絶の提供は苦手なミリアムが大きな権力と支配力を握っていた。

訓練された人材の不足を招き、手入れで状況がさらに悪化したために、この選考方法は放棄せざるを得なくなった。リーダーの一人が「準備ができた」と思うまで待つのではなく、すべてのカウンセラーにアシスタントの訓練を受けるように勧めることにした。全員が訓練を受けたわけではない。時間がない人もいれば、興味がない人もいた。その上、現役のカウンセラーは、今やわずか一五人しかいなかった。グループの三分の一にあたる約一〇人のカウンセラーが、手入れ後に辞めた。逮捕によって、ニックの正体やデロレスの死が判明した時のように、これ以上のリスクを無視できず、受け入れられない人々が去っていったのだ。その年の冬に入って来た若い黒人女のロイスによれば、「残った女たちは真剣だった。そうでない人たちは、その問題の周辺には寄り付かなかった。現実にのみ込まれてしまうからだ」

次の一カ月のうちに、グループは手入れの背景を知った。新聞によると、警察は義理の妹が中絶を予定していた女からの苦情で動いたという。彼女がフロントの住所を伝え、警察は運転手のデボラを追ってサウスショアドライブのアパートメントまで行った。〈ジェーン〉を捕まえるという壮大な計画はなかった。セブンの弁護士であるバーバラは、この手入れは偶然の産物だったと結論づけた。彼女の情報筋によると、もしあの日、ある上層部の人々が勤務していたら、あのような手入れは起こらなかったはずだった。

警察が〈ジェーン〉を閉鎖するつもりがないことがわかると、メンバーの被害妄想は消えた。一カ月半もたたないうちに、彼女たちはフロントを使い、カウンセラーの自宅で事前に支援者もまじえて女たちのカウンセリングを行うという、以前の運営方法を再開した。しかし、手入れの背景がわかっても、カウンセラー、アシスタント、中絶提供者から成る働きすぎの最少人員のメンバーたちのストレスが軽減されるわけではなかった。

逮捕から二カ月もたたないうちに、シンシアは〈サービス〉に復帰した。彼女は「手入れがトラウマになっていた。それは両親との関係のように、言われたら何かをするといった感覚だった。もし私が自分を生きていきたいと思うなら、シカゴ警察に指図されるのは嫌だと思った。だから戻った」のだという。当初、リーダーたちはシンシアの復帰に対して慎重になり、尾行されていないかと心配したが、ほどなく彼女は仕事に戻り、中絶を行った。

〈サービス〉は人手不足だけでなく、フロントやプレイスに使える場所も不足していた。手入れは偶然だとわかったが、ハイドパーク以外の地域で活動したほうが安全だとグループは考えた。〈ジェーン〉では数少ない四〇歳を超えるメンバーの一人であるサリーは、夫と一〇代の子ども四人と共に、市の西にあたる郊外のオークパークで、フランク・ロイド・ライト［近代建築の巨匠の一人］が設計した家で暮らしていた。彼女は夫に、この家を〈サービス〉のフロントに使ってもいいかと尋ねた。彼は「とんでもない、私はすでにもめ事を抱えている。もし何かあったら、私にとって致命的なことになる」と言った。

彼は地元の「開かれた住宅委員会」の委員長として地域を開発しようとしており、彼を敵視する人々がいた。サリーや彼女の夫が電話に出ると、匿名で「家に火をつけてやろうか」などと言われたことが何度もあったため、電話帳に載せない番号を使うことにした。サリーは夫の拒否について数時間考えた末に、私が彼の仕事のためにリスクを負うことは良しとされるのに、彼が私の仕事のためにリスクを負ってくれないのはなぜだろうと考えた。サリーは夫のところへ戻り、こう言った。「とにかく、この家をフロントとして使わせてもらうから、いいわね」。彼はしぶしぶ同意した。

〈ジェーン〉の残党にとって、その夏は灰色で重苦しい季節になった。中絶のアシスタントを始めたカウンセラーたちは、絶え間ない訓練によって、この医療処置への当初の恐怖を乗り越えた。一一月に加わった若手の一人、モリーは、その夏は仕事ばかりしていたように感じていた。「本当にくたくただった。あの期間中、心が安らぐことがなかった。ちゃんと休みを取れた記憶がありません」

酷暑だったその夏、過重労働以上の大問題に直面したカウンセラーもいた。ある夏の夜、ロイスは四人の若者に路上で襲われ、一晩中、地下室に監禁されて何度もレイプされた。朝になると、彼女は路上に放り出された。ロイスは家に電話してから、警察に通報した。幸いにも、捜査を担当した刑事は彼女を信用してくれた。彼女の夫は通りを探し回った。夫は四人の若者の身元を突き止めただけでなく、驚くべきことも発見した。この四人の若者たちは、他にも多くの女たちをレイプしていたのだ。警察に通報したのはロイスだけだった。

刑事たちは若い男たちを摘発し、ロイスは並び立つ男たちの顔を認知した。裁判のあいだじゅう、法廷はフェミニストで埋め尽くされていた。彼女たちの顔ぶれを見て、ロイスは必要としていた力を取り戻した。弁護側の戦略は、ロイスが売春婦であることを証明しようとするものだった。ロイスは、厳しい反対尋問を受けるレイプ被害者の感情的な悲しみと闘わなければならなかっただけでなく、引き裂かれるような思いもした。若い黒人女の彼女は、若い黒人の男たちを残忍な刑務所に送り込もうとしていた。そんな彼女を支えたのは、夫が暴露した事実だった。彼らは以前にも女たちをレイプしたことがあり、また同じことをする可能性があった。彼らが収監されれば、別の黒人の女が悪夢から救われることになる。四人の若者は有罪となり、実刑判決を受けた。

〈ジェーン〉の七人の予備審問は八月に行われた。警察が手入れを行った時、中絶を受けたばかりだった三人の女たちはすでに供述していた。その後、二人は証言を撤回した。審問では、労働者階級の白人女の一人が何も覚えていないと証言した。もう一人は、ゲイルがカウンセリングしたことのある黒人の大学生だったが、何も語ろうとせず、敵対的証人として扱われた。審問の後、彼女はゲイルにこう言った。「警官たちが言いくるめようとしてきやがった。あんたを密告しようなんて思わなかった」。〈ジェーン〉が提供したものは必要だったサービスで、とても素晴らしかったと、彼女は付け加えた。

三人目は、生活保護を受けて暮らす一〇代で四人の子持ちの母親で、あの日は三人の子どもを連れてフロントに来た。彼女が誘発を受け人工流産をしたのは審問のはるか前だった。彼女は法廷ですべてを話したが、特定できたのは二人だけだった。彼女は振り返ってゲイルを指差し、「あそこに座ってるあの人」と言った。ゲイルは、「生活保護を受けている四児の母親が、私たちに不利な証言をするだなんて、なんだか気が滅入る」と思ったと言う。ドナは、「彼女はプレッシャーを山ほど抱えていて、不利になるようなことがたくさんあったから、かわいそうだ」と感じた。

ジュリアはその女の証言に激怒した。「あの日中絶できなかったことを恨めしく思っていた人ならともかく、彼女はそうじゃないのに」。〈ジェーン〉のメンバーたちは、〈サービス〉のメンバーが女たちに対して責任を持っているように、〈サービス〉を訪れた女たちにもグループを守る責任があると考えていた。弁護士のバーバラは、警察は誰かに証言させるためにはどんな手でも使うと七人に説明した。おそらくこの場合、警察はあの女の子どもたちにおもちゃか何かを渡して、自分の証言が重要だと思い込ませたのだ。ジュリアは「それでも、かわいそうとは思わなかった。実際、むしろ腹が立っている」と言った。

予備審問の中で、〈ジェーン〉の七人の女たちがとりわけ面食らった場面があった。検事は中絶について話すのが恥ずかしいようだった。「この中に、中絶を行った人がいますか?」と直接聞くのではなく、「この中に、膣のあたりを触った人がいますか?」と聞いたのだ。〈ジェーン〉の七人のメンバーのあいだで、それはジョークになった。あれっていったい何を意味するの?

予備審問は終了し、九月に大陪審が開かれることになった。バーバラは、最高裁がロー対ウェイド裁判の第二回口頭弁論を行おうとしており、その後まもなく判決が下されることを知っていたため、可能な限り起訴を遅らせる戦術を取っていた。もし裁判所が中絶を合法化すれば、七人の女たちは裁判を受ける必要がなくなる可能性があった。

〈サービス〉は、八月にまた新たな危機を迎えた。ジェニーは再び崖っぷちに立たされていた。提供者の中で最も有能で経験豊富なジェニーは、今やすべての中絶が自分にかかっているかのように感じていた。他の提供者たち――パム、シャーロット、シンシア――は、単独では責任を負えないとジェニーは感じていたし、誰もそこまで訓練を積んでいなかった。

蒸し暑い八月のある日、シカゴのすぐ北のエバンストンにある快適な郊外の一軒家で、〈サービス〉が行われていた。三一人の女たちが中絶を受けにやってきており、スタッフたちは夜が明けるまで終わらないだろうと思っていた。終盤で、ジェニーはベッドに乗ったとたんヒステリーを起こした若い女を担当した。彼女にスペキュラムを挿入するのはほぼ不可能だった。ジェニーは立ち止まって彼女に話しかけた。このような騒ぎを起こすのは彼女が初めてではなかった。このような反応はたいてい、その女が中絶を望んでおらず、からだが中絶を拒否していることを意味していた。その時、彼女のそばにいた人はきっとこう言うだろう。「あなたのからだが、中絶をしたくないと言っているんだね。いったん家に帰ってもう少し考えたほうがいいですよ。このままじゃ、今はできないからね」

ジェニーもベッドの上で半狂乱になっている女にそう言ったが、彼女は抗議した。中絶はしなければならないのだと。ただ彼女は痛みへの耐性が極端に弱かったのだ。彼女はジェニーに続けてほしいと頼み、ジェニーはそれを受け入れた。中絶は果てしなく続き、ジェニーは数分ごとに中断して、彼女を落ち着かせた。アシスタントは楽になるように、一緒に呼吸を合わせることでなだめようとした。すべてが終わった時、ジェニーは憔悴しきっていた。

その日の最後の中絶は、妊娠八週目だと言っていた一〇代の女だった。ジェニーが診察すると、彼女は妊娠四カ月に入っていた。ジェニーは流産を誘発すると説明した。それしかできなかった。ジェニーは祈った。お願いです、これを乗り越えさせてください。それが自分にできる最後の中絶だと彼女にはわかっていた。「もう苦しみを見るのは耐えられなかった」と彼女は言う。「その月の危ういタイミングでセックスされたために妊娠してしまった女たちが、無限に列をなしていた。もうたくさんだった。あれ以上続けられなかった」

ジェニーはジュリアのところへ行き、戻ってきてくれるよう懇願した。「もう耐えられない。これ以上耐えられないの。あなたにお願いするのは、とんでもない犠牲を払わせることだとわかっているけれど、私はできる限りの犠牲を払ったわ。肉体的にも精神的にも、私は完全に打ちのめされてしまった」。ジュリアは〈ジェーン〉に復帰することに同意した。

ジェニーが入院した春先とは対照的に、今回はジェニーのほうからジュリアにじかに権限と権力を移譲した。ジェニーがジュリアに、中絶提供者のリーダーになることを期待しているのは明らかだった。ジュリアは「この要求は断れない」と感じた。「ジェニーの話し方は、まるで身の破滅に瀕しているようだった。彼女があなたでも言ってくれなかったら、私は戻らなかったでしょう。心が沈んだ？　ええ。選ばれたという実感があった？　ええ。そうしなきゃいけないと思った。〈サービス〉が終わったという実感はなかった。連中に負けたくないという気持ちがあった。逮捕されたっていいじゃない。くそったれ」。再逮捕の心配はしていなかった。弁護士のバーバラは、「あなたたちは今、最高裁判例の最先端にいるから、おそらくあなたたちの思い通りになるわ」と保証していた。ジュリアは誰かが刑務所に入ることになるとは一度も思ったことがなかった。彼女たちはあまりにも白く、あまりにも中流階級で、刑務所に入るような女たちではなかった。

ジュリアは夫のハーブと話し合った。ハーブは、たとえ自分が反対だったとしても、それはジュリアが決めることだと思った。彼は、〈ジェーン〉がやっていることは「人類にとっていいことであり、人々が必要としているサービスを提供しているのだ」とずっと信じていた。彼はジュリアが〈サービス〉に復帰するのはクレイジーなことだと思ったが、彼も妻が刑務所に入ることになるとは信じていなかった。「彼女がしたのは刑務所行きに値するようなことじゃない」と彼は言う。「彼女がしたのはいい中絶だけだ」

ジュリアが復帰すると、ドナとリンも戻ってきた。彼女たちが復帰した理由の一つは、恩師であるジュリアをサポートするためだった。ドナにはもう一つの関心事があった。ジュリアは彼女に中絶方法を教えようとしてくれていた。ドナにとって、キュレットや鉗子を使うことは劇的な変化ではなかった。「中絶提供者のアシスタントから中絶をする側に移っていくという、流動的な変化だった。一段ずつ進めていって、気づいたら全部知っていた」

リンが戻ったのは、ジュリアをサポートするためでもあり、アシスタントの技術を学ぶためでもあった。彼女にとって警察の手入れは、自分が成長した瞬間だった。行動には結果を伴うことを彼女は学んだ。それは一年前にグループに参加した時には考えもしなかったことだった。「今回、私は本当に選んだんだ。自分のしていることがわかっていたし、自分がこれをやるのはすごく大事で、自分にとって正しいことだとわかったからなんだよね」

ゲイルは恋人とオレゴンに引っ越した。サラは二度と戻って来ようとは思わなかった。「誰も私を招いてくれなかった。自分の人生を二度もリスクにさらすことはないでしょう?」サラは逮捕された他の女たちとの断絶を感じていた。リンに言わせると、「いつも私たち六人とサラだった」。デボラは、〈サービス〉がもはや自分の知っているグループとは違うと感じていた。この二年間で、彼女は教師の仕事をクビになり、〈サービス〉で働き、出産し、逮捕された。そのすべてを整理するために、彼女には休暇が必要だった。〈ジェーン〉の元には戻らないつもりだった。

第25章

夏から秋にかけて〈ジェーン〉に参加しようとやって来る女たちは続き、一九七二年末には〈ジェーン〉のメンバーは通常の三〇人強に戻っていた。五月の警察の手入れ以来、新メンバーは半年もしないうちに中絶に立ち会い、中絶の技術を学べるようになった。新メンバーはカウンセラーの訓練を終えるとすぐに、中絶のアシスタントを始めることを勧められた。いったん中絶に立ち会えば、秘密は何もなかった。便宜上、知識を持つことによる力関係はより平等なものになった。アシスタントの仕事はかなり簡単に覚えられるので、訓練を終えた人材が増えていった。しかし、中絶を行えるようになるにはさらに数カ月間の訓練が必要で、技術を完璧に習得したメンバーはまだ四人しかいなかった。それでも、グループ全体でのパワーバランスは、ハイドパークの主婦たちからグループの意志決定プロセスをオープンにしようと決意した若い独身女たちへとシフトしていった。

ミリアムは九月、〈コールバックジェーン〉のモリーとケイトに、〈ビッグジェーン〉を引き継いでもらいたいと頼んだ。〈ビッグジェーン〉はグループを統括する管理係で、グループ内では単に〈ジェーン〉と呼ばれていた。〈ジェーン〉は二四時間態勢で待機することになっており、過去一年半、このポジションは二名のメンバーが二週間ずつ交代で担当していた。

モリーとケイトの最初の仕事はルールを決めることだった。二人は規則正しい業務時間を決めた。午後の三時から五時のあいだと夜の八時以降は、緊急時を除いて二人とも対応しないことにした。二人はシカゴ・トリビューンの市内地図を買い、そこに各カウンセラーの住まいを書き込んだ。

九月までに、CWLU（シカゴ女性解放同盟）に寄せられる電話の三分の一は、〈ジェーン〉の電話番号を問い合わせてくる女たちによるものになった。〈ジェーン〉は週に一〇〇人しか対応できないため、多くの女が予約まで三週間も待たなければならなかった。さらにやっかいなことに、人工流産を避けるために、掻爬ができる限界の妊娠一二週に近づいている女たちをリストの一番上に入れなければならなかった。実際に何人の女たちが来るのか予測できないにもかかわらず、〈ジェーン〉は魔法のようなプロセスを経て、各作業日に適切な人数を割り当てなければならなかった。ケイトは狭いアパートメントのリビングの床にカードを山積みにして座り、その週にやらねばならないことと、後回しにできることを決めた。カードの山を何度並べ替えても、毎週三〇〇人の女たちを週一〇〇人の枠に入れることはできなかった。

ケイトとモリーの電話は鳴りやまなかった。呼び出し音が耳にずっと張りついているような感覚だった。カウンセラーたちは、自分がカウンセリングした人について報告したり、前の週に来なかった人の予定を変更したりするために電話をかけてきた。〈コールバックジェーン〉は一日に何度も電話をかけた。作業日の終わりには、スタッフの一人が〈ジェーン〉と連絡を取り、診察した女たちのリストと中絶の詳細について報告し、〈ジェーン〉はそれを個々の女の三×五インチのインデックスカードに記録した。〈ジェーン〉は市外から来た女たちへの連絡を担当した。〈ジェーン〉は、前回のミーティングに出席しなかったカウンセラーに電話をかけて、女たちを割り振らねばならなかった。モリーとケイトはいつもカウンセラーたちに、もう一人だけ担当してくれないかと懇願した。すべてのカウンセラーが、女たちに知らせるフロントの場所を知っていることを確認するのも〈ジェーン〉の仕事だった。モリーかケイトのどちらかが映画や夕食のために玄関を出ようとするたびに、直前になってフロントの場所が変更になるなど、何かしら危機が生じるのが常だった。二人とも、女たちのカウンセリングも行っていたし、〈ジェーン〉の役目を休んでいる二週間は、フロントに通って運転手やアシスタントの仕事をした。

モリーにとってこれは転機になった。「しょっちゅう薬でハイになったり、無責任な関係ばかり結んでいたりしていた時代にその役目が回ってきた」と彼女は振り返る。「あまりにも無責任な文化の一部になっていた。知ったこっちゃない、旅に出ようってね」。ところが〈サービス〉では、他の女たちの人生に責任を負うばかりか、今や彼女とケイトはグループ全体に対しても責任を負うようになった。〈ジェーン〉から来るプレッシャーにどうにか対処していくうちに、モリーの自己認識は変化した。彼女は「はるかに有能な人間になったような気がして、自分のことが前よりずっと好きになった。〈サービス〉に入る前は、自分は何にも集中できないと思っていたのに、〈ジェーン〉に入ったら徹夜で仕事をするようになっていた」

モリーは当初、ケイトを毛嫌いしていたが、〈ジェーン〉の役を分かち合うようになったことで、二人の距離は縮まった。二人は毎日連絡を取り合って状況を報告し合い、自由時間も一緒に過ごすようになった。午後の休憩時間にはおやつを食べに出かけ、夜にはそれぞれの恋人を連れて一緒に映画を観に行った。二人は一緒に仕事をするだけでなく、一緒に楽しいことを発見できることを知った。モリーが〈ジェーン〉で学んだ第一の教訓は、誰かを好きかどうかはうまく一緒に働くことの前提条件ではないということだった。彼女はまた、「仕事を通じて、好きになれないと思っていた人を好きになることもある」のだと学んだ。

ある晩、モリーがケイトに電話をかけてきた。「明日も仕事でしょう？　今夜カウンセリングした一〇代の子のことなんだけど。お母さんばかり話をして、その子はひとこともしゃべらなかった。私の顔を見ようともしなかった。何が起こっているのか、彼女が何を望んでいるのかを探ってみて。名前はアンジェラ・ノーラン、一五歳」

ケイトとその日のスタッフは早めにアパートメントに集合し、掃除をした。器具を煮沸し、注射器を満たし、寝室を整えた。ベッドには新しいリネンを敷き、厚手のビニールシーツをかけた。各ベッドの足元には、清潔なタオルで覆われた小さなテーブルが置かれ、その上にティッシュの入った箱、注射器、冷たい滅菌水で満たした器具トレーを置いた。緊張した面持ちの五人の女たちを乗せた運転手が到着する頃には、すっかり準備は整っていた。

先に中絶を受けると自ら進み出た女たちがまず寝室に入ると、たちまち作業日特有のリズムが生まれた。中絶が終わるたびに、使用済みの器具はこすり洗いされ、再び煮沸され、ビニールシートはアルコールで拭かれた。

その日の半ば、スタッフの一人がケイトに、アンジェラが寝室の一つにいると知らせに来た。ケイトはドアをノックして中に入った。ベッドの上にはずんぐりとした女の子がいた。ケイトは自己紹介した。「あなたのカウンセラーのモリーから昨夜電話があったの。あなたのことを心配していたわ。中絶についてあなたがどう考えているのかわからないって。私たちはあなたが望まないことをするつもりはないのよ」

アンジェラはケイトを見て言った。「私はこの子がほしいのに、ママが許してくれない。ママは私自身がまだ赤ん坊だって言うの」

「赤ちゃんが生まれたら、どうするつもり？　学校は続けられる？」ケイトが聞いた。

「うん、それから彼氏と一緒になるの」

「学校に行っているあいだ、赤ちゃんの世話はどうするの？」

「それが問題なんだ。ママは見てくれないんだって。自分の子どもは自分で育てたけど、私の子どもは育てないって言うんだ。少しは貯金があるけど、新しい家具に使いたいんだって」

この状況では、ケイトは母親の側に同情せざるを得なかった。彼女は言った。「お母さんを責めることはできないでしょう？　でもね、あなたしだいなのよ。あなたのからだなんだし、あなたの人生なの。あなたが中絶を望まないなら、私たちは中絶をしません」

別のアシスタントがドアを開けた。ケイトは彼女にもう少し待つように言った。アンジェラに振り返り、彼女はこう尋ねた。「あなたはどうしたい？」

「中絶しなきゃいけない。この子は産めない。自分では育てられない。やってください。大丈夫だから」

「本当に？」

「うん、本当に」

ケイトは中絶のあいだ、アンジェラのそばに座っていた。アンジェラはほとんど言葉を発しなかった。中絶が終わると、ケイトは言った。「モリーに電話してあげてね。モリーはあなた自身から話を聞きたいと思うし、私は彼女からあなたの話を聞くから」

ケイトはその場を立ち去りながら考えた。一五歳で子どもを産みたいだなんて。でも、すべての人に自分で決断する権利があるのなら、アンジェラだけ例外にしていいのだろうか？　彼女はこのことを一生後悔し、母親を恨むのだろうか？

数週間が過ぎた。ある夜、モリーから電話があった。「アンジェラ・ノーランから連絡があったわ。お礼の電話よ。信じられる？　彼氏は、彼女の友だちに近づくために彼女を利用しただけだとわかったんですって。最低ね。彼女はただ、中絶してよかったと伝えたかったんだって」

一九七二年の秋、仕事量の増加に伴い、グループはカウンセリングの方法を再検討しなければならなくなった。それまで〈ジェーン〉のメンバーは、個人セッションで、つまり女たちと一対一でのカウンセリングを行っていた。毎週一〇〇人もの女たちにカウンセリングを提供するために、メンバーは個人カウンセリングをやめてグループ・カウンセリングに切り替えることにした。グループ・カウンセリングにするのは、グループの都合によるものだったが、いくつかの利点もあった。同じ境遇の女たちと一緒にカウンセリングを受けることで、孤独感を和らげられたし、グループ・カウンセリングでは、カウンセラーに頼るのではなく、女同士の支え合いを促せた。女たちは伝統的に、カフェクラチ［コーヒーを飲みながらのおしゃべり］やキルティング・ビー［キルトを作る会］などのグループで交流してきた。〈ジェーン〉のグループの唯一の違いは話題だった。欠点は、グループ・カウンセリングでは一人ひとりの女への注意が希薄になるため、カウンセラーが未解決の問題の微妙な兆候を見逃す可能性があることだった。

毎週毎週、〈ジェーン〉はカウンセリングを行い、中絶を行った。カウンセラーたちは、程度の差こそあれ、仕事のプレッシャーにどうにか対処していたが、ストレスや過労よりも大きい問題を抱え込む人もいた。その秋、ロイスは自分をレイプした若い男たちに判決が言い渡される法廷に出席した。ケイトの父親はがんのためにニューヨークで死期を迎えていた。そして九月、シンシアの一番下の子どもが、近所の家で遊んでいる時にめったに起こらないような事故で亡くなった。このような悲劇が誰かの身に降りかかるとは、まったく想像もしていなかった。ましてやシンシアは刑事責任を問われ、醜い離婚裁判まで経験していた。数時間もしないうちに、〈ジェーン〉の誰もが彼女の悲劇を知っていた。

ケイトがシンシアの息子の葬儀に出かけようとした時、電話が鳴った。数日前に中絶した若い女からだった。ケイトの指示通りに体温を測ってみたら、三九度まで上がっていたというのだ。ケイトはジュリアに電話した。ジュリアは、すぐさま病院に送るか、このような緊急事態のために〈サービス〉が常備している抗生物質のアンピシリンで感染症を治療するか、どちらかを選んでとアドバイスした。ケイトは抗生物質を受け取りに行き、若い女のアパートメントに急行した。彼女が到着した時には、女の体温は四〇度に上がっていた。ケイトはジュリアの指示に従って薬を飲ませた。抗生物質がきいてくるのをしばらく待ってから、彼女は女に体温計を手渡した。「これで下がってなかったら、急いで病院に行かなくちゃならないからね」。ケイトは祈りを捧げ、体温を確認した。三八度をわずかに下回っていた。女たち二人は抱き合った。笑いながら、若い女はケイトに言った。「あなた、その体温計をくれた時、私よりも具合が悪そうだったわ」。ケイトは若い女の体温が平熱に戻るのを待って、シンシアの息子の葬儀に駆けつけた。

シンシアのところで、ケイトはジュリアに経過を報告してから、こう付け加えた。「最近、私がカウンセリングした人はみんな問題を引き起こしているような気がする。しばらく休んだほうがいいかもしれないな」。ケイトは一年近く、週に三人から五人の女たちのカウンセリングをしてきたが、その中で医学的な問題を抱えた人は一人もいなかった。ところがこの九月に突然、彼女がカウンセリングした女の何人かが合併症を引き起こした。ジュリアは、そういう偶然はカウンセラーから別のカウンセラーへと移っていくものだし、今月はあなたの番だっただけよと言ってなぐさめた。一週間もたたないうちに、ケイトは父親の病気の最期をみとるためにニューヨークに向かった。父が亡くなってから一カ月後に、彼女は〈ジェーン〉での仕事を再開した。

ケイトが合併症の問題に悩んでいた頃、モリーは自分が思っていた以上に人目についていることを知った。

彼女が住んでいたアパートメントの入り口は、建物の側面に隠れていて見つけにくかった。ある晩、モリーの住む白人居住区ではひときわ目立つ黒人の女が、モリーの部屋のドアを探していた。するとパトカーが停まり、警官が窓から身を乗り出して言った。「モリーを探しているなら、脇の入り口のほうにいるよ」

その女は驚かなかった。彼女は警察と〈ジェーン〉のあいだに何らかの癒着があると思い込んでいたので、モリーにこう言った。「ふうん、あの警官はあんたのことを知ってるわけだ」。モリーの気持ちは沈んでいった。知り合いじゃないのに、向こうは私がどこに住んでいて、何をしているかを知っているんだ。それでも、彼女は〈サービス〉から身を引こうとは考えなかった。「あんなにやりがいのあることなんて他になかった。誰かが中絶するのを助けることほど、即座に満足を得られることが他にあるだろうか？　中絶する人の役に立てる。彼女たちはそれぞれの人生を選択し、歩んでいける。カウンセリングをした相手から、『ありがとう、私は大丈夫だと伝えたかった』と電話をもらうのがうれしかった」

一〇月、グループで最初の中絶提供者になった一人であるパムについて、何カ月もくすぶっていた疑問が噴出した。ジュリアにとって、パムの行動は前の冬に入院したジェニーがその直前に見せた行動におぞましいほど似ていた。「ジェニーがボロボロになっていることに私たちが気づいたのは、彼女が一時期、中絶がうまくできなかったためだった。彼女を知っている私たちは、『ああ、ジェニーはボロボロだ』と言っていた。彼女を守れなかったのは私たちの責任だと思う。誰も彼女に『仕事を辞めたほうがいい』とは言わなかった。今度はパムにも同じことが起こり始めた。パムは本当に不安定で、何でもないのに人に向かって爆発したり、能力を証明しようとするようなきわどいことをして、人を危険にさらしたりするようになった。ジェニーの時もそうだった。私は自分に言い聞かせた。『このままではダメだ。彼女に人を傷つけさせてはならないし、彼女自身が傷ついてもいけない』」

パムは〈サービス〉に全力を注いでいたが、ジュリアのキッチンのテーブルを囲む午後の非公式のセッションには参加せず、ジュリアとミリアムのどちらにも近づこうとしなかった。ジュリアは、パムがスキルの高い自分には特権があると見なしているように感じていた。パムは、子どものいる既婚の女たちから独身生活をねたまれていると感じていた。

メンバーたちが疑問視したのは、パムの判断力であって、スキルではなかった。ジュリアは、パムが自分の能力を過剰に発揮して、彼女自身を含み全員が疲れている作業日の最後に、わざわざ英雄が偉業を成し遂げるような中絶——つまり妊娠週数の進んだ掻爬を行っているのではないかと感じていた。遅めの掻爬ができれば人工流産はしなくてすむが、妊娠一〇週における中絶の三倍の時間がかかる。子宮壁が薄くなり、摘出すべきものも増えるため、掻爬が長引けば長引くほど、多量出血の危険性と女の苦しみが増す。妊娠一二週から一四週までの境目での中絶の場合、流産を誘発するか掻爬を行うかは判断の分かれ目だった。管理者としての〈ジェーン〉は、このような境界線上の妊娠はスタッフたちが元気な早朝に行うように予定を組んでいた。パムは一見、女たちを救おうとしているように見えたが、それは女たちにとってもパムにとっても、ひいてはグループにとっても問題を引き起こしかねない状況だった。ジュリアがそのことを注意しようとすると、パムは「あなたは私のスキルに嫉妬しているだけだ」と答えた。

グループ内にはこの種の問題に対処するしくみがなかった——人事の問題も作業日の詳細もミーティングで話し合われることはなかった——ので、スタッフたちは互いに不満を言い合うばかりだった。同じような話が繰り返されていくうちに、問題は大きく膨らんでいった。

夏から初秋にかけて、新人のスタッフたちもパムと問題を起こすようになった。逮捕後の九月に復帰した若いリンは、パムが遅めの搔爬をやり始めてトラブルに遭遇した日にアシスタントを務めていた。何が起こっているのか説明することもなく、パムは突然部屋を出て電話をかけにいった。リンはおののいた。「当人に話しかけても、何が起こっているのかさっぱりわからない。何か不都合が起きているのに、誰も彼女に伝えられない。私にも教えてくれない」。やがてジェニーがやってきて、中絶を終わらせた。

ついに一〇月、パムが出席しなかったミーティングで、パムに関するあらゆる問題が話し合われた。グループは、パムと対決するために別のミーティングを計画し、パムに出席を義務づけた。

その時のミーティングは、最後のほうでパムが涙ぐんでいたこと以外、誰もよく覚えていない。休養が必要ではないかと問われ、彼女は否定した。その後、パムに対する非難の嵐が吹き荒れた。会議は攻撃の場と化した。パムは、最も声高に非難してくる人たちの一部は、自分と一緒に仕事をしたことがほとんどなく、自分自身で中絶を行ったこともないメンバーであることに気がついた。一年半ぶりに〈ジェーン〉に戻ってきたあるメンバーは、パムに対する攻撃が彼女の仕事とは別のところに関係しているのではないかと疑った。ジェニーが不在だったので、権力の空白が生まれていた。そのメンバーには、今回のミーティングがミリアムとジュリア対パムのあいだで繰り広げられている権力争いの一環であるように見えた。

パムを辞めさせたことは悪影響を残した。グループの助産婦の一人で、燃え尽き症候群のために夏まで休暇を取っていたロビンは、自分も追い出される前に辞めようと決心した。ジュリアは、パムを辞めさせられるものなら、私も自分で気づいていないうちに誰かから燃え尽き症候群だと指摘されて、辞めさせられるかもしれないと思った。その部屋にいた女で、自分が解任の対象にならないと考えている人は一人もいなかった。〈ジェーン〉はもはや包容力の感じられないグループになっていた。パムを辞めさせるべきだったかどうかは別として、メンバーが放った悪意は彼女たち自身に衝撃を与えた。

パムへの攻撃は、ある重要な機能も果たした。あれは五月の逮捕劇以来、グループ内に蓄積されていた緊張、怒り、フラストレーションのはけ口でもあったのだ。しかし、判断の過ちや一人に集中砲火を浴びせたこと以上に、そこで取り上げられていたのは態度の問題なのだった。〈サービス〉のメンバーたちは英雄でもなければ殉教者でもなかった。メンバーが〈ジェーン〉で働いていたのは、そこから個人的な満足感を得ていたからだ。〈サービス〉は自己犠牲や誰かを救うためにあるのではなく、それぞれが責任ある人間になるために存在していた。

メンバーは自分たちが提供している中絶が最良のものだと信じていたが、それを証明するすべはなかった。安全上の理由と、〈ジェーン〉を必要とする女たちの秘密を守るために、メンバーは記録を残さなかった。たとえ記録があったとしても、カウンセラーが中絶後に女たちと連絡を取ることはできなかった。ただ行方をくらました女もいれば、話すことを拒否した女もいた。中絶は終わったことであり、彼女たちはそれを忘れ去りたかったのだ。カウンセラーは女たち全員に中絶後の検診を受けるよう勧めたが、何人が受けたのか、またその結果はどうだったのかを知ることはなかった。〈サービス〉が管理している事後検診はなかったので、女たちが受けたケアの質を記録するすべもなかった。しかし一九七二年の秋の終わりに、ミリアムとジュリアは自分たちのケアの質を証明する機会を得た。

シカゴにあるイリノイ大学医学部では、進歩主義的な一派が一学期で完結する「都市指導者制度《アーバン・プリセプターシップ》」のコースを開講した。このコースの対象は、医学生と地域保健活動家だった。医学生を活動家と接触させることで、アメリカの、特にシカゴにおけるヘルスケアの社会的・政治的側面への意識が高まることを、主催者側は期待していた。コースの最後には、おのおのの学生が自主プロジェクトの結果を提出することが求められていた。

〈ジェーン〉の代表として、ミリアムとジュリアは一九七二年秋学期にこのプリセプターシップを受講した。自分たちのプロジェクトとして、二人は公式の事後検診プログラムを開発した。このプログラムを通じて、彼女たちは〈ジェーン〉の成功を記録できるばかりか、女たちに健康診断と避妊具へのアクセスを提供することも可能になった。ミリアムはいつも親身になってくれている婦人科医に声をかけた。〈ジェーン〉の費用負担で、このサービスを利用する女たちの中絶後の検査をしてくれるよう頼んだのだ。

依頼を引き受ける前に、医者は弁護士に連絡した。「違法な中絶をした女性が私のところにやってきて、私が治療した場合、私は責任を問われるでしょうか?」

弁護士は、「あなたは患者に会う前のことの責任は問われません」と答えた。保証が得られたので、医者は〈ジェーン〉から送られてくる女を一人一〇ドルで喜んで診察した。金の問題でなかったことは明らかだった。彼が引き受けたのは、当人いわく「知的好奇心のためであり、それは私にとって支払い以上の価値があった」。〈ジェーン〉が存在する以前の六〇年代初め、彼は主に貧しい有色人種の人々を診療していたクック・カウンティ病院の雇われ医だった。そこで彼は気がついた。「私が担当した貧しい黒人女性の本当の悲劇は、彼女たちが貧しいことでも、黒人であることでもなく、自分の生殖をコントロールできていないことだった。生殖をコントロールできなければ、彼女たちは家畜同然の立場に置かれる。それがなければ何も得られない。投票権? それが何だ? 株、債券、金? それが何だ? 生殖をコントロールできること、それが基本だ」

「クック・カウンティ病院の産婦人科で四年間を過ごせば、誰だってわかる。私は、女性たちが犯罪的な中絶に手を染めるのを何度も見てきた。裕福な女性であれば回避できたはずの信じられないようなリスクを背負って、犯罪的な処置に頼らざるを得ない患者たちがいたことは、がくぜんという言葉では言い表せないほど衝撃的で、怒りがわき、はらわたが煮えくり返ったものだ。ある女性を合法的な中絶のためにロンドンに行かせることができたとして、ロンドンに行けない彼女のメイドはどうなるのか？　肌の色が違うから、金がないからという理由だけで、なぜメイドのケアの質は引き下げられるのか？」　彼は〈ジェーン〉から送られてくる女たちを診察し、避妊具を提供することに同意しただけでなく、ミリアムとジュリアが提案したとおり、メンバーが診察に立ち会うことも問題ないと受け入れてくれた。

一九七二年の晩秋から初冬にかけての数カ月間、〈サービス〉を利用した女たちには中絶後の無料検診が提供された。ジュリアとミリアムは、スタッフが中絶時に記入する用紙と、医者が記入する用紙を作成した。毎週土曜日には、〈ジェーン〉のカウンセラーがダウンタウンの医者のオフィスで女たちに会った。彼女たちは、自分たちと診察を受ける女たちに医者が積極的に与えてくれる情報の量に感銘を受けた。「当時、「女たちとそのからだ」という素晴らしい新聞紙版の冊子を私は見ていたのです」と医者は回想した。「序文にはこうある。『それは私たちのからだです。どうして自分のからだについて学び、コントロールしてはならないのでしょうか？』それは理にかなっていると私は思った。なぜ情報を共有しないのか？　何が大きな秘密なのか？　患者は情報を得たほうがずっといい治療を受けられるのだ。何年もたってから、多くの人がそういう意見を持つようになったと思う」

医者は軽い膣炎を治療し、避妊薬を処方し、ＩＵＤを挿入した。望む限りの数の子どもを産み終わった貧しい女たちに卵管結紮手術を行うことを、彼は個人的な使命《ミッション》にしていると、ジュリアは感じた。実際に手術の予約を取ってくれたことも何度かあった。

六人の子どもを産んだ人を診察した時、彼はこう尋ねた。「卵管を縛ることを考えたことはありますか？」

もし彼女が「ええ、でもお金がないんです」と言ったら、彼は「うちで何とかできますよ」と答えた。

彼は決して押しつけなかった。不妊手術でも避妊具でも、女が望まないものを押しつけようとしたことは一度もない。

ミリアムもジュリアもはっきりとは言わなかったが、医者によって行われた中絶ではないことに彼は気づいていた。彼は〈ジェーン〉を犯罪者ではなく、超法規的な存在だと考えていた。「当時、私が知っていたすべてに照らして、自分の診察結果からも、女性たちはていねいに扱われていたし、何の悪影響も見られなかった。月経が戻り、健康で、不満もなかった。つまり、医者でなくても大丈夫だということだ。中絶に必要なのは訓練だけなのだ。その頃から私はそう考えるようになったと思う。気が狂っているか、眠っていたのでもなければ、彼女たちに何か悪い兆候があったなんて言えるわけはない。つまり、施術した人々の腕は悪くなかったということだ。あるものごとに必要とされる専門知識のレベルは、言われているほどそんなに高くはないものだ。〈ジェーン〉はとりわけ熟練した女性グループで、やる気があり、よく訓練されており、慎重だった」。彼の事後検診の結果、〈サービス〉の掻爬による中絶の合併症率は、ニューヨークの合法的なクリニックとほぼ同等であることが判明した。

プロジェクトは成功したが、自分とミリアムはコースの主催者が望んだ役目を果たせなかったとジュリアは考えていた。彼女によると、「プリセプターシップの要点は、たまたま目の前に座った二人の医学生を相手に熱い議論を繰り広げて教育を施すことだった。でも、ミリアムと私は、そんなことには関心がなかった。私はかなり疲れ果てていた。そういった議論好きのための議論に付き合うエネルギーはあまりなかった。終了後、ある発表者が私たちのところに来て、『あなたたち二人には本当にがっかりした』と言ったのを覚えています。『あなたたちはフェミニスト的な懸念を何一つ提起しなかった』と。明らかにそれが私のここで期待されていた役割なのだと思ったけど、それは私には興味がないことだった」

冬の終わりにプリセプターシップが終わると、ジュリアとミリアムは〈サービス〉を辞めた。ミリアムはグループの発足当初から中心的な役割を果たしていた。ジュリアは皆の肩越しにのぞき込んで、私がすべてに注意を払わなければ何か大変なことが起こると考えていた。ミリアムとジュリアが去った時、彼女たちが他の誰よりも欠かせない存在ではなかったことが証明された。

一九七一年後半までに〈ジェーン〉に頼った女たちのなかには、一〇代の少女や家族の金に手を出せない女も含まれていたが、大半はあらゆる人種の貧しい女たちだった。一九七二年までには、公的扶助を受けている人々が少なくとも半数を占めるようになった。〈サービス〉は、他の誰も助けようとしない人々を助けた。ジュリアはこう振り返る。「私たちが、他に代替的な手段のないコミュニティーに入り込めば入り込むほど、私たちは問題の根源に迫っていると思うようになったものです」。こうした女たちのニーズは無視されてきた。彼女たちはまともな医療も受けられず、不健康は貧困のせいだった。ひどい肥満のために、一番大きなサイズのスペキュラムを最大に開いても子宮頸部を完全に開けない女たちもいた。高血圧や貧血など、貧困の結果としてありがちな栄養失調に関連した問題を抱えている女たちもいた。彼女たちは定期的な医療ケアを受けられず、時にはすでに抱えている健康問題に気づいていないことすらあった。生きていくだけで精一杯だったので、彼女たちの生活状態は滅茶苦茶になりがちだった。その結果、妊娠一二週から一四週というボーダーラインにある女が〈ジェーン〉に連絡してくるようになり、人工流産や遅めの掻爬を必要とする女たちの数が増えていった。

ジュリアは初めて中絶方法を習った時、「そんなに難しいことではないと思った。でも貧しい女たちの比率がどんどん増えてくると、すごく心配になってきた」と言う。女たちの多くが不健康であったため、難しい中絶の数は増え、ジュリアはグループの誰も十分な医療知識や緊急時のスキルを持ち合わせていないと感じ始めた。だがジュリアがミーティングで決してその懸念を口にしなかったのは、「そんなことを話したら、私たちは動けなくなってしまう」と思ったからだ。中絶を行っていたメンバーたちは、自分がどれほど恐怖を感じていたかを互いに打ち明け合っていた。彼女たち一人ひとりが続けられたのは、グループ全体が味方でいてくれると知っていたからだ。ジュリアは、「私はいったい何をしているのだろうではなく、私たちはいったい何をしているのだろうと思っていた。他の中絶をしているメンバーに支えられていると感じていたし、どっちにしてもしわ寄せが行ってしまう中絶していないメンバーにも支えられていると感じていた」と語る。

時がたつにつれて、〈サービス〉の女たちにとって、自分自身や他の女たちを教育することが重大な責務の一つであることが、より明確になっていった。メンバーたちは中絶、避妊、女の健康について、大学生や地域のグループを相手に話をした。一九七一年から開始して、その後何年間も、〈ジェーン〉のメンバーたちはCWLU（シカゴ女性解放同盟）の解放学校からイリノイ州の女子刑務所に至るまで、あらゆる場所で「女とそのからだ」の講座を指導した。女性団体や非公式の意識高揚のためのラップ・グループからは、セルフヘルプ・グループの指導を依頼された。これらのグループの目的は、コントロールのための道具として健康の自己教育《セルフ・エデュケーション》を促進することだった。「女とそのからだ」講座の集大成として、セルフヘルプ・グループが結成されることも多かった。八週間にわたる生理学、妊娠、避妊、そして文化における女のからだに対する疎外的なイメージに関する話し合いを経て、講座の参加者は自分たちのからだに十分親しみ、グループの中で自分自身を、また互いに診察できるようになった。グループの他のメンバーが見守るなか、女たちはスペキュラムと懐中電灯を使って子宮頸部と膣を確認した。メンバーたちはまた、女たちに双合診、子宮や卵巣の触診、細胞診の検体の採取方法を教え、学んだことを分かち合うことで医療を脱神秘化した。

リーダーの自宅のリビングルームで行われた講座の一つで、ある女がセルフチェックの最中に言った。「何年も太ももを細くしようと努力してきたけど、この講座のおかげで、これが私の太ももも、これが私の太ももでいいんだと決めたの」。彼女の周りに集まった他の女たちは笑い、拍手を送った。

郊外の高校教師であるエリザベスは、ミネアポリスで開催されたNOW（全米女性機構）のミーティングでセルフヘルプ・セッションを担当した。一人の女が自分の子宮頸部を見て、「あら、ピンク色ですてきね」と思わず口にした。

エリザベスは「そう、どう思いましたか？」と尋ねた。

その女はわっと泣き出した。「ずっと醜くて病気だと思っていたのよ。主治医はいつもため息をついていた。性器は不潔だと思っていたから、洗う時はいつも別のタオルを使っていたの」。エリザベスは衝撃を受けた。そんなふうに思っている人が他にどれだけいるのだろう？　自分のからだを醜いもの、恥ずべきものだと思っている女たちは他にどれだけいるのだろう？

一九七三年初頭、〈ジェーン〉は、自分たちの教育的視点を公立学校に導入し、グループが心を痛めてきた妊娠と中絶を経験した少女たちと変わらない年頃の一〇代の女子学生にアプローチする機会を得た。一九七一年秋に〈サービス〉に参加した若いメンバーの一人であるエレンは、一九七二年秋学期にシカゴ大学の社会福祉部SSA（Social Security Administration）の修士課程に入学することが決まった。大学院の一年目に、学生はそれぞれ何かしらのグループのプロジェクトに参加しなければならなかった。エレンは「女とそのからだ」の講座に似たものを一〇代の少女向けに開発すれば、〈サービス〉は性的に活発になる前の少女たちにつながれると考えた。少女たちの自己認識と自尊心を高める助けになるかもしれないし、少なくとも望まない妊娠を防ぐことはできるかもしれない。

ミリアムはソーシャルワーカーとして、またSSAの卒業生として、エレンのプロジェクトを監督した。ミリアムはハイドパークの公立学校の生徒の親でもあり、校長とも面識があった。校長は一〇代の妊娠についての懸念を共有していたが、講座の具体的な内容は知りたがらなかった。娘が参加するには、親に許可証に署名してもらわなければならなかった。エレンは、一〇週間のコースの簡潔で総合的な提案書を作成した。

私は一人の女性として……女性の問題、特に女性と健康に関する問題に関心を持ってきました……中学一年生と二年生を対象に、「女とそのからだ」について話し合うグループを作ろうと思っています。この年頃の女の子たちは、自分のからだの変化について特に意識しているからです――まさに変化が起きているためです……そうした変化から引き続き生じる恐怖や疑問、不信、社会的影響などがあります……。

教師ではなく、あらかじめ決められた権威的な役割でもない人々が指導する少人数制のグループが、自由でオープンな雰囲気に最も適していると私たちは感じています。そうしたグループでは、少女たちは自分の恐れや疑問や懸念など、通常の教室の場面では言いづらいことを表現しやすくなります……。

ミリアムとエレンが初めて授業を行ったのは一三歳のクラスだった。結果的に、ちょうどいい年齢だということがわかった。一〇代後半とは異なり、一三歳の子どもたちは何でも知っていると思い込んでおらず、その結果、質問することを恥ずかしがらなかった。ミリアムとエレンが本当に率直に話してくれる大人かどうかを見極める最初の試行期間を過ぎると、子どもたちは心を開いた。自分たちの質問に誰かが答えてくれることに飢えているようだった。最初の授業が終わる頃には、自慰行為についても質問するようになっていた。エレンは、「子どもたちがお互いに、そして私たちに対してどれほどオープンであったか」に驚いた。

最初の授業がとてもうまくいったので、エレンとミリアムは別のグループにもこの授業を繰り返した。翌年の秋、二人はこのプログラムをさらに二校に拡大し、他の〈ジェーン〉のメンバーから講座担当者を募った。〈ジェーン〉のメンバーたちが持っていた唯一の資格は、どんな質問にも正直に、偏見を持たずに答える姿勢だった。子どもたちは何でも聞いてきた。彼女たちは自分のからだがどのように機能するのか、避妊、セックス、同性愛について知りたがった。

ミリアムによれば、「時々、親たちから——すでに承諾書を出しているそのクラスの子どもたちではなく、他の親たちから——『子どもたちに避妊について話すのは、それを推奨することになってしまうので、やめてほしい』という意見が来ることがあったし、今もそういうことがある」という。ミリアムは何年も一〇代の子どもたちの中絶の相談に乗ってきた経験から、情報を与えなければセックスしなくなるわけではないのを知っていた。

ロイスは常日頃から子どもたちに、母親の自分に何でも話すことを奨励していた。長女は一二歳の時、ロイスにこう言った。「ねえ、誰がセックスしてるの?」ロイスは子ども向けに書かれた性に関する本を買い集めていた。ロイスの友人は彼女に警告した。「バカじゃないの。あの子は妊娠してしまうわ」。ロイス自身、一五歳で妊娠していたので、そこで思いとどまることはなかった。「私が妊娠したのは、無知だったから。いつも『ドレスを下げてパンティを上げて』と言われていたから、好奇心から、ドレスを上げてパンティを下ろしたらどうなるのか試してみたかった。そして答えがわかったのよ」。ロイスと違って、彼女の娘は一〇代で妊娠することはなかった。

第27章

一九七三年一月二二日の朝、連邦最高裁判所は中絶に関する二つの裁判に判決を下した。テキサス州の「ロー対ウェイド判決」とジョージア州の「ドー対ボルトン判決」〔ジョージア州法の中絶規制をめぐり、妊娠している女性がメアリー・ドーという仮名で当時のジョージア州司法長官であるアーサー・K・ボルトンを訴えた裁判で、ロー判決と同じ日に連邦最高裁で下されたこの判決により、州法の規制を違憲として棄却した〕である。七対二の多数決で、最高裁はテキサス州の制限的な法律を、個人のプライバシーを暗黙に保護している憲法修正第九条と第一四条の両方に反するとして破棄した。

ハリー・ブラックマン判事によって書かれたロー対ウェイド裁判の意見書は、アメリカにおける中絶法の歴史を振り返り、一九世紀半ばまでは、胎動が確認できるようになる前の中絶は禁止されていなかったことを指摘した。AMA（全米医師会）は女性の生命を守るために中絶禁止を推進したが、一〇〇年後の現在では、医療技術が進歩し、早期の中絶は出産よりも安全になっており、禁止を支持する理由はもはやないと彼は書いた。今やAMA、アメリカ公衆衛生協会、アメリカ法曹協会もすべてこの禁止令の解除を支持していた。

ブラックマンは、プライバシー権について一八九一年までさかのぼる判例を引用する中で、既婚者に避妊の権利を与えた一九六五年のグリスウォルド対コネチカット裁判や、その権利を独身者にも拡大した一九七二年のアイゼンシュタット対ベアード裁判を示した。これらの判決はいずれも、性と生殖に関するプライバシー権という憲法上の権利に基づいている。ブラックマンは、「個人のプライバシーの権利には中絶の決定も含まれるが、この権利は無制限ではなく、国家の重要な利益にまつわる規制と照らし合わせて考慮されなければならない」と結論づけた。彼は、出生前の胎児が法的な意味で人とみなされたことはなく、医学、哲学、神学のいずれでも、生命がいつ始まるかについて合意に達していないことを指摘した。

最高裁は、女性には中絶を行う絶対的な権利はないと明言した。彼女は自分のからだを好きに扱うことはできない。妊娠は、胎児の発育という点で、他の性的プライバシーの問題とは異なる。国家は二つの重要な時点において利害関係を有する。胎動が起こってからは母親の健康と安全のために、そして再び胎児が子宮の外で生き延びられる生存可能期に入ってからは潜在的な生命を保護するために、利害関係を有するのだとされた。

続いてブラックマンは、妊娠後期に関連する州の利害の変化について述べた。妊娠第一期、すなわち胎動が起きる前の時期には、「主治医は患者と相談しながら、州による規制を受けることなく、その医学的判断により、患者の妊娠を終了させるべきであることを自由に決定できる……」。州は、妊娠第二期すなわち胎動が起きてから胎児の体外生存可能な状態になる前の時期には、母体の健康の利益のために、「もし州が選択するならば、母体の健康に合理的に関連する方法で中絶処置を規制できる」。妊娠第三期、すなわち胎児の体外生存が可能な状態に達した後では、「人の生命の潜在的利益」のために、州は「適切な医学的判断において、母体の生命または健康の保持のために必要である場合を除き、もしそのように選択するのであれば、中絶を規制し、さらには禁止できる」。ブラックマンはこの決定について、「重要な州の利害が、介入を正当化する説得力のある理由となる時点まで、医師がその専門的判断に従って医療行為をする権利を擁護するものである……中絶の決定は……本質的に主として医学的な決定であり、その基本的責任は医師にある」とした。

ドー対ボルトン判決では、最高裁は、入院、委員会による承認、二名の医師の同意を必要とするジョージア州の治療的中絶改革法を破棄した。この二つの判決によって、裁判所は、中絶を女性の生命または健康を守るために必要な場合に限定していた三〇州の法律と、一九六七年以降に制定された別の一四州の治療的中絶に関する改訂を無効にした。

中絶の権利のために闘ってきた人々も、この判決の幅の広さには驚かされた。多くの人にとって、この判決は突然下されたように見えたが、実のところ、これは全米の裁判所が積み重ねてきた判決の論理的な帰結であった。それは、社会の様々な地域や階層から集まった多くの人々の努力のたまものだった。法学者、裁判を起こして弁論した人々、専門家、幅広い地域社会の教育活動を主導したアクティビスト、議員に働きかけたロビイストなど、あらゆる人々がその一翼を担った。そして、静かな聖職者の執務室、慌ただしい女性解放センター、無数の女たちのリビングルームで、中絶を切望してきた女たちは理解と緊急時の支援を手にしたのだ。

急進派は、「ロー対ウェイド裁判」と「ドー対ボルトン裁判」は、中絶に関する社会の態度を変えようとする努力の集大成であると認識していた。一九六〇年代初頭のサリドマイド事件の悲劇以来、メディアは中絶について報道してきた。この六年間、国内の主要な専門家集団や宗教団体は中絶廃止を支持してきた。女性運動は中絶を街頭に持ち出し、デモや演説を行い、何万人もの女たちを動員した。そうした運動を通じて、女たちは自分たちを階級として、中絶を階級的な問題として認識し、それは男の権威に対する挑戦の一部であり、自分たちの解放に不可欠なものであると認識するようになった。七〇年代初頭までには、女たちによる中絶法に対する違反はもはや恥ずべき秘密ではなく、女の権利とみなされるようになった。中絶斡旋ネットワークで活動する聖職者たちは、社会における道徳的立場を利用して法に逆らった。女性解放グループは、聖職者の保護を受けることなく、何万人もの女たちの中絶を支援した。

その一方、ロー対ウェイド判決は、集大成であると同時に、女たちをいるべきところにとどまらせ、社会的権威としての医療専門職が女の健康をしっかりと管理している状況に立ち向かおうとしてきた草の根の努力を弱体化させることにもなった。かつて中絶は、医者の全能性を批判する起爆剤であった。「彼らが、中絶は危険で複雑なものだと私たちにうそをついているのなら、他にも私たちにうそをついていることがあるのではないか?」非同情的で恩着せがましい医療に直面した女たちは、自分に対して行われる医療を自らコントロールすることを要求し、情報を求め、医者と患者のあいだに働いている力関係の転換を迫ってきた。残念なことに、ロー対ウェイド裁判は、女の権利ではなく医者の権利を強調して書かれたものであり、医療関係者による女のリプロダクティブ・ヘルスの管理を再認識させた。裁判所は、中絶に関する法律を、州の側が権威を取り戻すのに十分なほど、ねじ曲げてしまったのである。

最高裁が判決を下した夜、〈ジェーン〉のメンバーはジュリアの家で即席の祝賀会を開き、ジュリアが手早く用意したエキゾチックなチーズやパンをつまんだ。祝賀会は歓喜というよりは控えめなものだった。この決定に対する彼女たちの反応は両義的だったが、その夜、ジュリアのリビングルームで感じたのは圧倒的な安堵感だった。もはや自分たちの自由と女の命を危険にさらす必要はなくなった。彼女たちは自分自身と他の女たちに対する責任を引き受け、その責任を有能かつ慎重に果たしたのだ。中絶が合法的に行われるようになれば、もはや誰かを傷つけることにおびえたり、刑務所に入ることを心配したりする必要はなくなる。そのプレッシャーは心身を疲弊させてきた。彼女たちはやり遂げたのであり、もうすぐにでもやめられる。疲労困憊とはほど遠い人々も何人かいた。グループに入ってまだ二カ月もたっていないグレースは、「〈ジエーン〉が終わってしまうのはとても残念だ」と感じていた。「だけど、他のみんなは恍惚としていたから それは言わないでおいたのを覚えている」

興奮しなかったのは彼女だけではなかった。ロイスはその一年前、自分が中絶した日に提供者の仕事ぶりを見て、自分もやってみたいと思っていた。今や彼女は「利己的かもしれないけど、合法化されたことで、だまされたような気がした。あと少しで中絶ができるようになるところだったのに。くそ、もう少しでできたのに。合法になって本当によかった。もう隅に隠れる必要もない。中絶は社会的タブーではなくなった。でも、個人的にはだまされた気分だ」

数年前から、女性健康クリニックの設立についてメンバーは話し合ってきた。CWLU〈シカゴ女性解放同盟〉はその設立を試み、一九七一年の初めには、数人の〈ジェーン〉のメンバーがその目標に向けて話し合ったが、結局、努力が実を結ぶことはなかった。ロー対ウェイド判決が発表された夜、ジュリアの家に集まった時に、保健教育、避妊、医療を提供するクリニックを設立するという議論が再燃した。ミリアムは、「クリニックを開くとなると、免許だとか医療過誤保険〔医療施設内での事故等によって生じた損害賠償責任を補償する医療施設の開設者を対象とした保険〕だとか、いろいろ面倒なことが出てくる」と指摘した。法の外で中絶を行ってきた彼女たちは、そういったものは無意味だと考えていた。彼女たちが評価していた唯一の認定基準は、自分たちの能力と女たちのニーズに応えることだった。ジェニーはほほ笑んだ。「〈サービス〉のまねをするのは難しいわよ」

最高裁判決に対する彼女たちの安堵感の根底には、一抹の疑念があった。女たちは実のところ何を勝ち取ったのだろう？　医療従事者から冷淡な扱いを受ける権利だろうか？　依然として女たちは患者として客体化され、人生を決定する経験としての中絶を経験できなくなる。彼女たちは行動を共にするのではなく、行動の対象にされるのだ。〈ジェーン〉のメンバーは、医療関係者が女たちを教育する機会を活用するつもりがないことを知っていた。ロー対ウェイド裁判は勝利を収めたが、まともなケアと敬意ある待遇を求める闘いはまだ終わってはいなかった。

ロー対ウェイド判決の結果は、イリノイ州の法律に即座に影響を及ぼしはしなかった。連邦地裁がイリノイ州の法律を違憲と判断して以来、同州法は一九七一年初頭に州最高裁が出した差し止め命令下にあった。法的な問題が解決し、シカゴで中絶が可能になるまでには、数週間から数カ月はかかるはずだった。差し止め命令が解除されても、〈ジェーン〉を介してやってきたような女たち、貧しい女や一〇代の少女たちは、ミシガン街の開業医にはかかれない。こうした女たちに対応するクリニックが開設されるまでには、しばらく時間がかかるだろう。そのあいだ、〈ジェーン〉は機能し続けなければならなかった。絶望的な女たちからの電話は途切れることがなかった。

一九七三年三月二日、裁判所はイリノイ州の差し止め命令を解除した。クリニックに対する規制やガイドラインが議論され、開業医たちは中絶を行い始めた。まもなくいくつかのクリニックが開設されることになった。もはや「〈ジェーン〉がダメなら堕胎師」とはいかなくなった。〈サービス〉から脱落していくメンバーもいたが、絶望的な女たちからの電話は鳴りやまず、より多くの仕事がより少なくなった〈ジェーン〉のメンバーの肩にのしかかった。

三月九日、前年五月に逮捕された〈ジェーン〉のメンバー七人に対する裁判が棄却され、裁判記録の抹消が命じられた。ドナは報道陣にアボーション・セブンの声明を読み上げた。

……私たちは、中絶を望むシカゴのすべての女が中絶を受けられるべきだと考えています。しかし実際には、中絶は合法になったにもかかわらず、高価であり、ごく限られた場所でしか受けられず、妊娠初期に限られています。障壁を乗り越えて闘う女たちにとってさらに重要なことは、社会の態度や彼女が接する専門家の態度のために、しばしば中絶が不幸な経験になってしまうことです。中絶に関する法は全廃すべきです。盲腸の手術に規制をかける法律を作るのと同じくらい不適切なのです。立法府からのガイドラインを待ち望んでいる病院や医者は、女性患者に対する義務を回避しているばかりです。

中絶を医学的に安全であるばかりか、快適で人間的なものにするためには、以下が保証されなければなりません。


*外来の中絶クリニック――独立型と病院付属型の両方を設置すること。

*中絶費用は安くすべき――最高一〇〇ドル――で、公的扶助や他のすべての健康保険でカバーされること。

*妊娠中期と後期についても、制限なく中絶を可能にすること。

*医者のみならず、パラメディックもこのサービスを提供すること。

*女性による支援的なカウンセリングをどの中絶の手続きにも含めること。

*中絶には、病院の理事会や親や夫の同意は不要で、妊娠当事者からのみ同意を得ること。


その春、中絶改革に長年取り組んできた女の医者が〈ジェーン〉に接触してきた。彼女は自分のクリニックの診療科目に中絶を加える予定で、〈ジェーン〉にその部門を管理してもらう可能性はないか知りたがっていた。彼女は弁護士を連れて面談に臨んだ。〈ジェーン〉のメンバーに中絶を担当させるつもりかと〈サービス〉のメンバーたちが尋ねると、彼女はイエスと答えた。「絶対にダメです」と男の弁護士は言った。「法律上、それは不可能です」。〈ジェーン〉のメンバーも医者の申し出を断った。彼女たちは、臨床医であろうとなかろうと、中絶医の召し使いの役割に逆戻りして、自分たちが認めていないのにコントロールすることもできない行動や処置で我慢させられることを望まなかったのだ。

その代わり、彼女たちは学んだことを分かち合い、自分たちのスキルを拡大し続けたいと考えた。彼女たちは、教育を重視したセルフヘルプ・モデルに基づく女性保健センターの計画を立て始め、クリニックの立ち上げに関心を持つ女たちのためにジュリアの家で最初のミーティングを開いた。彼女のリビングルームは、〈ジェーン〉のメンバーだけでなく、街中から集まった女たちでいっぱいになった。それから六カ月のあいだに、彼女たちのグループは健康な女を対象とするヘルスクリニックのエマ・ゴールドマン女性健康センター（Emma Goldman's Women's Health Center）［アボーション・セブンの基金を元に〈ジェーン〉の元メンバーの一部によって創設された。エマ・ゴールドマンとは、一九世紀から二〇世紀前半にかけてアメリカで活躍したラディカルな解放思想やフェミニズムによる著作などで知られるアクティビストの名前］へと発展した。彼女たちが最終的に提供したサービスには、婦人科検診、細胞診、乳房の自己検診、妊娠検査、ペッサリー［子宮内に精子が入らないように子宮の入り口をふさぐドーム型のゴム製のカップで、性交の直前に自分で装着する］の装着、淋病の検査、ヘマトクリット検査［貧血の有無がわかる血液検査］、膣炎の診断と治療（ニックが渡した教育用顕微鏡を用い、メンバーはクリニックの従業員が感染症の診断をつけるためにどのような証拠を求めているのかを確認した）などがあり、最終的には子宮頸管キャップ［ペッサリーと用途は同じだがシリコン製の帽子型のもの］の装着も学んだ。彼女たちは講演者として、女性中心のヘルスケアという考え方を広め続けた。

〈サービス〉は、〈ジェーン〉の将来を決める特別ミーティングを開いた。ジュリアはそのミーティングのために戻って来て、〈サービス〉の閉鎖を力強く訴えた。中絶が合法化された今、私たちを警察から守ってくれるものはすべてなくなってしまう。市は〈ジェーン〉の存在を安全弁として容認してきたかもしれないけれど、そのような良心的怠慢は終わりを告げようとしている。外来のクリニックで中絶が可能になれば、〈サービス〉は医者やクリニックから経済的脅威とみなされるかもしれない。そうなれば、より大きな危険にさらされることになる。そのような理由から、この〈サービス〉を続けるのは危険すぎるのだ。

秋にコロラドから戻ってきたグループの元助産婦ノラは、メンバーでなくなってもなお強い影響力を持つジュリアが、〈ジェーン〉の閉鎖を主張するために帰ってきたことに憤慨していた。ノラは〈サービス〉の継続を最も声高に主張した。私たちが提供するものは唯一無二のものだ。私たちが提供するものほど質の高いケアは他にない。ケイトはノラに同意しながらも、うんざりしていた。ノラはもう自分は医療行為に関わる気はないと言っていた。自分がやらないことを他人に要求する権利が彼女にあるのだろうか？　やってほしいことがあるのなら、自ら進んでやるべきだ。

その夜、リビングルームの床に座っていた女たちのほとんどは、ただただ疲れていた。九月に息子を亡くして以来、シンシアにとって中絶は精神的に苦痛を伴う経験になっていた。彼女は辞めるべきだった。別の中絶提供者の結婚生活も崩壊していた。何人かのメンバーは誰にも話しかけなかった。医療専門家が提供する中絶が〈ジェーン〉の基準に見合わないということには、誰も反対しなかった。女たちはおそらく、いつもと同じ無神経な医療を受けることになるだろうが、〈ジェーン〉のメンバーにとって続けることのメリットは、コストとリスクを合わせたものより大きくはなかった。かつて彼女たちには使命があった。中絶が違法であったあいだ、中絶を受けられるようにしたのだ。彼女たちはその使命を果たした。最初の合法的クリニックがオープンすれば、〈ジェーン〉は解散することになる。

最後の〈コールバックジェーン〉は、〈ジェーン〉の廃業を告げられ、シカゴのクリニックを紹介された女たちの落胆の声に耳を傾けねばならなかった。その秋、ノースサイドに借りたアパートメントを掃除するために現れたメンバーは数人だけだった。家具を運び出し、備品を片付けながら、皆の関心のなさに彼女たちは愚痴をこぼした。誰も最後の作業日のスケジュールを覚えていなかった。ファンファーレも花火もなかった。〈ジェーン〉は消えた。

その四年間の歴史の中で、〈ジェーン〉のメンバーは一万一〇〇〇件以上の中絶を行ったと推定されている。

五月二〇日、サリーはオークパークにあるエレガントなフランク・ロイド・ライトの家で、〈ジェーン〉のさよならパーティーを開いた。招待状にはこう書かれていた。

最初で最後の、そして唯一のキュレットの無法者に
謹んでご招待いたします
中絶カウンセリング・サービスのグランドフィナーレ
RSVPジェーン643-3844

元メンバーや、自宅やアパートメントをフロントやプレイスとして提供してくれた人々など、〈ジェーン〉と関わりのあったすべての人が招待された。ジェニーはパーティーに来るようニックを説得した。まだ自分の正体を隠していたニックは不承不承やってきた。彼が〈サービス〉を構成していた女たちの大半を見たのは、このパーティーで一度きりだった。ニックがなかば期待していたのは、オートバイ用のジャケットとコンバットブーツに身を包んだ野性的な目をした革命家たちだった。ところが、日差しが降り注ぐサリー

のレンガ壁のテラスに集まったのは、サンドレスやショートパンツ姿で、食事したりおしゃべりしたりしているごく普通の女たちだった。ニックが思い描いていたイメージとはまるで違っていた。彼女たちはあまりにも普通で、まともすぎた。本当に奇妙だ、と彼は思った。こんなまともな女たちが違法なことをしていたのだ。

午後の半ば、サリーはギターを手に取り、ジョン・プラインの「旗のステッカーでは天国には行けない」の軽快なメロディーにのせて、この日のために作った〈ジェーン〉への賛歌を歌った。

ある明るい朝、私は目覚めた
五月の中頃だ
子どももいたし、よき夫もいた
ものごとは私の思いどおりに進んでいた

でも、カレンダーを見た時
私は自分の運命を知った
ここに五ポンドと大きめのブラジャーを……
私は七週間ほど遅れていた！

コーラス

６４３‐３８４４はあなたの憧れの番号です
〈サービス〉の女たちは
あなたの求めを知っている
中絶をしてもらえます
どんな理由でもかまいません
そう６４３‐３８４４はあなたの憧れの番号

私は親友に近づいた
その理由を伝えようとした
私はどんどん太り、朝食はそこにあった
そして私は泣き出した

「心配しないで、大丈夫」
彼女はさらりと言った
「電話番号を教えてあげる
〈ジェーン〉にすべてを話せばいい」

コーラス

私はその女性《ひと》に電話をかけた
とてもすてきな声だった
名前と電話番号と
そして私のＬＰ（最終月経日）を聞かれた
「カウンセラーが電話します
安心してください
一〇〇ドルお願いいたします
でもベストを尽くします」（静かに）

コーラス

別の五月晴れの朝
私の問題はすべて解決した
でも私の心は重い
〈ジェーン〉が解散したと聞いたから
ＯＯＴ（市外の女）はもういらない。
３ｋｓ（子ども三人）、ａｂｃ（中絶の回数）あるいはｍｉｓｃ（流産回数）
「だって番号をダイヤルしたら

こんなメッセージが聞こえてきた」——

コーラス

６４３－３８４４はもうお手伝いできません
店じまいしています
汚い法廷闘争ももうおしまい
中絶をしてさしあげました
どんな理由でもかまいません
でも６４３－３８４４はもうお手伝いできません

エピローグ

〈ジェーン〉は、その一翼を担った女性解放運動と同様に、一九六〇年代の社会的・政治的動乱から発展した。公民権運動は不道徳的な法律に立ち向かい、反戦運動は国家への盲目的な服従に異議を唱え、学生運動はあらゆる階層的権威に疑問を投げかけた。〈運動《ザ・ムーブメント》〉と総称されるこれら三つの社会変革運動は、自分に影響を与える決定には個人が発言権を持たなければならないという確信から始まった。〈運動〉は社会構造を揺るがし、短期間ではあったが亀裂を生じさせた。その亀裂を押し通す人々もいた。その過程で、〈ジェーン〉のメンバーのように自らを変革させた人々もいた。

一九七三年、エマ・ゴールドマン女性健康センターを設立した一方で、〈ジェーン〉のメンバーは、〈サービス〉が一九六〇年代の社会革命の産物以上のものであったことを認識しはじめた。それは、彼女たちの誰もが気づいていたよりも古く、深い伝統の一部だった。一九七三年に出版された『魔女、産婆、看護婦』（長瀬久子訳、法政大学出版局、二〇一五年）の序文で、著者のバーバラ・エーレンライクとディアドリー・イングリッシュはこう述べている。

女性はいつでも治療を施す人であった。西欧の歴史において女性は免許を持たない医師であり、解剖学者であった。女性は中絶医で、看護婦で、カウンセラーであった。女性は薬草を栽培し、使用法の秘密を交換する薬剤師であった。女性は家から家、村から村へと旅する産婆であった。何世紀にもわたって女性は、書物や講義から締め出され、互いに学び合い、隣人から隣人へ、母から娘へと経験を伝承する学位なき医師であった。民衆からは「賢い女」と呼ばれ、権威筋からは魔女、贋医者と呼ばれた。医療は私たち女性の、女性としての世襲財産の一部、女性の歴史、女性の生得権である。

……女性の歴史を理解することで、闘争再開の方法が見えてくる。

〈サービス〉のメンバーにとって、自分たちの歴史的ルーツを認識することは、地に足をつけることだった。しかし、彼女たちが学んだのは、医療を受けられることが女の生得的権利であることだけではなかった。彼女たちは仕事を通じて、権力を平等にするためには、医療、あるいはあらゆる種類のサービスを、そのサービスを必要とする人々への敬意に基づいて行うことが不可欠なのだと気がついた。フォーカスをあてるべきなのは専門知識を持つ人々ではなく、それを必要とする人々のほうだった。ロイスが初めて筋肉注射をした時、彼女はテクニックに没頭するあまり、そのからだで自分が学ばせてもらっている相手の女のことを忘れていた。彼女は我を取り戻し、ここで大事なことを見落としている、と思った。そして、その女を見上げて足をさすり、「調子はどう？」と言った。大切なのは、「コミュニケーション、共にいること、安心感を与えること、自分が何かをしている時に、何が起こっているかを当人に知らせること」だとロイスは理解した。〈ジェーン〉が終わってからも、グループのメンバーの何人かは、この視点を医療現場に応用できるはずだと考えた。しかし、それがどれほど困難なことかは予想していなかった。医療の厳格な階層構造のなかで、患者は最下層に追いやられていた。モリーは、グループ最後の中絶提供者の一人であるドナと一緒に看護学校に通い始めた時に、患者が主体ではなく、医療の対象として見られていることに衝撃を受けた。外科のローテーションで、彼女は全身麻酔下で行われる掻爬を目撃した。彼女は「気を失った女が冷たく乱暴に扱われているのを見て」ぞっとした。「私たちがどのように女たちの脚の位置を決めていたかを思い出した。私たちはとても優しく、とてもていねいだった」

モリーは卒業後、尊敬を集めていた中絶クリニックに就職した。クリニックを経営する医者は、日当制で他の医者を雇って中絶を行わせていた。そのクリニックの医者や看護婦たちが、モリーが病院でぞっとした時と同様にふるまっているのを彼女は目撃した。「〈サービス〉にいた頃には悪夢を見ることはなかったけど、クリニックで働くようになって、人々の取り扱われ方のために、夜中に悪夢で目がさめるようになった。患者たちはただ冷たい無菌室に入れられ、おとなしくしていることを期待されていた」

クリニックで行われる中絶の際も、彼女は〈サービス〉で行っていたのと同じように、女たち一人ひとりに何が起きているのかを説明した。医者たちはいぶかしげに彼女を見た。

中絶後の女たちはたった一人で回復室に寝かされていた。モリーは暇さえあれば彼女たちの相手をし、グラハムクラッカーを差し入れ、血圧を測り、話をした。ある時、一人の女がモリーを呼び、小声でこう言った。「私のこと覚えてない？　何年か前、私の違法の中絶を手伝ってくれたでしょ。あそこで働いていた人が、どうしてこんなところで働けるの？　あなたたちは多くの時間を人々と過ごしていたし、カウンセリングはまるで違っていた。ここで働くのは大変でしょう」。モリーは辞めるしかないと思った。モリーは現在、訪問看護婦として働き、地元の教育委員会のメンバーでもある。夫と二人の子どもたちと暮らしている。

〈サービス〉が閉鎖されてから一年後、クリスが教鞭をとっていたカトリック系のオルタナティブ女子ハイスクールは閉鎖された。彼女は中絶クリニックに就職し、最初はカウンセラーとして、その後、フォローアップ・ケアのためにセルフヘルプの技能を看護婦に教えるコンサルタントになった。彼女はマニュアルを書き、スタッフにトレーニングを施したが、「結局、以前と同じようなことになってしまった。誰もが、からだのヒステリーに悩まされていた。看護婦たちはスペキュラムやなんかを冗談の種にしていた。私は〈サービス〉が違法な中絶を提供するだけではなくて、何かとても別のものだったことに気づかされた。女たちがとても重要な経験をしていたということが、曖昧にされてきたのだ――それは女が対象物とされていない状況で、他の女たちの手によって行われたということだ。あそこでは女たちは共犯になることを強いられ、強制的に参加させられたために、自分のしたことに責任を持たなければならなかった。それが彼女たちを自律させていたのだ。中絶が合法化されたことで、女たちは提供されるサービスを受けられるようになった。通常の医療の場面と同じく、女たちは自分の力を放棄させられた。その結果、女たちはまったく成長できず、中絶に関して多くのやり残したことを抱えるはめになってしまった」

クリスも、モリー同様に無慈悲な扱いを目の当たりにした。そのことが、中絶後の女たちの様子に影響を及ぼしていると彼女は感じた。「乱暴に扱われれば扱われるほど、彼女たちは嘆き、不幸を訴え、回復室で泣くのです」。クリスが他のカウンセラーたちと、壁を明るい色に塗ったり、グループ・カウンセリングを行ったりして、どんなに雰囲気を変えようとしても、女たちの孤立感や無力感を和らげることはできなかった。クリスにとって、それは標準的な医療者の態度の産物だった。「医療の概念のなかでは、自分自身を病気から切り離し、病気と闘うのです。その分離の概念は男をモデルにしています。それは医学だけではありません。文化にも浸透しているのです。そのような環境に追いやられた女は、思いやりや、人々がやって来た時よりもいい状態で帰っていけるような変革的なサービスを提供するための基盤を失ってしまうのです。やろうと思えばすべての女の医者に訓練を施すことは可能かもしれないけど、今の医療の状況では、結局、元通りになってしまうのです」

クリスにとって、〈サービス〉の唯一本質的に変革的な部分は、中絶を行うための知識が隠されると共に禁じられていたことだった。「細胞診を四〇〇回も行ってしまうと、それでエンパワーされることはなくなるけど、それがまさに医学の神話で、まったく退屈なものなのです。まさに因習を打ち破ることが、〈サービス〉における体験を重要なものにしたのだと思う。女たちには、あのような変革をもたらす体験が必要なのです。自分にとって困難で、規則に反することをやってみる必要があるのです。今、一一歳と七歳の私の子どもたちには、常に自分の能力や社会のルールにぶつかっていってほしいと思っています」。クリスとビルは養女二人を育てている。クリスはエアロビクスを教えている。彼女は乳がんサバイバーでもある。

四年を超える歴史の中で、一〇〇人を超える女たちが〈ジェーン〉のメンバーになった。そのほとんどは、〈ジェーン〉のことを公言したことはなく、友人や同僚に過去について話すこともほとんどない。〈ジェーン〉のオリジナル・メンバーのうち、ロレインは最初の子どもが生まれてからは家にいることを選び、「協同保育所プログラムや地域プロジェクト、ＰＴＡに参加した」。子どもたちが成長した現在、五〇代前半のロレインは公立学校で事務の仕事をしている。〈サービス〉を振り返って彼女は言う。「私たちは、一人では何もできなかったでしょう。みんなで一緒だったからできたんです」

ジェニーはホジキン病を克服し、密に行き来している娘たちの近くに住んでいる。彼女は生活のために犬のトリマーの仕事をしながら、政治活動にも時間を割いている。しかし、振り返ってみると、〈サービス〉ほど緊密な経験は他になかったと彼女は感じている。「当時、中絶を受けようとする女たちがどれほど悲惨でみすぼらしかったか、人々は忘れています。何かをしたいと思わずにはいられない状況だったのです。あまりにもひどかったので、行動せざるを得なかった。せずにいられなかったけど、私たちが経験したのは進化のプロセスでした。最初は、自分たちに何ができるか疑問でした。女は自分のことを自分ではできないと教えられて育ってきたけど、私たちは気づいたのです。最初は完全に男たちに依存していたけど、少しずつ依存しなくなっていった。女が自分の力で行動できることを目の当たりにした時、それは私にとって天からの啓示でした。それぞれが自分の役割をきちんと果たさなければ、あのようなことは起こりえなかった。頼もしい人たちと一緒に働けて、自分一人でやる必要がないとわかって、とても安心したものです。グループのメンバーだけの話じゃなくて、やって来た女たちのことも含んでいます。〈サービス〉で活動する以前の私にとって、女たちに対する信頼というのは机上の空論だったけど、〈サービス〉を通じてそれは私の一部になりました。だから、誰かが責任ある行動を取らなかった時にはショックだった。自分たちは従属的だと思ってきたのに、私たちはものごとを実現できるのだと知ったのです」

「〈ジェーン〉と関わって以来、私はとても長いあいだ、いわゆる中流のユダヤ人の主婦ではなくなっていました」と、ジェニーと一緒にグループに参加したカレンはコメントする。彼女は現在、女性職業安定所の所長を務め、地元のレズビアン・コミュニティーにも関わっている。彼女が〈ジェーン〉で学んだのは、「合法性は相対的なもので、女のニーズが常に優先されるということです。女のグループがどれほど力強いものかを学んだ。それがいつも私の原動力になっています。私たちの活動によって、人々の生活を変えられるのです」

ミリアムの子どもたちは成人した。彼女は工芸を教え、地元の公共ラジオ局でボランティアをしている。彼女は〈ジェーン〉との関わりが誰よりも長い。「ジェニーと私で、あんなふうにしていったんです。最初からあんなふうにやっていたわけじゃありません。最初は友だちになれるとさえ思っていなかった。私たちは重荷を担いでいくタイプで、とても強い個性を持っていた。女性運動が始まる前は、私たちのような女に居場所はなかったんです。でも、〈サービス〉ではいろんな居場所があったし、他にも強い女たちが大勢いた。今の私があるのは〈サービス〉のおかげで、私はなるべき自分になれたのです」

一九六九年末に〈ジェーン〉に入った時はルーズベルト大学の学生だったキャロルは、今は心理療法士である。彼女は〈ジェーン〉で、実力は資格に左右されないことを学んだ。「何かを学びたければ、その方法を知っている人を探す。何かを成し遂げるためには、二点間の最短距離を取るのです。あれは自分が信じていることを実行に移す最高の機会だった。〈サービス〉は女性運動の端っこにあったにもかかわらず、何よりもその最良のエッセンスを捉えていた。〈サービス〉が、死と破壊の文脈にありながらどれほど生命肯定的なものであったのかとよく考えます。あれは私にとって重要な『配置』でした」

子どもたちも大きくなって、シンシアは一人暮らしをしている。彼女にとって〈ジェーン〉の重要な点は、女たちが自分の寝室で一日に二五人以上の見知らぬ人に中絶処置を施すという、完全に異常と思われることを、グループが成しとげたことであり、それが普通であっただけでなく、快適であるようにさえ思えたことである。「私たちは、大きな世界の中ではなく、小さな世界の中で自分たちの現実を創造したのです。妊娠したら、私たちが終わらせる。大きな世界は必ずしも変えられません。いっぱい手助けは必要だとしても、小さい世界では自分の現実を変えられるのです」

郊外の高校教師だったエリザベスは今も教壇に立ち、再婚し、幸せに暮らしている。「〈サービス〉は私をずっと強くしてくれた。夫と別れて一人で息子を育てることもできました」。〈ジェーン〉が解散してから数年間、エリザベスは〈ジェーン〉のことをしきりに話していた。今ではまったく話さなくなったという。「私は自分を英語教師として見ています。それが私であり、それ以外のことは誰も知らない。誰かに『何か気に入らないことがあるなら、自分でどうにかすべきよ』って言われたら、『そうね、私はそうしたわ』って答えます。自分自身や仲間のためだけでなく、未来のために行動するのです」

〈サービス〉がなくなってから、ジュリアは一番のお気に入りであるフルタイムの母親業に戻った。彼女は〈ジェーン〉を通して、親密な関係や仕事上の関係だけでなく、人と人とのあらゆる交流におけるパワー・ダイナミクスを常に意識するようになった。「学校に通う子どもたちについても、力関係の観点で考えてしまいます。先生にとって権力とはどのようなものなのか、先生がどれだけの権力を握っているのか、そして子どもたちがどれほど無力だと感じているのかと。世の中に内在する権力のゆがみを知ってしまったら、もう見過ごすことはできません。どこにでもそれを適用してしまうんです。自分自身を止めることも、非政治化することもできない。でも、だからといって、自分がメンバーとして機能している集団の中で、権力の不平等を取り去れるわけではないのだけど」

「一つ学んだのは、自分は集団行動が苦手だということですね。食品協同組合に何年もいたけど、そこで私ができたのは運営だけでした。現役時代、私はほとんどの権力を握っていたけど、合理的な方法で権力を共有することはできなかった。どうやって権力を譲ればいいのかわからなかったのです。私が人をエンパワーする方法を見つけたのは、私の子どもたちに対してだけですね。そのために二〇年もかかりました」

〈サービス〉は一万人を超える女たちを助けたけれども、〈ジェーン〉のメンバーの幾人かは、自分たちが負っていた医学的リスクを振り返ってみてぼうぜんとしている。いかに善意と配慮があっても、深刻な問題が起こる可能性はあったし、実際に起こった。ジュリアもその一人で、グループの限られた医学的知識で、女たちを危険にさらしていたということに、いまだに悩まされている。今や彼女の気持ちとしては、「もし女たちが別のサービスを始めようと私のところに来たら、私は『がんばってね。相談にはのるけど、教えることはできないから』と言うでしょうね」

ジュリアと共にインナーサークルに加わり、一九七二年五月に逮捕されたデボラは、学者であり作家でもある。彼女はこの〈サービス〉を通じて、現実に対応することの大切さを学んだ。「ここに女たちがいて、中絶を必要としている。そこで嘆願書を集めてもいいし、州議事堂に押しかけたりしてもいいのだけど、私はここで今行動したい。実際に実現できる場所もある。あなたは善に向かって生きようとしなければならない。善に対して敵対的な社会の中で、精一杯できることをするのです」

女性解放同盟を通じて〈ジェーン〉に加わり、逮捕もされたサラは、今は夫と二人の養子と暮らし、NOW（全米女性機構）で活動している。〈ジェーン〉のおかげで彼女は、「貧困や人種差別、医療制度が常に破綻していること、女を助けるために人々がどこまでやる気があるのか、あるいはやる気がないのかについて、より深く理解するようになりました。そのおかげで、規則や法律が人々の生活を台無しにするだけなら、それを回避するためにできることは何でもするようになったし。他の女たちの人生を変えるようなことができると知ったことで、私はさらに前進し、押し進め続けるエネルギーをもらったんです」

フランク・ロイド・ライトの家に住んでいた今や六〇代後半のサリーは、〈サービス〉がなかったら「死ぬまで床掃除や掃除機かけをしていたかもしれない」と考えている。「おかげで私の人生はより良いものになりました。私自身の成長と自己認識という点で、重要な経験でした。自分が成長する一方で、他の人々にもいいことをしていたと思いたい。他人の責任を負うことで、より良い仕事ができるようになる。期待されることで、自分ができると思っていたレベルより一段階上がれるのです」

〈サービス〉が終わってから、グループの助産婦の一人であったノラはレズビアンであることをカミングアウトし、弁護士の補佐として働いた。「専門家になりすますことが、私の人生のすべてでした」。その後、彼女は家族計画クリニックで働いた。数年前、彼女は〈ジェーン〉が隠された歴史であることにいら立ちを覚え、避妊や中絶についてのスピーチをする際に、〈サービス〉に関する一文を付け加えるようになった。「国家が制度化された抑圧の源であることを考えれば、国家に抑圧を終わらせることを期待するのは愚かなことだと思う」。ノラは州のエイズ連合を指揮し、レズビアンの健康問題について記事を書いている。

逮捕された若い女の一人だったリンには、今や九歳から一九歳まで五人の子どもがいる。彼女は科学博士号取得を目指している。「振り返ってみると、私は二〇歳だったんですね。当時の自分を客観的に考えると、自分が成し遂げたことに驚きます。〈サービス〉のおかげで、人生とは選択をすることであり、その選択には結果が伴うのだという観点からものごとを考えるようになりました。〈ジェーン〉に入った時に私が求めていたもの、つまりどうやって大人になり、どうやって自分自身を尊重するのかということが理解できました。感謝しています」

公立学校で「女とそのからだ」の講座を開始したソーシャルワーカーのエレンは、自分がリーダーだと思ったことはなかった。「でも、歩き始めて、歩き続けているうちに、その渦中にいるんです」。彼女は夫と子どもと暮らし、妊娠中の一〇代の若者のためのプログラムを運営している。「〈サービス〉は私のものごとへの取り組み方に影響を与えました。振り返って、『あの人にやれと言われたからやったんだ』とは言えないんです」。彼女は組織内の権力と闘っている。「私たちは集団として活動しているわけではないのだけど、どうやったらものごとを均等に分け合えるんでしょうね？　私がボス風を吹かしすぎているから、みんなは指示待ちになってしまうのか。どうやったら、人に自分の所有権を握らせて、より責任感を持って仕事に取り組ませることができるのでしょう？」

自ら中絶を受けた後に〈ジェーン〉に入ったロイスは、現在中絶クリニックで働いている唯一の〈ジェーン〉の元メンバーである。「〈サービス〉は私を解放し、私は他のどこかに自分のエネルギーをつぎ込むようになったので、夫とのあいだの緊張も和らぎました。学校に通い、家族をまとめようとしている母親としてだけでなく、自分自身をまったく違う角度から見られるようになったんです。私がカウンセリングを行った女たちの多くには、二、三人の子どもがいて、夫はいなかった。彼女たちは『一人ではやっていけない、どうにもならない』と言っていました。私は、『できるわよ』と言い、彼女たちに『彼のことは忘れなさい』と言って、自分も同じことができると、完全に自己同一化していたんです。だから、自分自身に言い聞かせたんです。あなたは自分で思っているよりも強いんだからと。それが、〈ジェーン〉との仕事を通じて私が作り上げていたアイデンティティー、女としての強さのために起こった変化の一部ですね。私は脱却しつつあったし、それは素晴らしいことだった」

ロー対ウェイド判決によって中絶が合法化される二カ月前に〈ジェーン〉に入ったグレースは、古い農家に住み、公立学校で教えている。彼女の心に残っているのは、「集団で部屋に入り、徹底的に話し合い、闘い、ただ自分が正しいと思うことをするという真のアナキスト的プロセス」だという。

ケイトは、私自身のペンネームだ。〈ジェーン〉のおかげで、私は草の根のコミュニティー・オーガナイザーとして、人々が自分の人生を自己コントロールするためのツールを提供するプロジェクトに取り組み、その道を歩み続けてきた。私は〈ジェーン〉で得た教訓を、再現したいことも回避したいことも、そのすべてに応用してきた。自己変革は、自分が選択することで起こるということを私は学んだ。自分がなりたい自分であるかのように行動することで、なりたい自分になれたのだ。

〈サービス〉は、何かを求めることから、それを自ら実行することへと、意識を転換することを体現していた。デボラは生徒たちに、何かをする必要があるのなら、考えながら一歩一歩進めていけばいいのだと教えているという。私たち〈ジェーン〉は、社会変革はリーダーやヒーローが与えてくれるものではなく、普通の人々が力を合わせて成し遂げるものだと学んだ。私たちが今、選択することによって、やがて変革は訪れるのだ。

謝辞

この本のためにインタビューした女性や男性たち、特に〈ジェーン〉の元メンバーには、心から感謝している。彼女たちは惜しげもなく思い出話を語ってくれたし、過去の話をするのが嫌になった時でさえ、私の終わりのないフォローアップの電話に耐えてくれた。最終編集に残らなかった人たちの話も含め、彼女たち全員が私の糧となった。

私の家族は力の源であり続けてくれた。母のリナの寛大さとユーモア、妹のフーダの私の能力に対する揺るぎない信頼、そして叔父のオスカーのありのままの姿だ。

「これまでに語られた中で最も驚くべき中絶の物語」の著者である〈ジェーン〉には、彼女の記事から多くの部分を引用することを許可してもらい、リンダ・ストロスマンには彼女の未発表のヴィネットからの抜粋を許可してもらい、ポーリン・バートには一九七〇年代半ばに彼女が行った元〈ジェーン〉のメンバーへのインタビューのコピーを提供してもらった。

女性解放運動に参加した他の人たちは、私と話をし、ファイルを調べてくれた。ナオミ・ワイスタイン、エイミー・ケッセルマン、キャロル・ハニッシュには特に感謝したい。

フォーン・アダムス、マーサ・スコット、スーザン・キンメルマン、アン・ウィリアムズは私のために不可欠な足跡を残してくれた。マーリーン・フライドが巻末の資料リストを提供してくれた。トーマス・マックイーンとアラン・サスマンは惜しみなく時間を割いてくれた。

この物語の価値を認め、私を信じてくれた私のエージェントのクリスティン・ダールに感謝したい。編集者のリンダ・ヒーリーは、この原稿を手に取り、知的に形作るために私を後押ししてくれた。

有益な示唆を与えてくれた多くの人々のうち、ほんの数人を挙げたい。ジェイミー・カルヴェン、ジェイミー・ロビンソン、モリーン・ブレイディ、そして彼女のライターズ・ワークショップを通じて知り合った人々だ。私は幸運にも、過去数年間、毎週集まっている作家グループの一員であった。彼女たちはこの本の各セクションに耳を傾け、それに応えてくれた。これら筋金入りの作家たちは、タナ、ヴァル、デブラ、ノラ、そしてアリックスである。

ジェームズ・ポーク、デブラ・モスコヴィッツ、アイリーン・スミス、サニー・フィッシャー、ニニア・ビアーが初期の原稿を読んでくれた。彼女たちのコメントは、この物語の重要な側面を再考するのに役立った。

ハンク、ジョーン、マーサとノービー、スーザンとテム、マリー、ブラッド、アンとアンディ、私が取材で移動しているあいだ、もてなしをしてくれたことに感謝したい。

友人たちの愛と理解によって、私は山あり谷ありの日々を過ごしてきた。バーブラ、アリス、スーザン、ジョー、ピーチ、ジョフリー、ロズ、ジュディ、ドナ、デニス、ジム、トナとクリスティーナ、ヘシー、ダグとジェーン、マーク、ジャニスとジャニーン。

本書は、財団や個人の篤志家の協力なしには実現しなかった。

ボストン・ウィメンズ・ヘルス・ブック・コレクティブには、本書の財政的後援を含む支援をいただいた。

ジュディス・シンプソンとスティーブン・ヴィダーマンの協力に感謝したい。

〈ジェーン〉の物語の重要性を最初に認識した資金提供者であるソフィア・ファンドの前ディレクター、サニー・フィッシャーは、いつも私のために喜んで人々に連絡を取り、資金提供の提案をしてくれた。

以下の財団に感謝する。

ソフィア・ファンド、ファンディング・エクスチェンジ、L・J・スキャッグス&メアリー・C・スカグス財団、アストレア・ナショナル・レズビアン財団、エレン・フォックス財団、ヒューマン・ライツ・フォー・ウィメン、オープン・メドウズ財団。

私の仕事に惜しみない寄付をしてくださった方々の中には、匿名を希望される方もいらっしゃる。

匿名の皆さま、
そして以下の方々にも心から感謝したい。

マジョリー・クレイグ・ベントン、ジーン・ハーディスティ、マヤ・ミラー、マルセナ・ラブ、ルース&ジョエル・サーガル、ルシア・ウッズ・リンドリー、ヴィヴィアン・レオーネ、エディス・F・ムマ、バーブラ・B・ドー、ベアトリス・ブレア牧師。

訳者あとがき

『コール・ジェーン─女性たちの秘密の電話─』という映画が二〇二四年三月に封切られることを知ったのは、二〇二三年の夏だった。配給会社の方から、私もメンバーの一人だった「#もっと安全な中絶をアクション」(ASAJ)にプロモーションの協力依頼があり、作成途上の日本語字幕付きフィルムを見せていただいた。〈ジェーン〉とは実在した女性ではなく、アメリカで中絶が合法化された一九七三年の最高裁におけるロー判決の前に、シカゴでヤミ中絶を提供していた女性グループのコードネームである。中絶が違法であった当時のアメリカでは、全国各地に中絶を「斡旋」する地下組織が作られていたが、〈ジェーン〉が異彩を放っていたのは、素人の女たちが「搔爬《そうは》」のやり方を学んで自分たちで実行したことである。これは一部のフェミニストのあいだでは比較的知られている話で、二〇二一年に翻訳出版された『中絶がわかる本 MY BODY MY CHOICE』にも〈ジェーン〉の話が出てくる。なのに、私ははるか昔に購入した“The Story of Jane”を積ん読したままで、中身をきちんと読んだことがなかった。

映画を観た直後、気になってこの本を読み始めたら、あまりの面白さにぐいぐい引き込まれ、一気に読み通してしまった。圧巻だった。真実は映画をはるかにしのいでいた。エンターテインメントとして仕上げられた映画のストーリーは、この本に出てくる様々なエピソードをあちこちから集めてコラージュしたかのようだった。

　映画では、おそらく観客の心をつかむために、そして何よりもエンタメ映画として成立させるために、エリザベス・バンクスが演じるジョイとシガニー・ウィーバーが演じるバージニアという並外れた決断力と行動力を備えた二人の女性たちの勇気と信念の物語になっている。映画としては、それはそれで面白く、観終わってスカッとするフェミニスト映画に仕上がってもいる。

　しかし、それでは作者の思いとかけ離れてしまうように感じた。なぜなら、この本を書いたローラ・カプランは、「〈ジェーン〉はごく普通の女たちの物語」だということをくりかえし強調していたからだ。本書では「ごく普通の女たち」が様々な葛藤や困難を経ながらも、自分たちの理想に導かれて最終的に自らの手で「掻爬」による中絶を手がけるようになったいきさつが、よりきめこまやかに描かれている。彼女たちが安全な中絶ケアはすべての女が選べる権利であると信じ、また「自分自身が扱われたいように女たちを扱う」ことをモットーとしていたことで、通常の医療における中絶とはまったく別のエンパワーされる「いい中絶」を実現していたことにも驚いた。本書の物語から、女たちが追求してきた「女と健康運動」のラディカルでリアルな現実もありありと伝わってくる。フェミニズムの史料としても重要な本だと思った。日本人に〈ジェーン〉たちの真実を伝えたいという思いがつきあげてきた。そして、「映画が忘れ去られないうちに、訳出して届けたい」と私は決意を固めた。

　この本は必ずや日本の女性たちに力と知恵と勇気を与えてくれるはずだ。今、日本のリプロダクティブ・ヘルスケアは、行政と医療の壁に突き当たっている。二〇二三年の春、念願の経口中絶薬が承認されたにもかかわらず、高額な料金、配偶者同意、入院要件など、あまりにも高いハードルが導入されてしまった。同年冬には、SNSを駆使した若い女性たちのきめこまやかでバイタリティーあふれる運動の末に、「緊急避妊薬の薬局販売」の試行にようやくこぎつけたものの、ふたを開けてみれば、やはり高額な料金設定で、未成年の少女たちには親の同伴というハードルが課されてしまった。そして経口中絶薬と緊急避妊薬のどちらも取り扱い医療機関があまりに少なく、必要とする女性たちの手に届きにくいものになっている。だから二〇二三年末時点で、中絶薬や緊急避妊薬を切望してきた日本の女性たちは、そうした事態のなりゆきに愕然とし、失望のさなかにおかれていた。このままでは、一九九九年に承認されながらいまだに二〜三パーセントの女性しか使っていない「低用量避妊ピル」と同じ道をたどってしまう……と私も懸念していた。だからこそ、揺らぐことなき信念をもって行動に移した女たちを丹念に描いた『ジェーンの物語』は、今こそ必要とされているはずだと強く感じたのである。

ぐずぐずしている時間はなかった。以前、『中絶がわかる本』を担当してくれた小田明美さんに相談して、最終的に魅力的な本の数々を出版している書肆侃侃房の田島安江さんと出会えたのは思いがけない幸運だった。田島さんはこの本の価値を見抜いてくださり、映画封切りを一つの目標とし、短期間にどうにか出版にこぎつけようと言ってくださった。こんなことはめったにあることではない。

偶然も重なった。たまたま来日していたイギリスのアクティビスト、マージ・ベラーさんに急いで版権を取りたいと考えていると話したら、〈ジェーン〉のリーダー格だったメンバーに連絡を取ってくれた。『中絶がわかる本』の漫画の冒頭に出てくるジュディス・アーカナさんである。メールを送ってみたところ、ジュディスさんは映画『コール・ジェーン』に対して思うことがあるようだった。私の読みは当たっていた。〈ジェーン〉のメンバーたちは、誰も英雄視されたくないのだ。そうではなく、「ごく普通の女たち」が力を合わせあうことで偉業を成しとげたということ自体が重要なのであり、その真実の姿を伝えることにこそ意義があるのだ。

ジュディスさんの取次で、ようやく作者のローラ・カプランさんにつながった。ローラさんもジュディスさんとまったく同じ意見だった。そこで私はローラさんに訴えた。「日本では一部の医者が中絶はむずかしい処置だと人々に思わせることで長年中絶を独占してきたし、今も過半数の中絶に掻爬が使われている。一九六〇年代のアメリカで、ごく普通の女たちが自分の手で掻爬を手がけることで、中絶を『脱神秘化』したという事実を日本人に知らせたい。あの映画だけで〈ジェーン〉が知られてしまうと、あなた自身が恐れていたように、〈ジェーン〉は『スーパーヒーローやアマゾネスのように並外れた存在』だったと思われてしまう。映画が封切られる今だからこそ、〈ジェーン〉の真実の姿を私は日本語で提供したい。私はあなたの本を読んでエンパワーされた。そのパワーを日本人の読者にも伝えたい」のだと。

ローラさんははじめにでこう書いている。


〈ジェーン〉は例外的な存在ではない。〈ジェーン〉は豊かで急進的な伝統の一翼を担っている——当時の私たちは誰もそんなことを知らなかったけれども——孤立していた人々でも互いに協力し合うことができれば、自分たち自身を解放する手段を築き上げられる。つまり私が言いたいのは、ある具体的な状況において、こうあってほしいという世界を構想し、自らの行動によってその世界を実現するのは可能だということだ。受け身になるのではなく、自らを行為者とみなすのであれば、私たちの前にはあらゆる可能性が開かれていく。既存の権力の扉をむなしく叩き続けるのではなく、自分たちの扉は自分で作る。要するにそれが〈ジェーン〉の成しとげたことなのだ。全国各地にあった数多くの他の女性解放グループと同様に、私たちも斡旋とカウンセリングのサービスから始めた。私たちだって最初から、自分たちで中絶をやろうと思っていたわけではなかったけれども、そのように進化していったのは、それが当時の私たちにとって、唯一の実行可能な解決策だと思えたからだ。そしてこの飛躍こそが、私たちを真に超越的な存在にしたのである。

ありがたいことに、ローラさんは日本では今に至っても掻爬という手段が行われているということに驚き、腹を立て、喜んで協力すると言ってくれた。そして、こうやって半世紀以上も前にアメリカのシカゴで起きた物語を日本語で届けることができたことを私自身も、たいへんうれしく思っている。マージさん、ジュディスさん、ローラさんといった往年のフェミニストたちの海を越えた信頼と理解と協力にも心の底からお礼を伝えたい。最後に、私の無茶ぶりを引き受けてくださった書肆侃侃房の田島安江さんと兒﨑汐美さん、そしてフリー編集者の小田明美さんに謹んで感謝を捧げたい。

二〇二四年三月　　塚原久美

追記

折りしも、世界女性デーの三月八日に驚くべきビッグニュースが飛びこんできた。

二〇二四年三月四日、フランスの上下両院による合同会議において七八〇対七二の圧倒的多数で、中絶へのアクセスを憲法に明記することが決議され、女性が中絶を行う自由を憲法で保障することが正式に決定された。現地の世論調査によると、フランス国民の八〇%以上が中絶の権利を憲法に明記することに賛成していたという。[*1] 具体的には「公助」の規範規定を示した憲法第三四条の市民的権利および市民的自由の行使のために国民に与えられる基本的保障の項目の中に、「法律は、女性の中絶の自由が保障され、それを行使するための条件を定める」ことが盛り込まれた。[*2] フランスでは一九七五年に中絶が合法化されたが、二〇二二年六月にアメリカの最高裁のドブス判決によって、全米で中絶の合法化を保障していた一九七三年のロー判決が覆されたことを受けて、フランスのマクロン現政権は中絶の権利を憲法に盛り込むことで不可逆的なものにする方針を固めた。フランスは「世界で初めて女性の中絶の権利を憲法に明記した国」となり、女性の「中絶に関する自由を保障する先駆者」となった。[*3]

二〇二四年三月八日

＊1　The lancet Public Health,"Access to abortion: a constitutional right,"Elsevier Ltd, March 07, 2024. https://www.thelancet.com/action/showPdf?pii=S2468-2667%2824%2900052-5

＊2　Syed,Armani."France Enshrines Abortion Rights in Its Constitution After U.S. Rollback," TIME,March,2024. https://time.com/6837431/france-constitution-abortion-us/

＊3　「フランス『女性が人工妊娠中絶 行う自由』憲法に明記 正式決定」ＮＨＫニュースウェブ、２０２４年３月５日https://www3.nhk.or.jp/news/html/20240305/k10014379361000.html

- Petchesky, Rosalind Pollack. *Abortion and Woman's Choice: The State, Sexuality & Reproductive Freedom.* Boston: Northeastern University Press, 1990.
- Ruzek, Sheryl Burt. *The Women's Health Movement: Feminist Alternatives to Medical Control.* New York: Praeger Publishers, 1979.
- Sale, Kirkpatrick. *SDS.* New York: Vintage Books, 1974.
- Starr, Paul. *The Social Transformation of American Medicine: The rise of a sovereisn profession and the making of a vast industry.* New York: Basic Books, 1982.
- Students' Society of McGill University. *The Birth Control Handbook,* 2nd edition. Montreal, Canada: McGill University, 1969.

ARTICLES

- Bart, Pauline B. "Seizing the Means of Reproduction: An Illegal eminist Abort Colletive-How and Why it Worked," *Qualitative Sociolory,* Winter 1987.
- Bart, Pauline B., and Schlesinger, Melinda Bart. "Collective Work and Self-Identity: Working in a Feminist Illegal Abortion Collective." In *Workplace Democracy and Social Change,* edited by Lindenfeld, Frank and Rothschild-Whitt, Joyce. Boston: Porter Sargent, 1982.
- Berger, Gary; Bourne, Judith; Haber, Richard; Keith, Louis; Knisely, Kristine; and Zackler, Jack. "Termination of pregnancy by 'super coils': Morbidity associated with a new method of second-trimester abortion," *American Journal of Obstetrics and Gynecolotgy,* June 1, 1973.
- Elze, Diane. "An Ordinary Group of Women," *Our Paper,* Portland, Maine, December 1987. Reprinted as "Underground Abortion Remembered," *Sojourner: The Women's Forum,* Boston, April 1988.
- Hurst, Jane. "Abortion in Good Faith: The History of Abortion in The Catholic Church," *Conscience: A Newsjournal of Prochoice Catholic Opinion,* Catholics for a Free Choice, Washington, D.C., March/April 1991.
- Jane. "The Most Remarkable Abortion Story Ever Told," *Hyde Park/Kenwood Voices,* Chicago, June-November 1973.
- Reagan, Leslie Jean. "When Abortion Was a Crime: The Legal and Medical Regulations of Abortion, Chicago, 1880-1973," Ph.D. dissertation, University of Wisconsin, Madison, 1991.
- Rockey, Linda. "Guidance for women in trouble," *The Chicago Sun-Times,* December 14, 1969.

SELECTED BIBLIOGRAPHY

BOOKS

- Baehr, Ninia. *Abortion Without Apology: A Radical History for the 1990's.* Boston: South End Press, 1990.
- Boston Women's Health Collective. *Our Bodies, Ourselves: Women and Their Bodies,* first edition. Boston: New England Free Press, 1971.『からだ・私たち自身』(『からだ・私たち自身』日本語翻訳グループ編訳、松香堂書店、1988 年)
- Chafe, William H. *The Unfinished Journey: America Since World War II.* New York: Oxford University Press, 1991.
- Echols, Alice. *Daring to Be Bad: Radical Feminism in America 1967-1975.* Minneapolis: University of Minnesota Press, 1989:
- Ehrenreich, Barbara and English, Deirdre. *Witches, Midwives, and Nurses: A History of Women Healers.* Old Westbury: The Feminist Press, 1973.『魔女、産婆、看護婦：女性医療家の歴史（増補改訂版）』（長瀬久子訳、法政大学出版局、2015 年）
- Evans, Sarah. *Personal Politics: The Roots of Women's Liberation in the Civil Rights Movement & the New Left.* New York: Vintage Books, 1980.
- Fried, Marlene Gerber. *From Abortion to Reproductive Freedom: Transforming a Movement.* Boston: South End Press, 1995.
- Friedan, Betty. *It Changed My Life: Writings on the Women's Movement.* New York: Dell, 1991.
- Garrow, David. *Liberty & Sexuality: The Right to Privacy and the Making of Roe v. Wade.* New York: Macmillan, 1994.
- Gitlin, Todd. *The Sixties: Years of Hope, Days of Rage.* New York: Bantam Books, 1987.
- Gordon, Linda. *Woman's Body, Woman's Right: Birth Control in America.* New York: Penguin Books, 1990.
- Hole, Judith and Levine, Ellen. *Rebirth of Feminism.* New York: Quadrangle/New York Times Books Co., 1971.
- Koedt, Anne; Levine, Ellen; and Rapone, Anita. *Radical Feminism.* New York: Quadrangle/New York Times Books Co., 1973.
- Lader, Lawrence. *Abortion II: Makigns the Revolution.* Boston: Beacon Press, 1974.
- Mohr, James C. *Abortion in America: The Origins and Evolution of National Policy 1800-1900.* New York: Oxford University Press, 1978.
- Morgan, Robin. *Sisterhood Is Powerful.* New York: Vintage Books, 1970.
- National Women's Health Network. *Abortion Then and Now: Creative Responses to Restricted Access.* Washington, D.C.: National Women's Health Network, 1989.
- Paris, Ginette. *The Sacrament of Abortion.* Dallas: Spring Publications, 1992.

■著者プロフィール

ローラ・カプラン（Laura Kaplan）

ローラ・カプランは、米シカゴの伝説のフェミニスト中絶サービス地下組織「ジェーン」のメンバーで、シカゴのエマ・ゴールドマン女性健康センターの創設メンバーでもある。ウィスコンシン州の田舎に移住してから、ドゥーラとして自宅出産に立ち会ったり、虐待を受けた女性のためのシェルター・プログラムを立ち上げたりした。東海岸に移り住んでからは、老人ホーム入居者の擁護者として働き、ニューヨークの市民アクションのマネージド・ケア・プロジェクトのディレクターを務めた。ナショナル・ウィメンズ・ヘルス・ネットワークの理事を務めていたこともあり、様々なコミュニティー・プロジェクトに携わっている。

■訳者プロフィール

塚原久美（つかはら・くみ）

金沢大学大学院で博士号（学術）を取得、中絶問題研究家、公認心理師、中絶ケアカウンセラー。自ら長年中絶のスティグマ（負の烙印）に苦しめられてきた経験を元に、中絶問題を学際研究。著書『日本の中絶』（ちくま新書）、『中絶のスティグマをへらす本』（Kindle）、『中絶薬がわかる本』（アジュマブックス）、『中絶技術とリプロダクティヴ・ライツ』（勁草書房：山川菊栄賞、ジェンダー法学会西尾学術賞）、訳書『中絶がわかる本』（アジュマブックス）、『新版　中絶と避妊の政治学』（岩波書店）、『水子供養』（明石書店）など多数。オンラインではラブピースクラブの連載コラム『中絶再考』他、集英社性知識イミダス、文春オンライン、講談社 FRaU などで発信。RHR リテラシー研究所主宰。日本人のリプロの環境を改善することがライフワーク。

ジェーンの物語　伝説のフェミニスト中絶サービス地下組織

2024年4月10日　第1刷発行

著者　ローラ・カプラン
訳者　塚原久美
発行者　池田雪
発行所　株式会社 書肆侃侃房（しょしかんかんぼう）
〒810-0041 福岡市中央区大名2-8-18-501
TEL 092-735-2802　FAX 092-735-2792
http://www.kankanbou.com　info@kankanbou.com
編集　田島安江、兒﨑汐美
編集協力　小田明美
DTP　黒木留実
印刷・製本　モリモト印刷株式会社

ISBN978-4-86385-623-3 C0098